ムダにしない！
逃さない！

野菜の栄養素まるごと便利帳

監修
吉田企世子
女子栄養大学名誉教授

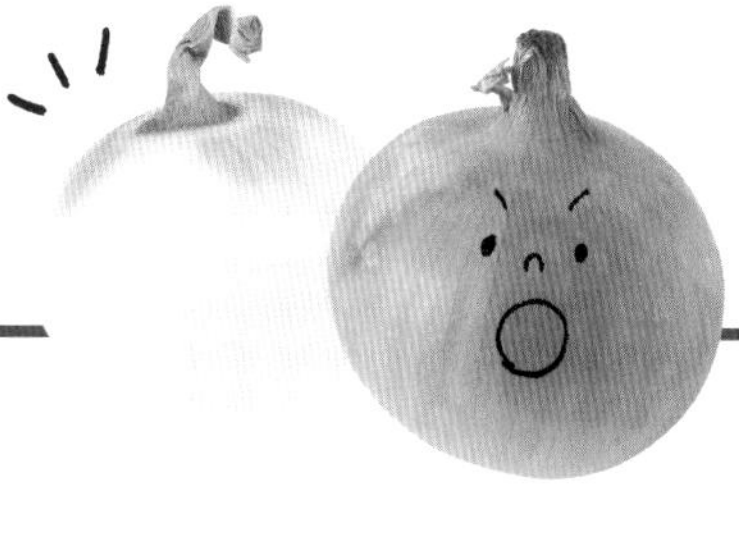

Contents

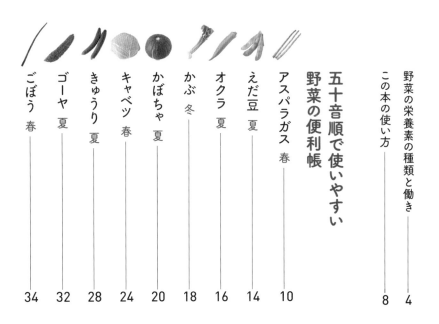

五十音順で使いやすい野菜の便利帳

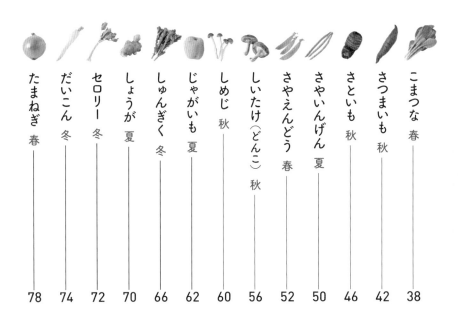

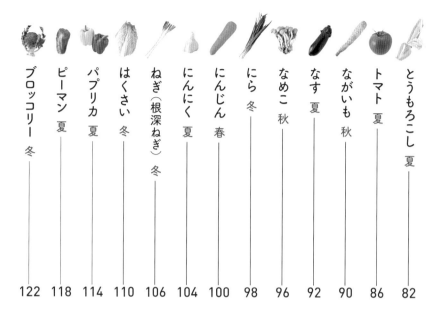

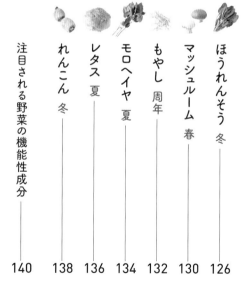

Staff

ブックデザイン／谷 由紀恵

撮影／村尾香織

編集協力／小沢明子、木村美穂、中野明子（BBI）

スタイリング／加藤良子

印刷／シナノ書籍印刷

野菜の栄養素の種類と働き

食事は6つの栄養素をバランスよく摂るのが基本

食品に含まれる栄養素は、「三大栄養素」あるいは「五大栄養素」と表現されることがあります。「三大栄養素」はたんぱく質・脂質・炭水化物の3つで、体をつくり、エネルギー源になるもの。一方「五大栄養素」は、「三大栄養素」に骨格の成形や体の機能を調整し、生理作用をスムーズに整えるビタミンとミネラル（微量栄養素）を加えたものです。

たんぱく質・脂質・炭水化物・ビタミン・ミネラルに食物繊維を加えて、「六大栄養素」とすることも。これらの栄養素は、それぞれの推奨量や目安量をバランスよく摂ることが大切です。

ビタミンの種類と働き

生命活動に不可欠で微量栄養素のビタミンは、水に溶ける水溶性と、油脂に溶ける脂溶性に分かれます。

野菜類に多く含まれるのは、水溶性ビタミンのビタミンCで、野菜や果物以外の食品からはほとんど摂取できません。緑黄色野菜に豊富なのは、体内に吸収されてビタミンAに変わるβ-カロテン、緑黄色野菜や種実類に多いビタミンEなどです。

【脂溶性ビタミン】

●ビタミンA

皮膚や粘膜を守り、網膜色素の成分として目の健康維持やトラブル解消に働く。抗酸化作用により、細胞の老化を抑制して動脈硬化やがん予防の効果も。

●ビタミンD

体内に吸収された後、活性型ビタミンに変化。カルシウムやリンなど骨や歯の形成に不可欠な成分の吸収に働く。血液中のカルシウムを骨へ運搬して沈着させる。

●ビタミンE

脂質の酸化を抑え、老化や生活習慣病を防ぐ抗酸化ビタミンで「老化抑制ビタミン」と呼ばれる。血液循環をよくし、新陳代謝を高める。生殖機能を正常に保つ。

●ビタミンK

血液の凝固や、凝固の抑制に働く。ケガの止血に不可欠。カルシウムの吸収を促し、たんぱく質を活性化する。骨の形成を促進させ、骨粗しょう症の予防に。

【水溶性ビタミン】

●ビタミンB_1

炭水化物の代謝に欠かせない「疲労回復ビタミン」。体内に蓄積される乳酸などの疲労物質を処理する。糖質をエネルギーに変える際の補酵素として働き、代謝をスムーズにする。

●ビタミンB_2

脂質の代謝を助ける。皮膚や粘膜を保護する働きがあるため「美容ビタミン」とも呼ばれる。たんぱく質の合成にもかかわり、皮膚を正常に保ったり、口腔粘膜を保護する。

●ナイアシン

炭水化物や脂質が代謝される際、NAD（ニコチンアミドアデニンジヌクレオチド）になって代謝に必要な酵素を助ける。また、アルコールの分解を助け、二日酔い予防の効果も。

●ビタミンB_6

たんぱく質をアミノ酸に分解し、たんぱく質を再合成する際の補酵素として働く。皮膚炎の予防にも有効。脂質の代謝や神経伝達物質の合成にかかわり、脂肪肝を予防。

●ビタミンB_{12}

葉酸とともに赤血球の生成に働き、ヘモグロビンを合成し、たんぱく質や核酸の合成を助ける。造血に欠かせない補酵素で、悪性貧血を予防。認知症予防にも欠かせない。

●葉酸《ようさん》

ビタミンB_{12}とともに赤血球の生成を助け、不足すると悪性貧血の原因に。たんぱく質や細胞をつくるときに必要な核酸を合成する。妊娠初期の胎児の脳形成、認知症予防に。

●ビオチン

ビタミンB群の一種で、「ビタミンH」「ビタミンB_7」とも呼ばれていた。炭水化物、脂質、たんぱく質の代謝を助ける。皮膚や毛髪を健康に保つ。アトピー性皮膚炎への効果も。

●パンテオン酸

コエンザイムAの成分として、たんぱく質、炭水化物、脂質の三大栄養素の代謝に働く。HDL（善玉）コレステロールの合成を助け、副腎皮質ホルモンの合成にかかわる。

●ビタミンC

細胞と細胞を結ぶコラーゲンの合成にかかわり、血管や皮膚、粘膜を強化。鉄の吸収を促す。強い抗酸化作用があり、老化を抑制し、動脈硬化の予防に。がんを予防。

ミネラルの種類と働き

炭素、水素、酸素、窒素の有機化合物の成分を除く無機質の微量栄養素。ビタミンと同じく、体内では合成できないため、食品から摂取する必要があります。

体の構成成分になり、また体内の水分バランスを整えたり、細胞の合成にかかわる酵素の活動を助けます。神経や筋肉の働きを調整し、生活習慣病の予防にも効果的です。

丈夫な骨や歯の形成にかかわるカルシウムやリン、血液や骨髄に含まれる鉄などが代表的なミネラルで、ほかには、亜鉛やマグネシウム、マンガンなどがあります。野菜には全般的にカリウムが多く含まれます。カルシウムや鉄が豊富なものも多くあります。

●カルシウム

人体に最も多く含まれるミネラル。体内のカルシウムの99％が骨や歯の構成成分として骨格形成する。１％は血液など体液に存在し、心臓機能を調整し、筋肉を収縮・弛緩、ホルモンを分泌させる。

●カリウム

ナトリウムとともに細胞の機能を支える、生命活動に欠かせない成分。体内の水分バランスを調整する。筋肉の収縮や弛緩する働きを正常に保つために作用する。正しい神経伝達を行うために働く。

●ナトリウム

カリウムとともに体内の水分量や浸透圧を調整し、濃度を一定に保つ。通常は食塩で摂取されるため、不足より過剰摂取に注意が必要。過剰摂取が慢性化すると、むくみや高血圧の原因に。

●鉄

７割は血液に存在し、赤血球のヘモグロビンや筋肉中のミオグロビンの成分として酸素を全身に運ぶ。肝臓や脾臓、骨髄にも存在し、不足すると血中に出て「貯蔵鉄」としての働きをし、貧血を予防する。

●リン

カルシウムの次に、人体に多く含まれる。80％は骨に、残りは筋肉や脳神経に存在。丈夫な歯や骨の生成に働く。細胞膜や核酸の成分として細胞分化を活性化。エネルギー代謝にもかかわる。

●マグネシウム

骨格形成にかかわる。骨の成長や神経の働きにも不可欠。酵素の反応を助ける。

●亜鉛

たんぱく質やDNAの合成をサポート。新陳代謝に不可欠で、体の酸化を予防。

たんぱく質の種類と働き

たんぱく質は、1g当たり約4kcalのエネルギー源になり、体の組織をつくる主成分となります。消化器官内で消化され、ペプチドやアミノ酸になって吸収され、再合成されて一定量が保たれながら、筋肉や血液、骨、歯、皮膚、毛髪などの組織になるのです。

また、たんぱく質はさまざまなアミノ酸の結合体で、アミノ酸の種類や組み合わせによって働きや性質が異なります。

体内で必要な量が合成されない9種類（リジンなど）の必須アミノ酸があり、これらをすべて含むたんぱく質が「良質なたんぱく質」と呼ばれます。肉や魚、卵などの動物性たんぱく質がこれに該当します。

脂質の種類と働き

脂質は、細胞膜を構成する主成分で、粘膜や皮膚の健康に欠かせない栄養素です。

水には溶けず、エーテルやクロロホルムのような有機溶媒に溶ける物資の総称です。

脂質1g当たり約9kcalを生成し、たんぱく質や炭水化物の2倍以上のエネルギー源となります。

脂質は脂肪酸とグリセロールで構成されています。脂肪酸には飽和脂肪酸と不飽和脂肪酸があり、体内での整理作用が異なります。

日本人の脂質摂取基準は、総エネルギーの20～30%とされています。ですが、特に若い世代では、摂取過剰の傾向にあります。

炭水化物の種類と働き

炭水化物には、糖質と体内で消化・吸収されない食物繊維があります。糖質は大きく単糖類・少糖類・多糖類に分類されます。体内で炭水化物が消化されると、単糖類であるブドウ糖に分解されて吸収されます。ブドウ糖は血液を通して各細胞に運ばれ、エネルギーとして利用されます。炭水化物1gから約4kcalのエネルギーが生成され、エネルギー源としての炭水化物は分解や吸収が早く、たんぱく質や脂質と比べると即効性のあるエネルギー源です。

脳は基礎代謝量の約2割のエネルギーを消費しますが、糖の不足から血糖値が下がると、多糖類である肝臓のグリコーゲンが分解され、ブドウ糖が血中に供給されます。

この本の使い方

この本では、野菜を楽しむための情報を数多く掲載しています。
選び方から利用方法まで、野菜との上手なつき合い方を知っておきましょう。

主な効用
その野菜の注目すべき効用を紹介。

野菜名
五十音順に掲載しています。

旬
自然に栽培されたときの収穫時期です。

選び方
新鮮でおいしい野菜を選ぶときの目利きポイントを紹介。

保存方法
野菜を長持ちさせる保存場所と保存のしかたを写真つきで解説。

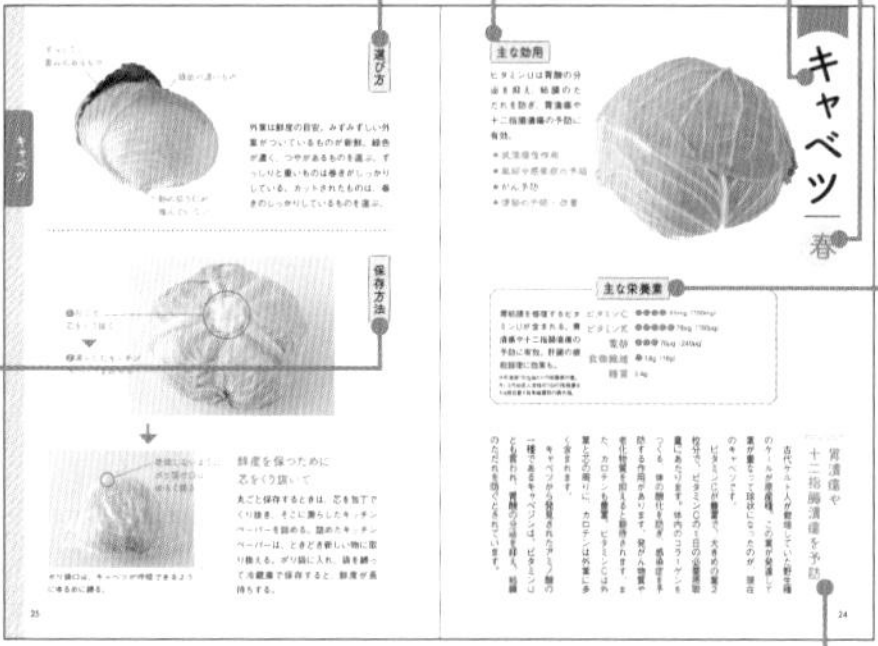

主な栄養素
可食部100ｇ当たりの主な栄養素を「日本食品標準成分表2015年版（七訂）」に基づいて記載。多い栄養素がひと目でわかります。

＊糖質量は同書に掲載されている炭水化物の数値から食物繊維総量の数値を引いたものを目安として示しています。

解説
栽培の歴史や品種、栄養素や効用など、その野菜の特徴を解説しています。

おすすめの組み合わせ
その野菜がもつ効用が、より生かされる食べた方や食材の組み合わせを紹介。

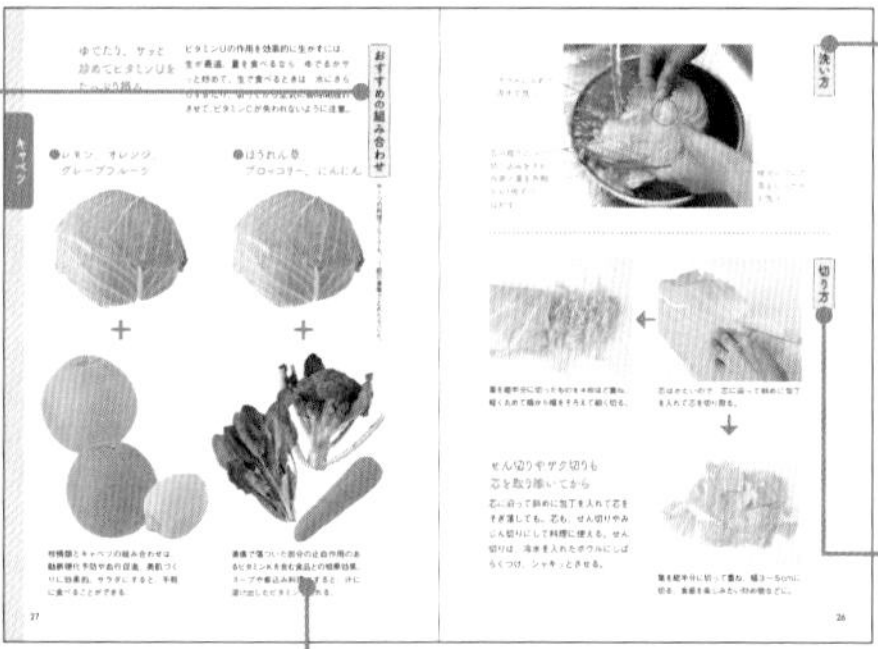

洗い方
野菜の洗い方を写真で紹介し、ポイントも記載。調理前の下処理のしかたを紹介しているものもあります。

切り方
その野菜の基本的な切り方を写真とともに掲載。葉物などは基本的なゆで方を載せています。

おすすめの組み合わせ例
その野菜の効用が生かされる食材との組み合わせ例。1つの料理で組み合わせなくても、1回の食事でとれればOKです。調理法や料理例も紹介していますが、それにこだわる必要はありません。

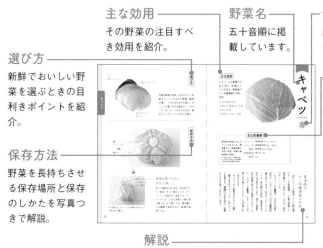

五十音順で使いやすい

野菜の便利帳

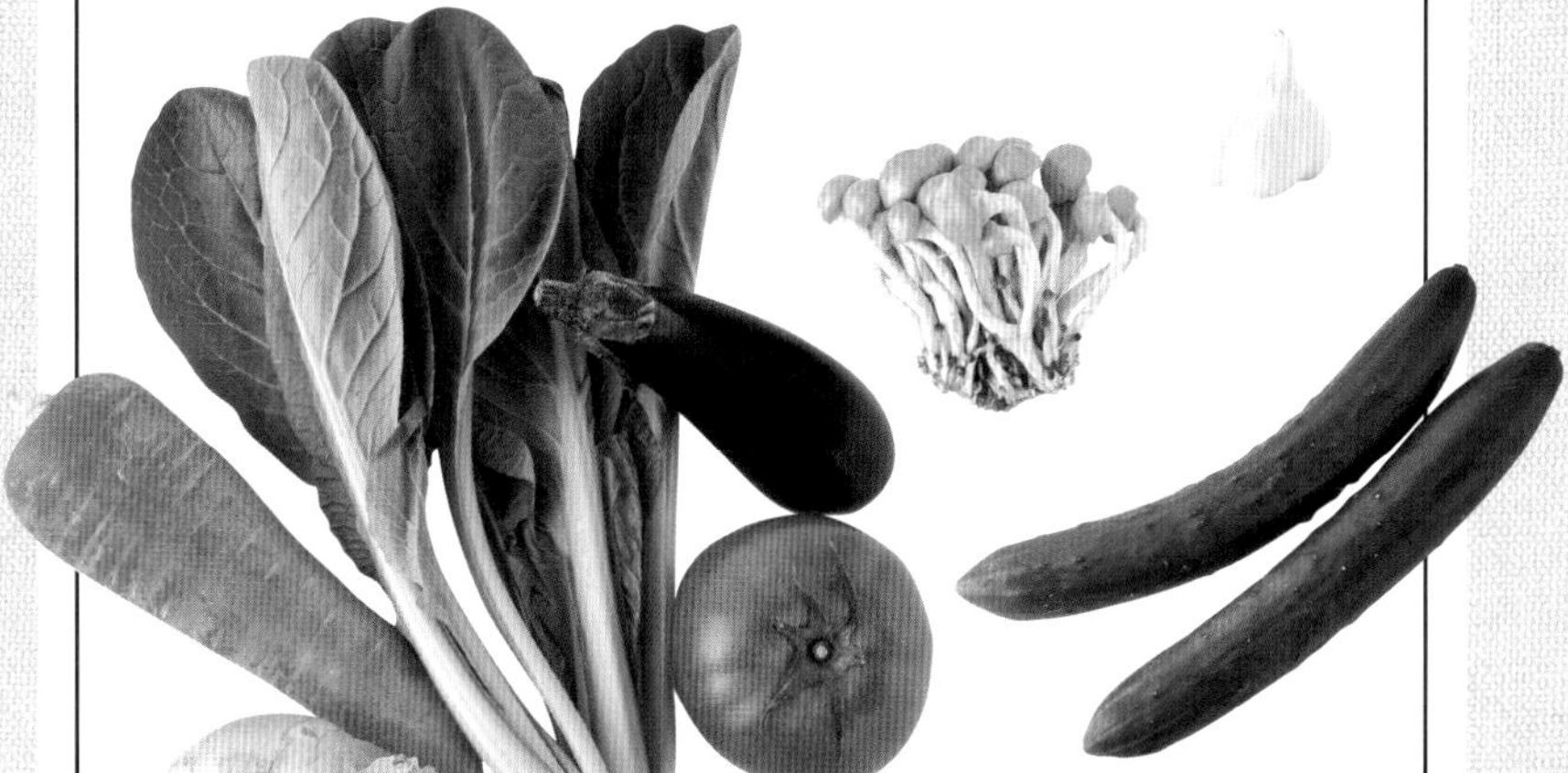

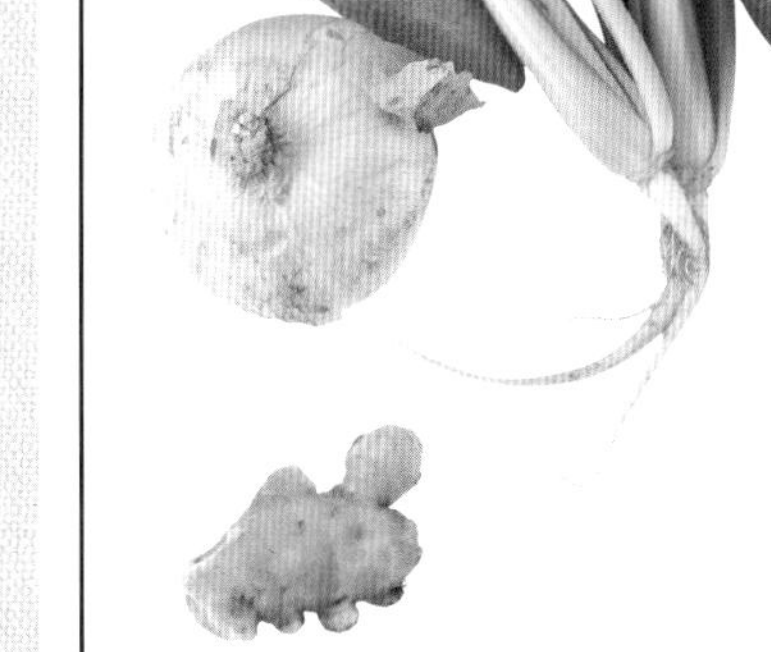

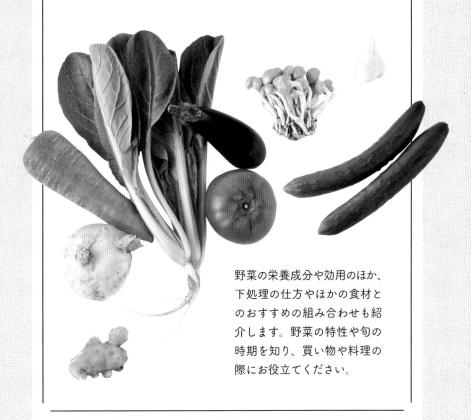

野菜の栄養成分や効用のほか、下処理の仕方やほかの食材とのおすすめの組み合わせも紹介します。野菜の特性や旬の時期を知り、買い物や料理の際にお役立てください。

【本書をお読みになる前に】

特別な表記がない限り、本書に掲載されている旬の季節は、自然に栽培されたときの収穫時期です。
糖質についての記載は、あくまで摂取時の目安としてお楽しみいただくためのもので、過度な摂取制限を推奨するものではありません。栄養値はすべて『日本食品標準成分表2015年度版（七訂）』に基づく調査によるものです。

アスパラガス

春

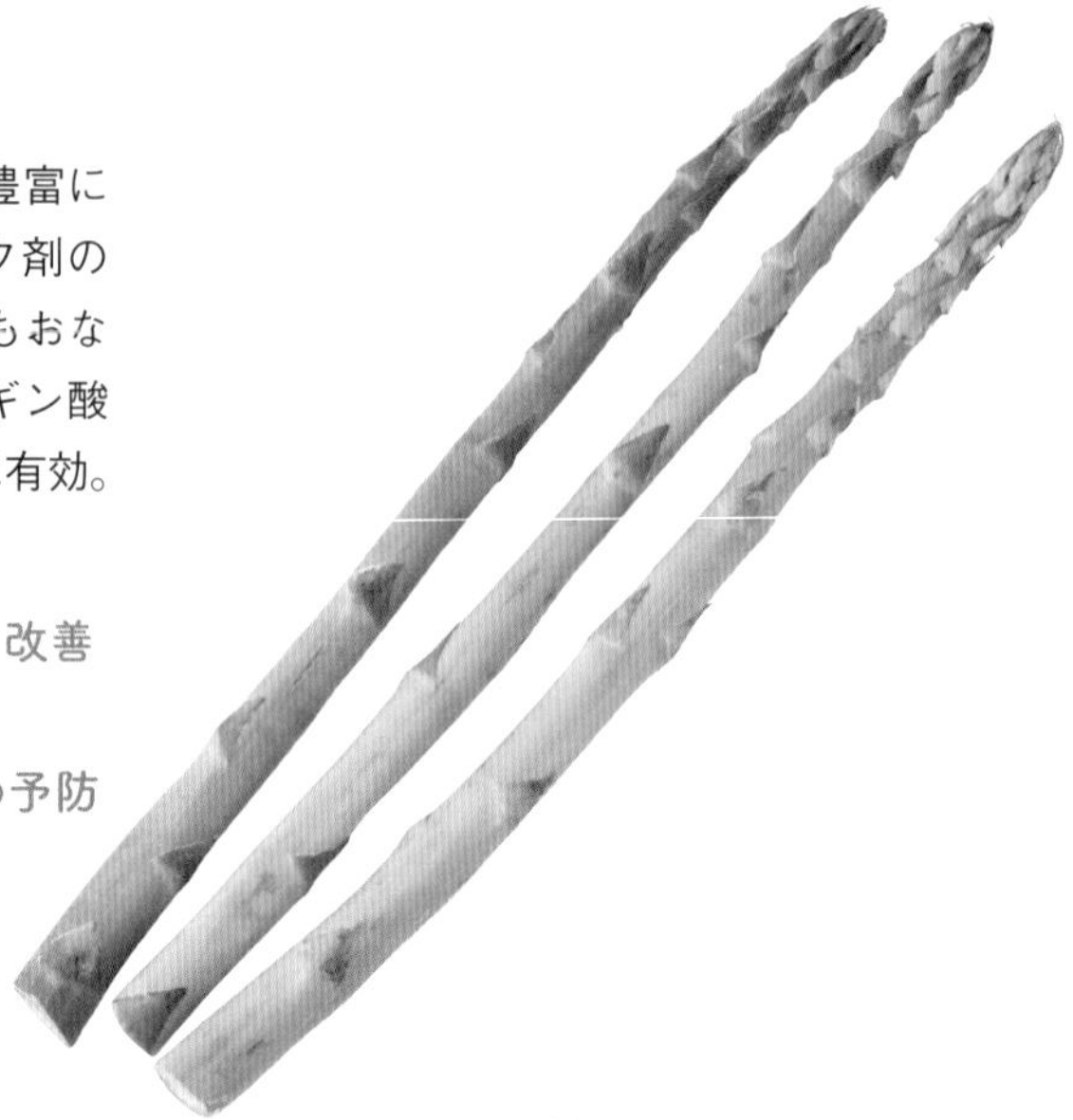

主な効用

アスパラガスに豊富に含まれ、ドリンク剤の栄養成分としてもおなじみのアスパラギン酸はスタミナ強化に有効。

- 疲労回復
- 貧血の予防・改善
- がん予防
- 骨粗しょう症の予防

主な栄養素

ビタミンA、B_1、B_2、C、葉酸、Kとバランスよくビタミンをよく含む。カリウムなどのミネラルも多く、栄養価が高い。

※可食部100g当たりの栄養素の量。カッコ内は成人女性の1日の推奨量または目安量で各年齢層別の最大値。ビタミンAはカロテンのレチノール活性当量

ビタミンA	31μg（700μg）
ビタミンB_2	● 0.15mg（1.2mg）
ビタミンK	●●● 43μg（150μg）
葉酸	●●●●●●●● 190μg（240μg）
カリウム	270mg（2,000mg）
糖質	2.1g

豊富なアスパラギン酸で疲労回復・スタミナ増強

緑色の「グリーンアスパラガス」と白い「ホワイトアスパラガス」の2種類あり、栄養成分が多いのは「グリーンアスパラガス」。アミノ酸のひとつであるアスパラギン酸を多く含み、カリウムとマグネシウムを細胞内に効率的に取り込む作用があるといわれています。疲労物質である乳酸を燃焼させ、エネルギーに変える働きがあります。神経や身体の疲労回復に効果を発揮します。また、アスパラギン酸には排泄を促進させる作用もあります。

粘膜を丈夫にするビタミンA、貧血の予防・改善に効果のある葉酸、骨粗しょう症の予防に欠かせないビタミンKなどを多く含むので、アンチエイジングに有効です。

選び方

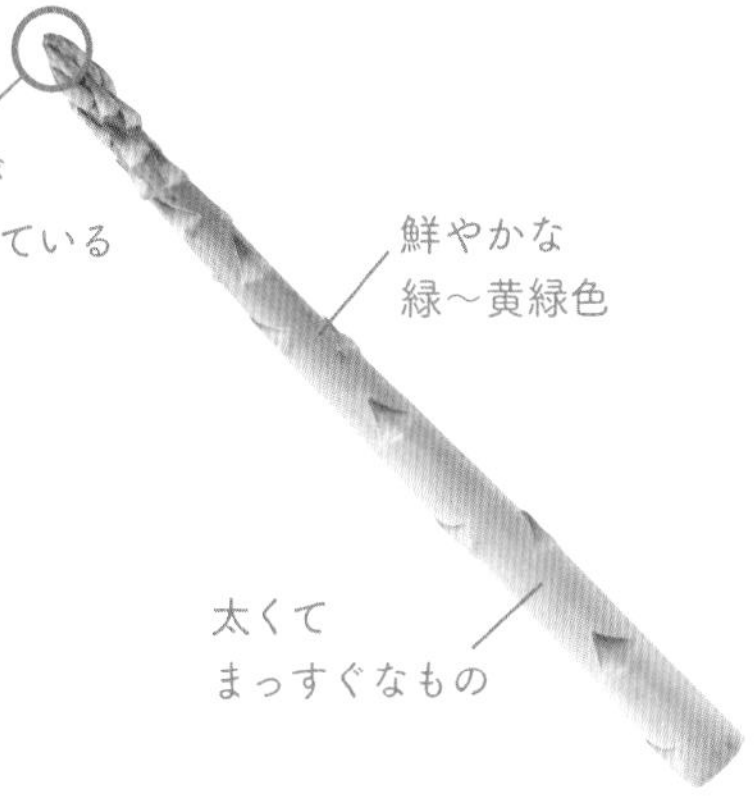
穂先が
しまっている
鮮やかな
緑〜黄緑色
太くて
まっすぐなもの

穂先がしまっていて、緑や黄緑色が鮮やか、全体が太くまっすぐに伸び、根元のあたりまで張りがあるものが新鮮。切り口がかたくなっていないものを選ぶ。切り口が茶色くなっていたり、しわっぽいものは避けて。

保存方法

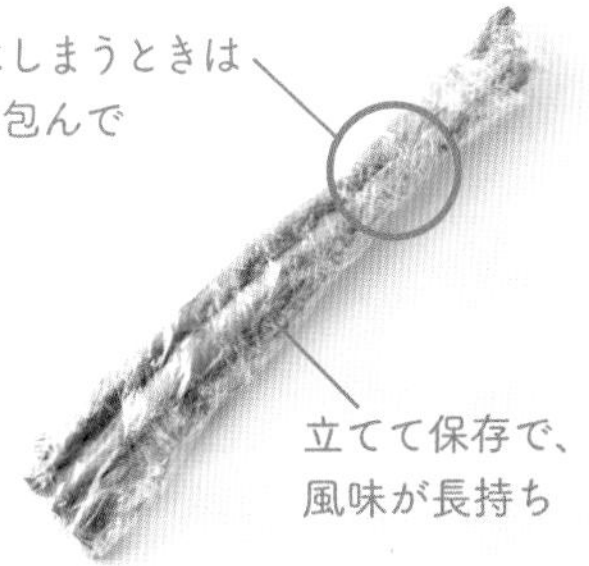
冷蔵庫にしまうときは
ラップに包んで
立てて保存で、
風味が長持ち

ラップで包んで水分蒸発を防ぐ

鮮度が落ちやすいので、買ったらすぐ調理するのがおすすめ。保存するときは、しなびやすいので、ラップやキッチンペーパーで包んで、冷蔵庫の野菜室に立てて保存。

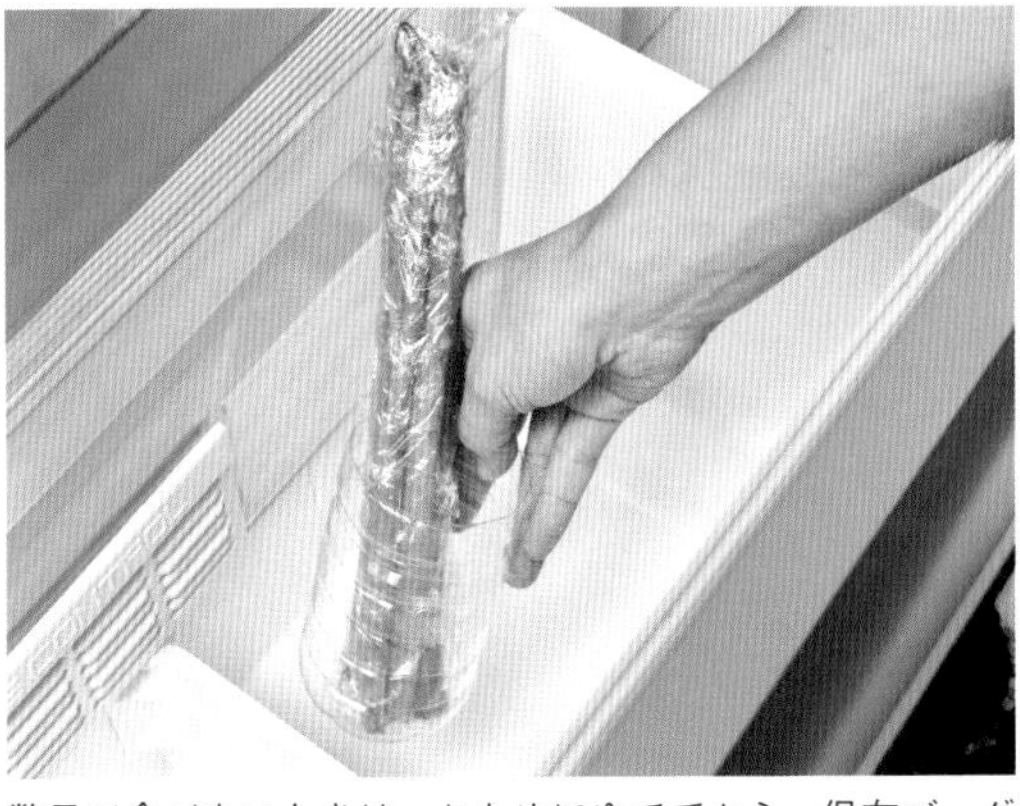
野菜室に入れるときは
カットしたペットボトルに
立てて保存

数日で食べないときは、かためにゆでてから、保存バッグや保存容器に入れて冷凍庫へ（歯ごたえは悪くなる）。

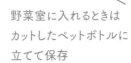

洗い方

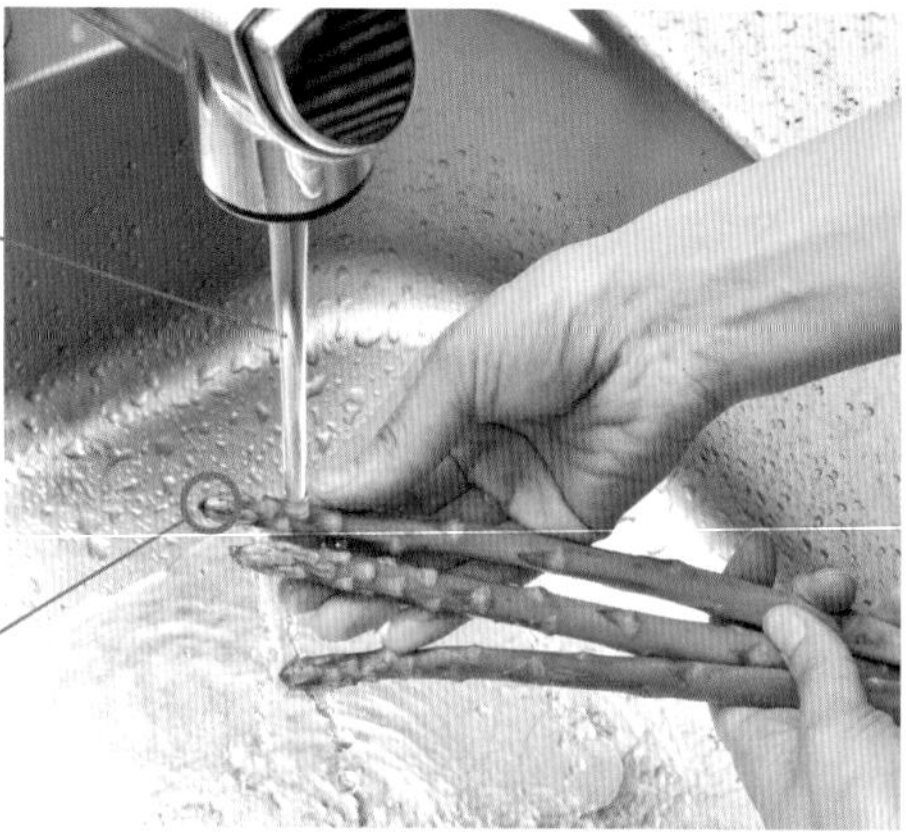

流水で節のあいだの土や砂をしっかりと洗い流す

穂先は土や砂が残りやすいのでていねいに

穂先の砂が気になるときは、大きめのボウルに水を張り、ボウルの中で洗う

切り方

かたい根元と“ハカマ”は切り落として、口当たりよく

根元はかたいので、切り落とす。根元の方のかたいハカマは、ピーラーで取り除く。穂先はやわらかいのでそのまま調理。ゆでるときは、切る直前にゆでれば栄養分や風味を逃さない。

❶

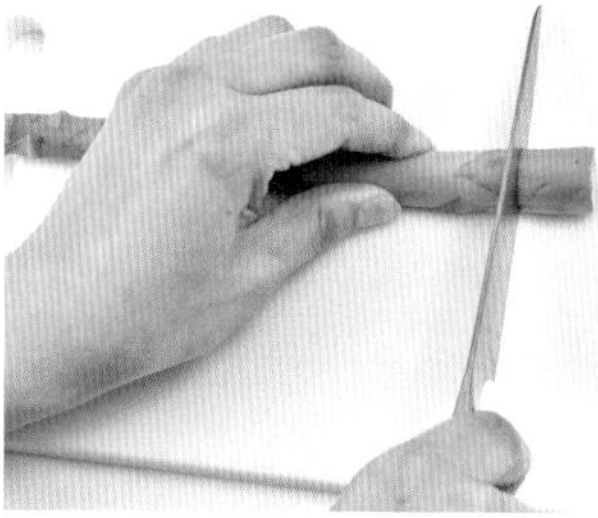

かたい根元は1cmほど切り落とす。または根元のかたい部分を持ってポキッと折る。

❷

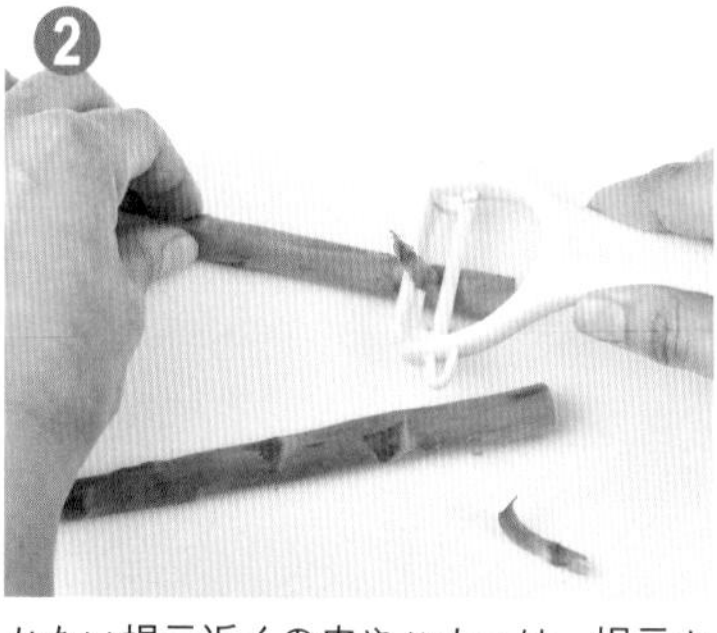

かたい根元近くの皮やハカマは、根元から約3cmほどをピーラーでむく。

❸

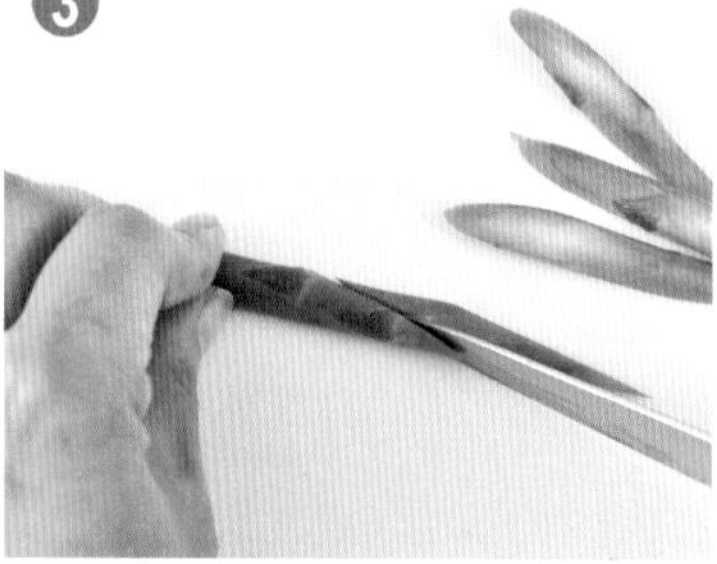

歯ごたえを残すため、1cm幅程度の斜め切りに。炒めもののときにおすすめ。

おすすめの組み合わせ

※1つの料理でなくても、1回の食事でとれたらOK。

あえて、焼いて、炒めて、揚げて…風味を生かす

ビタミンA・Kは脂溶性成分なので、油を使ったドレッシングであえたり、油炒めで吸収率アップ。ビタミンB_1は水溶性のため、ゆですぎには気をつけたい。焼く、揚げるといった調理法が栄養面では効果的。

●豚肉

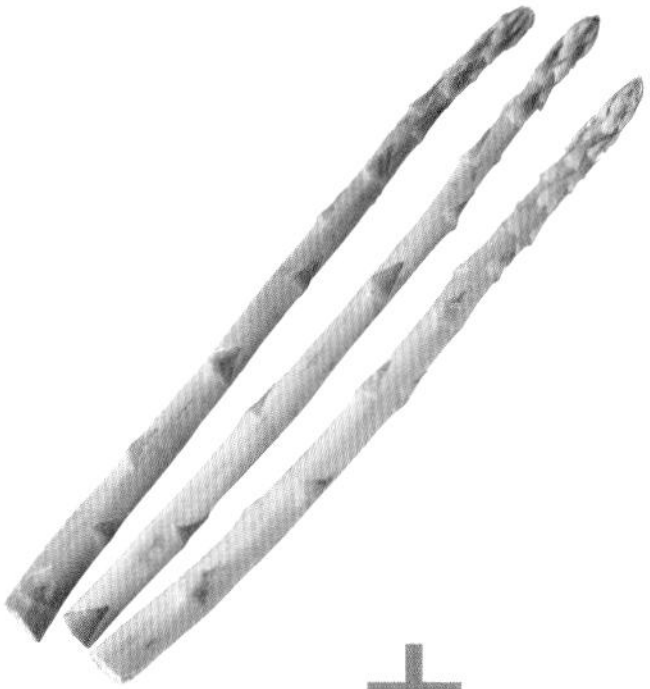

＋

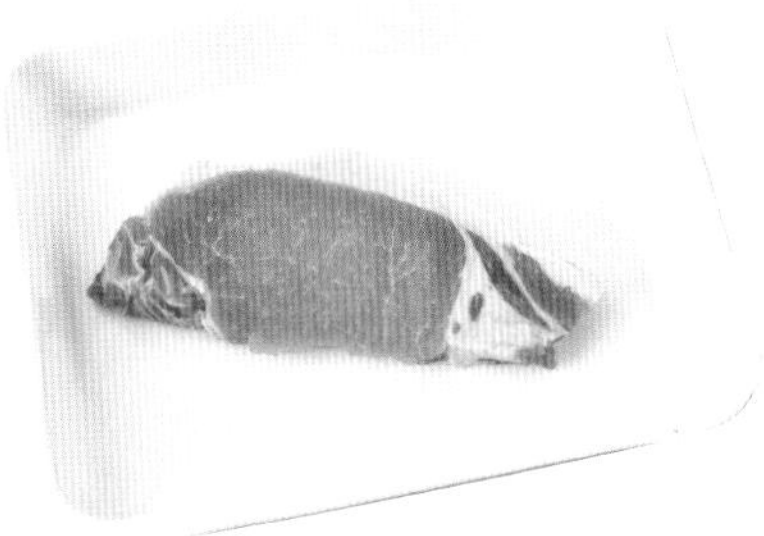

豚肉のビタミンB_2と一緒に摂ると、アスパラギン酸と合わせて疲労回復効果がアップ。食物繊維はコレステロールの抑制効果も。炒めものに。

●ブロッコリー、オレンジ

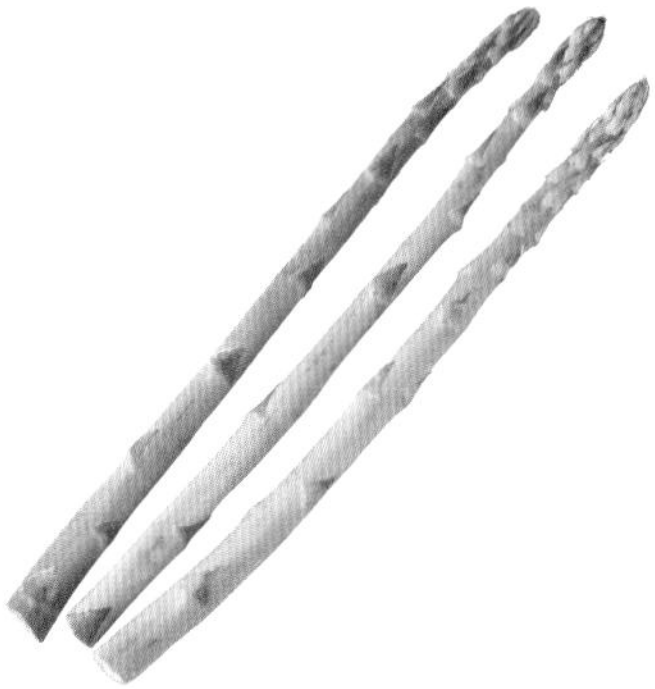

＋

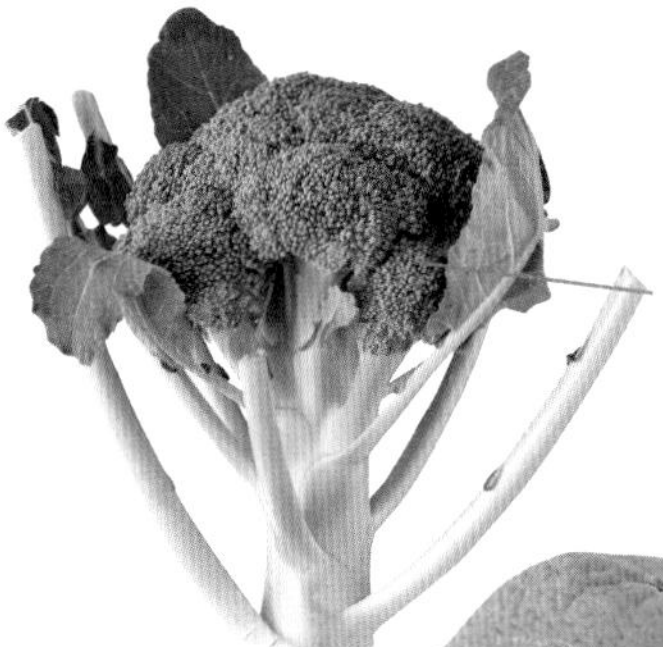

ビタミンCが豊富

または

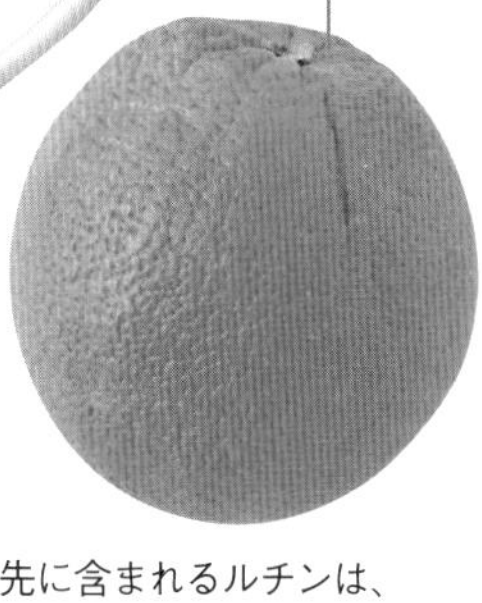

アスパラの穂先に含まれるルチンは、抗酸化作用があり、ビタミンCの吸収を助ける。血液サラサラ効果のほか、美肌に導く。オレンジはデザートに。

えだ豆

枝豆

夏

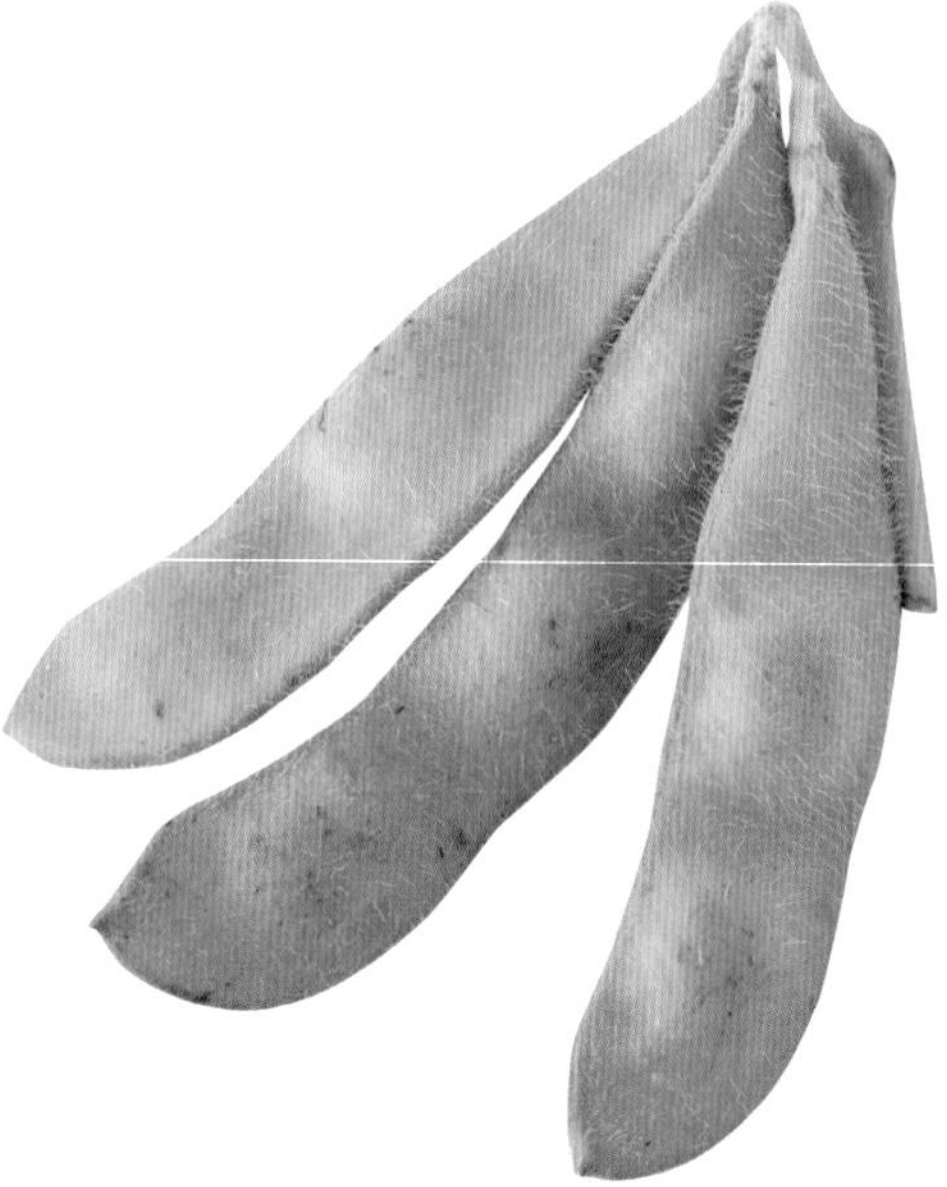

主な効用

豊富な栄養素のほか、イソフラボンやレシチン、サポニン、メチオニンなどの有効成分を含む。

- コレステロールの上昇抑制
- 貧血の予防・改善
- 更年期症状の改善
- 肝臓疾患の予防

主な栄養素

良質なたんぱく質、ビタミン類、ミネラルがたっぷり。大豆にはない、ビタミンCも含む。

たんぱく質	●●	11.7g（50g）
ビタミンB1	●●●	0.31mg（1.1mg）
ビタミンC	●●●	27.0mg（100mg）
葉酸	●●●●●●●●●●●●	320μg（240μg）
カリウム	●●●	590mg（2,000mg）
糖質		3.8g

※可食部100g当たりの栄養素の量。カッコ内は成人女性の1日の推奨量または目安量で各年齢層別の最大値。

たんぱく質・ビタミン類たっぷりの〝畑の肉〟

大豆が熟す前の未熟果が「えだ豆」です。枝つきと、ネット包装の枝なしが販売されています。〝畑の肉〟といわれるほど栄養成分が多いのが特徴。大豆と同様、良質なたんぱく質を含み、葉酸やビタミンB1、カリウム、カルシウム、鉄、食物繊維などを多く含んでいます。大豆には含まれないビタミンCも含有する夏野菜です。

機能性成分では、コレステロールの上昇を抑制するといわれるレシチン、更年期症状の改善に有効とされるイソフラボンも含まれています。

アミノ酸の一種・メチオニンは、ビタミンB1、ビタミンCとともに、肝臓のアルコール分解促進に有効とされています。

選び方

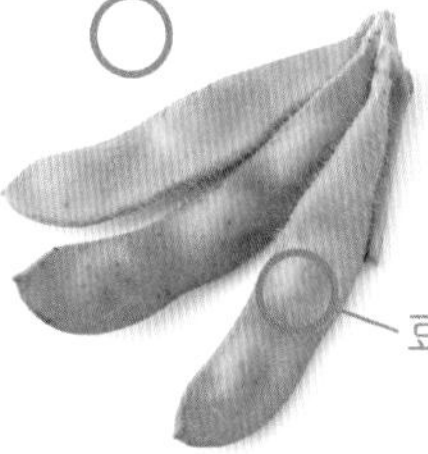
鮮度が落ちやすいので
枝つきがおすすめ
豆がふっくら

鮮やかな緑色をしていて、豆がふっくらとしているものを選ぶ。

洗い方

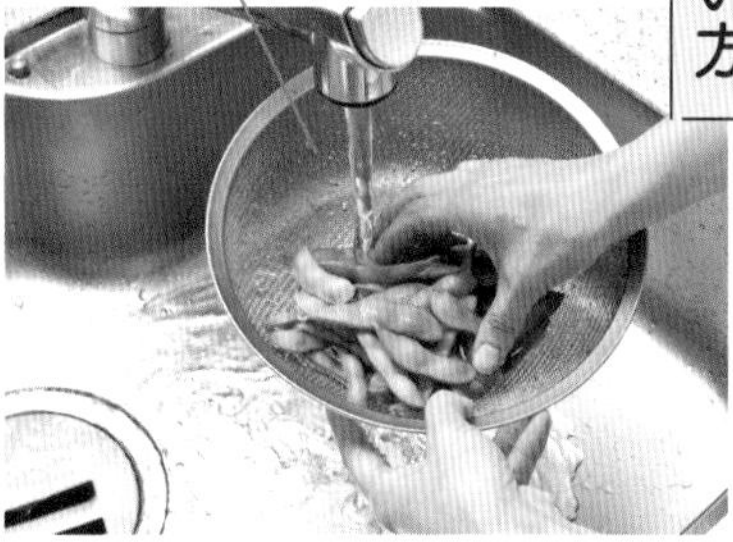
ざるやボウルに入れ、
流水で洗う

枝を切り落とす。水を入れたボウルに少し浸してから、流水で汚れを洗い流す。

下処理&ゆで方

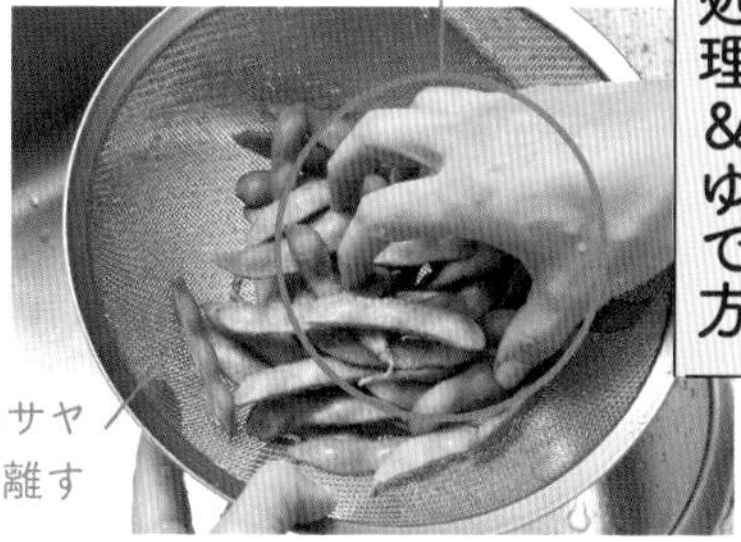
両手でやさしくこする
ように塩をもみこむ
枝からサヤ
を切り離す

塩をふって、しっかりもみこむ。塩でうぶ毛をとってきれいにし、緑色を鮮やかにする。

↓

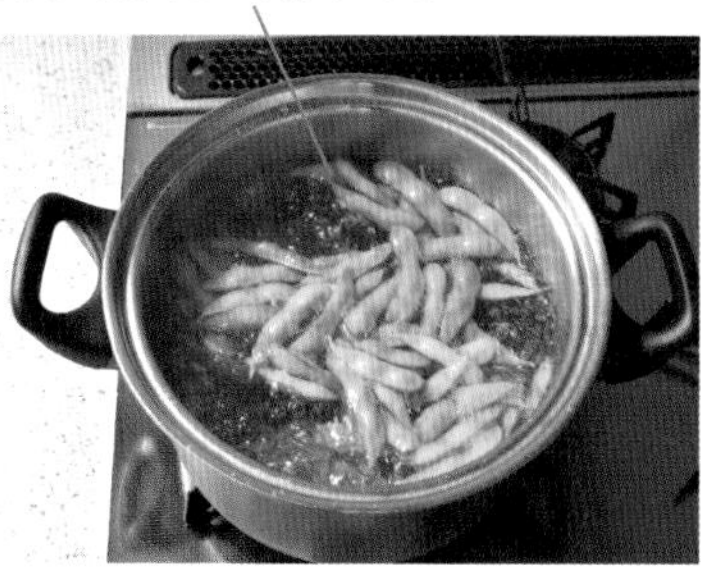
塩少々を入れた
中火の湯で3～5分ゆでる

塩少々を入れた沸騰した湯でゆでる。さやの口が少し開いたらざるにあげる。

保存方法

かためにゆでてから水分を切り
保存バッグに入れる

すぐにゆで、冷めたら冷蔵庫へ。冷凍する場合、かためにゆでて保存バッグに。

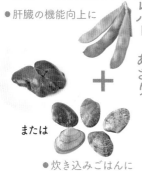

おすすめの組み合わせ

※1つの料理でなくても、1回の食事でとれたらOK。

● 鶏レバー、あさり

● ビールにえだ豆は肝臓への負担を減らす

● 肝臓の機能向上に

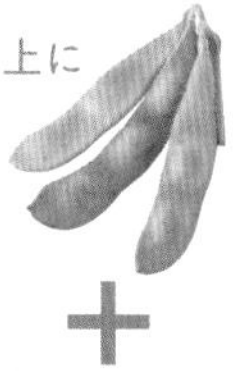

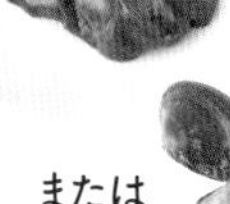

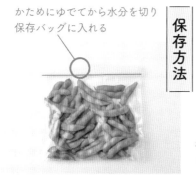

+

または

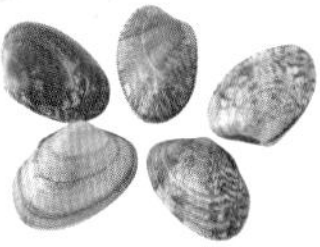

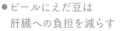

● 炊き込みごはんに

オクラ

夏

主な効用

水溶性、不溶性の食物繊維が多く、腸の機能を整えるため、便秘予防に。ムチンは、粘膜を保護する作用も。

- 整腸作用
- がん予防
- コレステロールの上昇抑制
- 胃腸病の予防

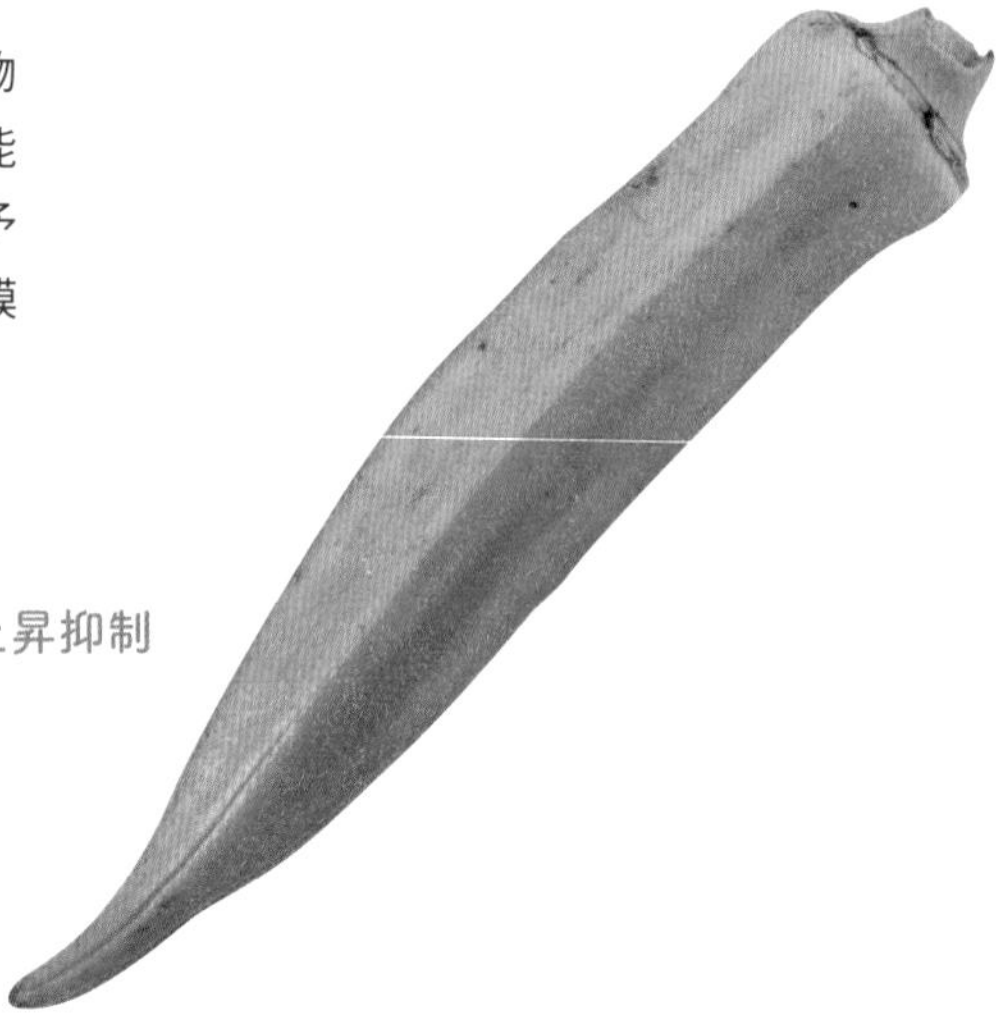

主な栄養素

独特のネバネバは、ペクチンやムチンなどの水溶性食物繊維。

ビタミンA	● 56μg（700μg）
ビタミンE	●● 1.2mg（6.0mg）
葉酸	●●●●● 110μg（240μg）
カルシウム	● 92mg（650mg）
食物繊維	●●● 5g（18g）
糖質	1.6g

※可食部100g当たりの栄養素の量。カッコ内は成人女性の1日の推奨量または目安量で各年齢層別の最大値。ビタミンAはカロテンのレチノール活性当量、Eはα-トコフェロールの含有量

免疫力アップのスタミナ夏野菜

アフリカ東北部が原産。エジプトでは2千年前に栽培していたという記録も。切ったときに出るネバネバの粘りは、ムチンやペクチンなどの水溶性の食物繊維。整腸作用・便秘予防のほか、血糖値の上昇を抑えたり、悪玉コレステロールの吸収を防ぐ作用や糖尿病予防にも有効です。また、オクラには、水溶性だけではなく、不溶性の食物繊維も多く含まれています。

糖たんぱく質のムチンには、粘膜を保護する働きがあり、胃炎や胃潰瘍、胃腸病の予防に効果があります。

ほかに、カロテンやビタミンB_1、B_2、葉酸、カルシウム、カリウム、マグネシウムなども豊富で、体の免疫力を高めてくれます。

切り方

へたのかたい部分「がく」
を包丁でむく

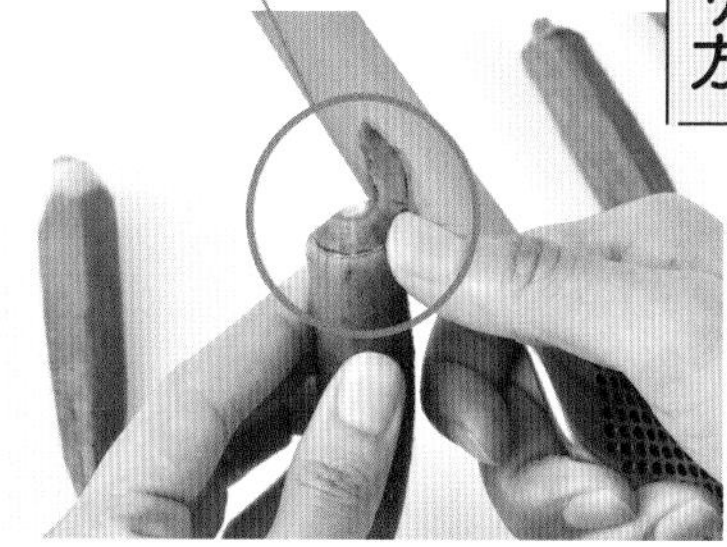

へたの部分はかたいので、へたのまわりの「がく」を包丁で削るようにむく。

選び方

へたが黒ずんでいる
ものは避ける

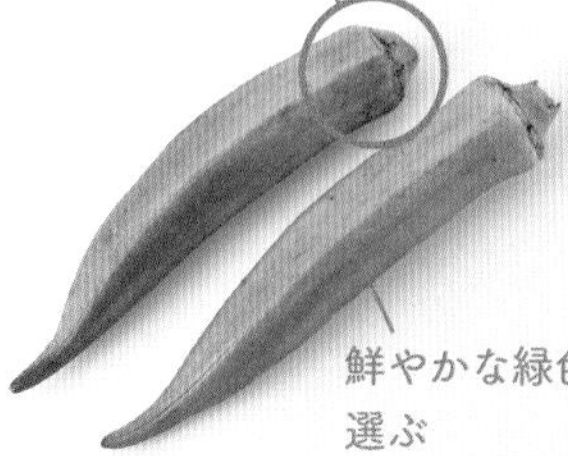

鮮やかな緑色を
選ぶ

大きいものはかたいので、7〜8cmのサイズでうぶ毛が細かくやわらかなものを。

下処理

まな板にのせて塩をふり
オクラを転がす「板ずり」

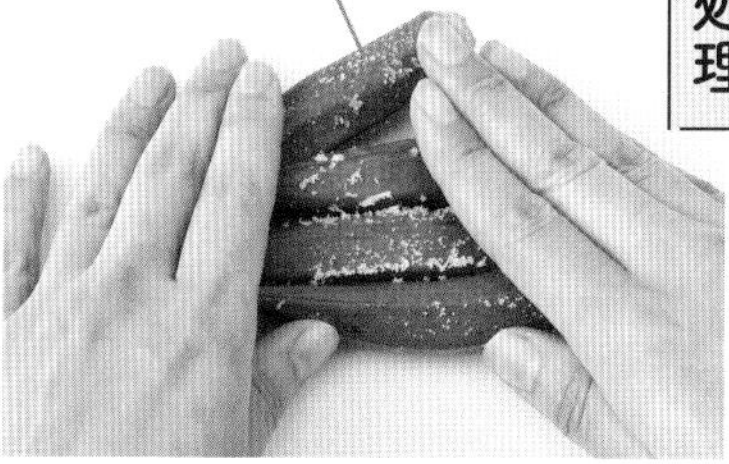

舌ざわりがよくない表面のうぶ毛は、まな板で「板ずり」をして取り除く。

保存方法

冷凍するときはかために
塩ゆでしてからラップ

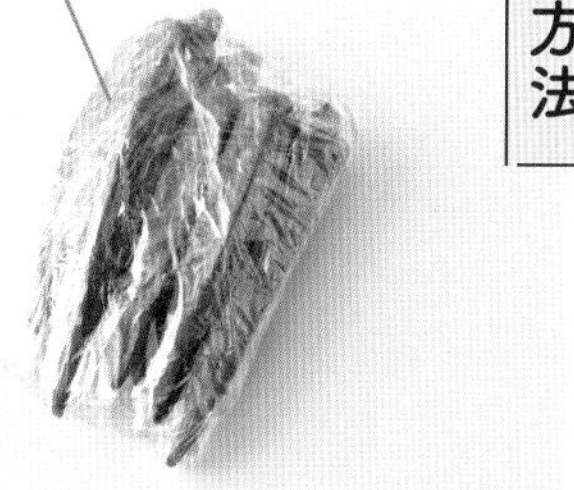

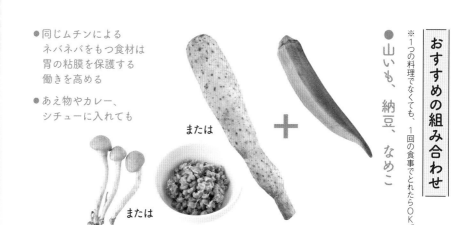

買ったときに入っていた袋から取り出し、ラップに包んで野菜室で2〜3日保存。

おすすめの組み合わせ

※1つの料理でなくても、1回の食事でとれたらOK。

● 山いも、納豆、なめこ

- 同じムチンによるネバネバをもつ食材は胃の粘膜を保護する働きを高める
- あえ物やカレー、シチューに入れても

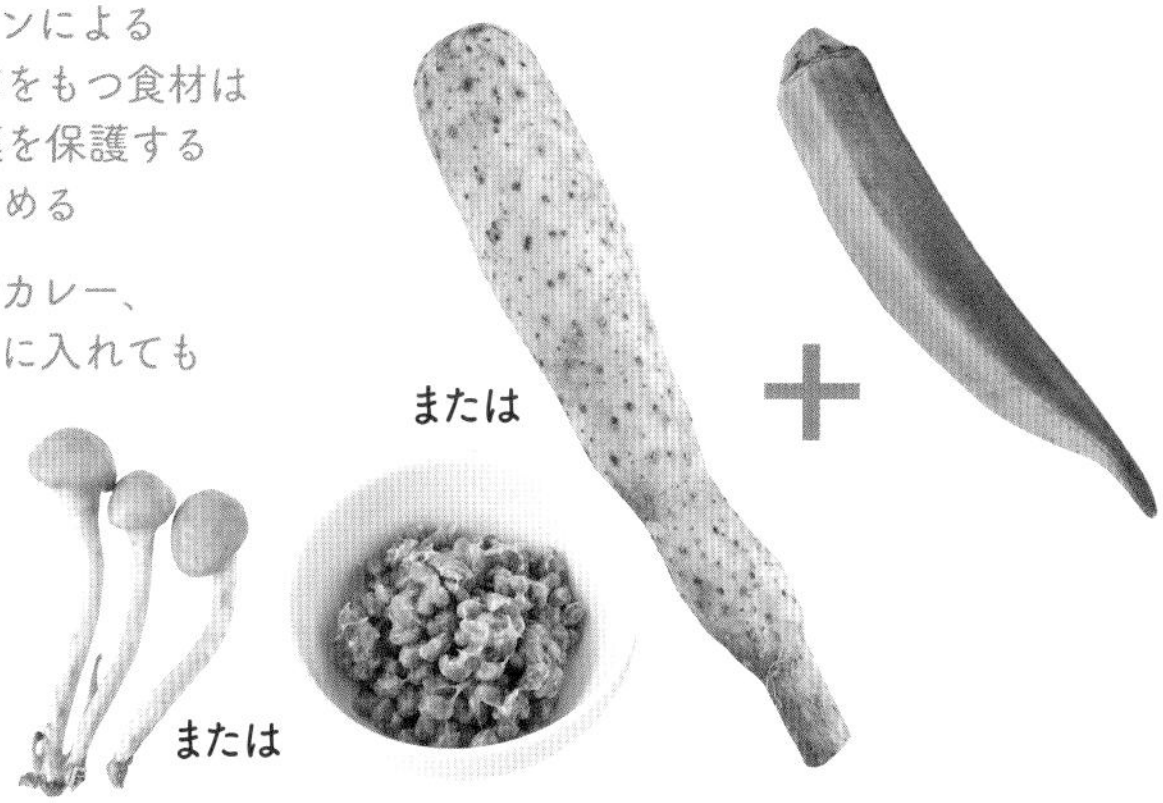

かぶ

蕪

冬

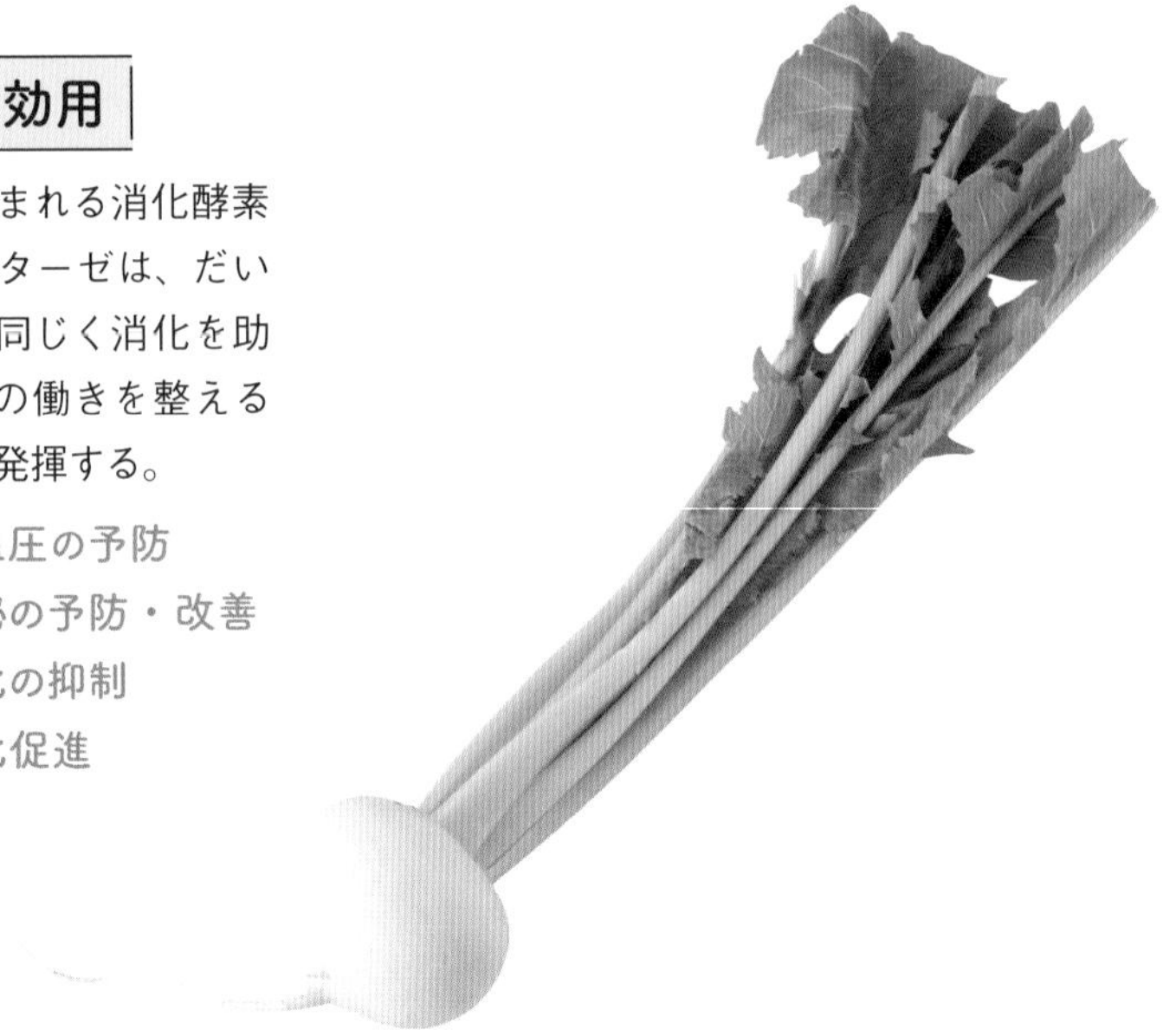

主な効用

根に含まれる消化酵素ジアスターゼは、だいこんと同じく消化を助け、胃の働きを整える効果を発揮する。

- 高血圧の予防
- 便秘の予防・改善
- 老化の抑制
- 消化促進

主な栄養素

下記の成分表示は、皮つきの根の数値。栄養面では葉や茎なほうがすぐれている。

※可食部100g当たりの栄養素の量。カッコ内は成人女性の1日の推奨量または目安量で各年齢層別の最大値。

ビタミンC	●● 19mg（100mg）
パントテン酸	● 0.25mg（5mg）
葉酸	●● 48μg（240μg）
カリウム	● 280mg（2,000mg）
食物繊維	● 1.5g（18g）
糖質	3.1g

根だけでなく葉や茎も栄養ぎっしり

丸い白い部分が根（実）で、消化酵素のジアスターゼやカリウム、ビタミンC、食物繊維が含まれています。ジアスターゼは消化を促進し、胃の働きを整えますが、加熱に弱い成分です。できれば生で食べたいところ。ジアスターゼの効用は少し落ちますが、根の部分をすりおろして白身魚や海老を包み、ふっくらと蒸した「かぶら蒸し」は胃にやさしいメニューでおすすめ。

葉はβ-カロテン、ビタミンC・E、カリウム、カルシウム、鉄、食物繊維の含有量が豊富。高血圧や骨粗しょう症予防、便秘や貧血の改善に有効。根と葉の両方に含まれる辛味成分グルコシアネートは発がん性物質を解毒し、活性酸素を取り除きます。

洗い方

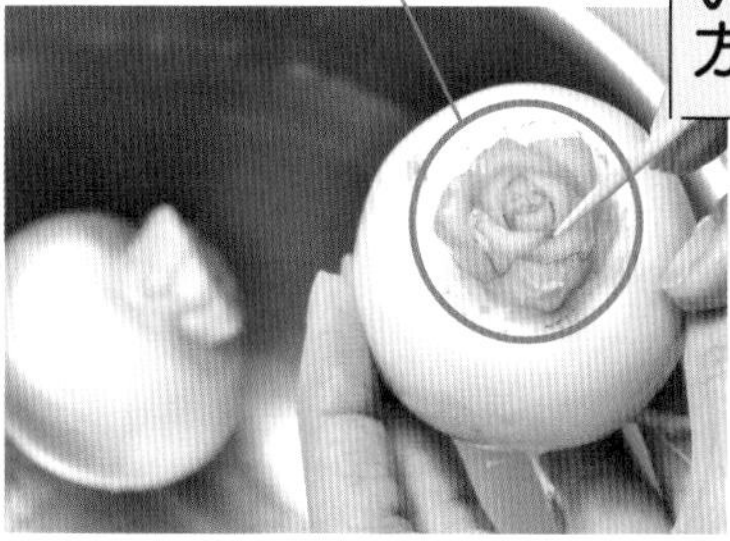
茎と茎の間に細かく残った
土を竹ぐしなどで取り除く

茎の間は土が残りがちなので、水につけて土を柔らかくしてから竹ぐしで取り除く。

選び方

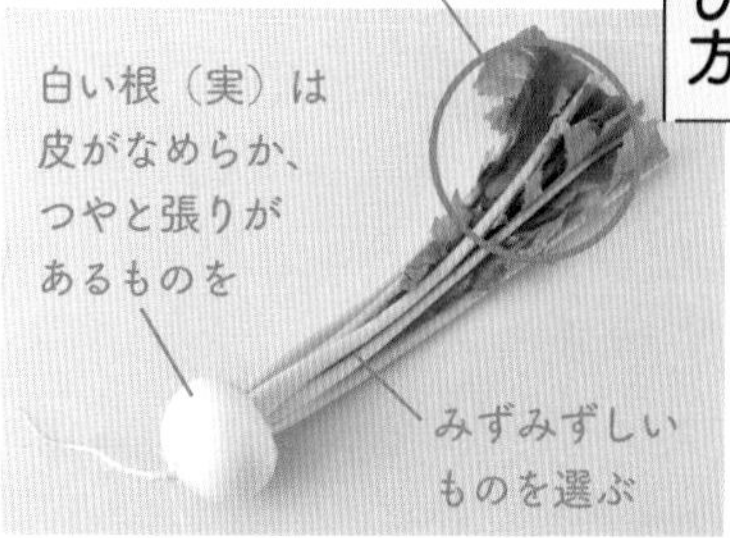
葉はシャキッと
したものを選ぶ
白い根（実）は
皮がなめらか、
つやと張りが
あるものを
みずみずしい
ものを選ぶ

白い根の部分は、皮がなめらかで、つやと張りがあるもの。葉は鮮やかな色を。

切り方

ポトフなど煮物や炒め物
には、6等分のくし切り

ジアスターゼの効用を生かすなら、根は生のままスライスしてサラダが最適。

保存方法

白い根（実）の部分は
ポリ袋に入れて野菜室へ

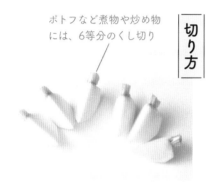

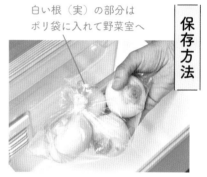

すぐに根と葉を切り分ける。葉は、湿らせた新聞紙で包んでからポリ袋に入れる。

おすすめの組み合わせ

※1つの料理でなくても、1回の食事でとれたらOK。

●えび、白身魚

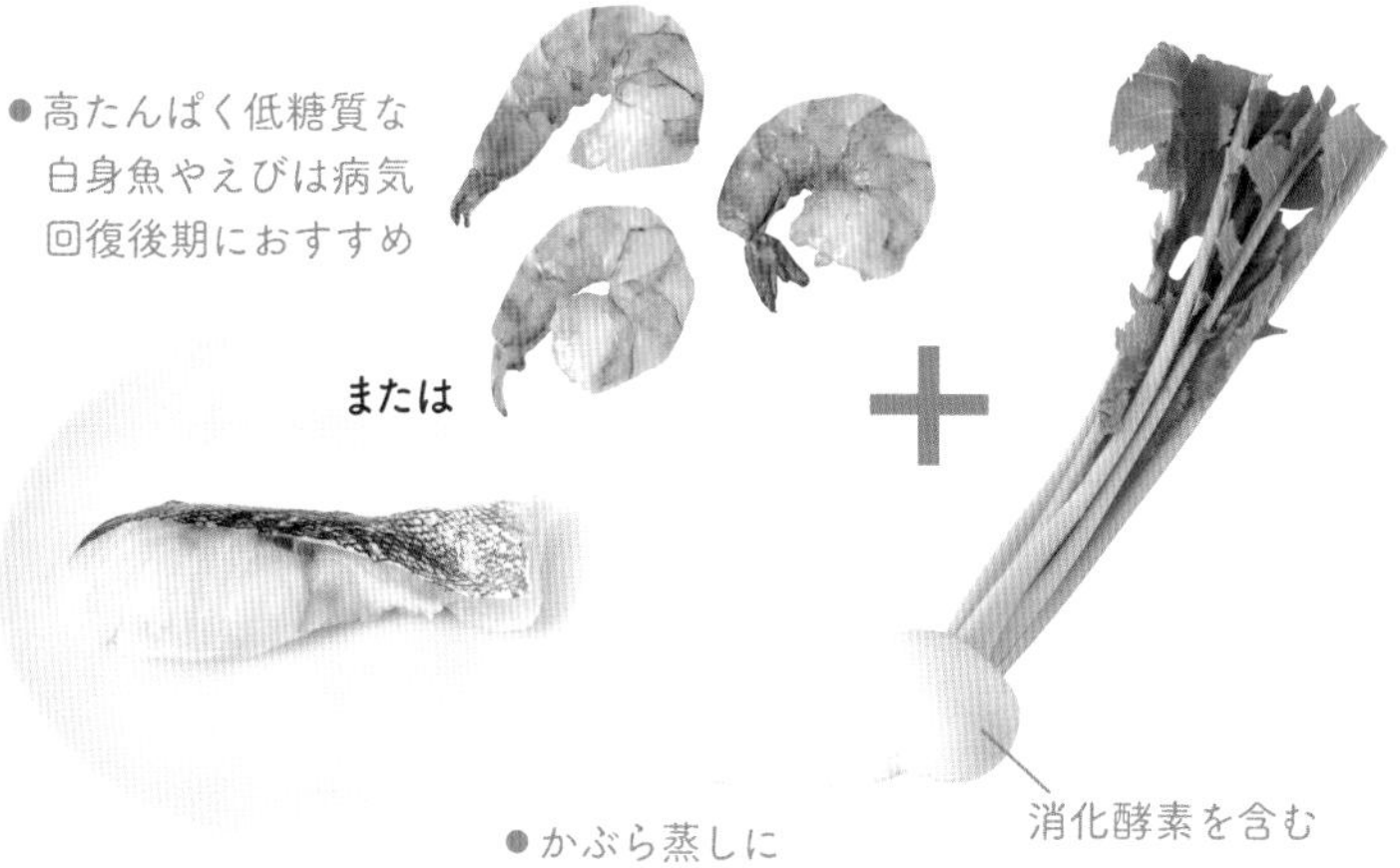
●高たんぱく低糖質な
白身魚やえびは病気
回復後期におすすめ
または
＋
消化酵素を含む
●かぶら蒸しに

かぼちゃ

南瓜

夏

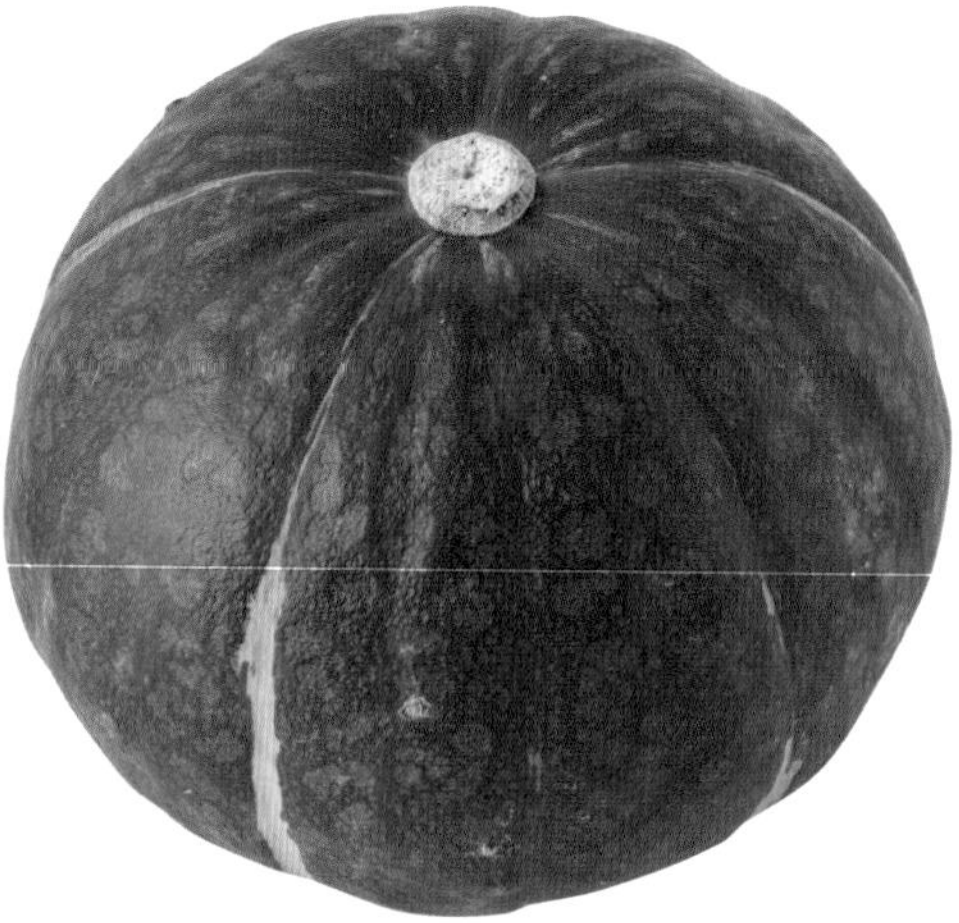

主な効用

β-カロテンの働きにより、感染症の予防やがんを抑制。ビタミンC・Eの相乗効果で、血行促進や肌荒れ防止にも。

- がん予防
- 更年期症状の改善
- 貧血の予防・改善
- 美肌効果

主な栄養素

下記の成分表示の「西」は西洋かぼちゃ、「日」は日本かぼちゃの数値。

ビタミンA	●●●●●	西330・日60μg（700μg）
ビタミンC	●●●●	西43・日16mg（100mg）
ビタミンE	●●●●●●●●	西4.9・日1.8mg（6.0mg）
カリウム	●●	西450・日400mg（2,000mg）
食物繊維	●●	西3.5・日2.8g（18g）
糖質		西17.1・日8.1g

※可食部100g当たりの栄養素の量。カッコ内は成人女性の1日の推奨量または目安量で各年齢層別の最大値。ビタミンAはカロテンのレチノール活性当量、Eはα-トコフェロールの含有量

三大抗酸化ビタミンで風邪知らず

かぼちゃにはさまざまな種類がありますが、大きく分けると西洋かぼちゃ、日本かぼちゃ、ペポかぼちゃの3種。流通している大半は西洋かぼちゃです。日本かぼちゃの代表は、表面がでこぼこしている、黒皮かぼちゃや菊かぼちゃ。そうめんかぼちゃと呼ぶ金糸瓜はペポかぼちゃです。

ビタミンEの含有量はトップクラス。果肉のオレンジ色はβ-カロテンによるもので、抗酸化作用があるβ-カロテンの約30%が吸収され、その50%がビタミンAに変わるとされています。「抗酸化トリオ」であるβ-カロテン、ビタミンE・Cが多く、3つの成分が相乗的に働き、免疫力を強化、細胞の老化を予防します。

選び方

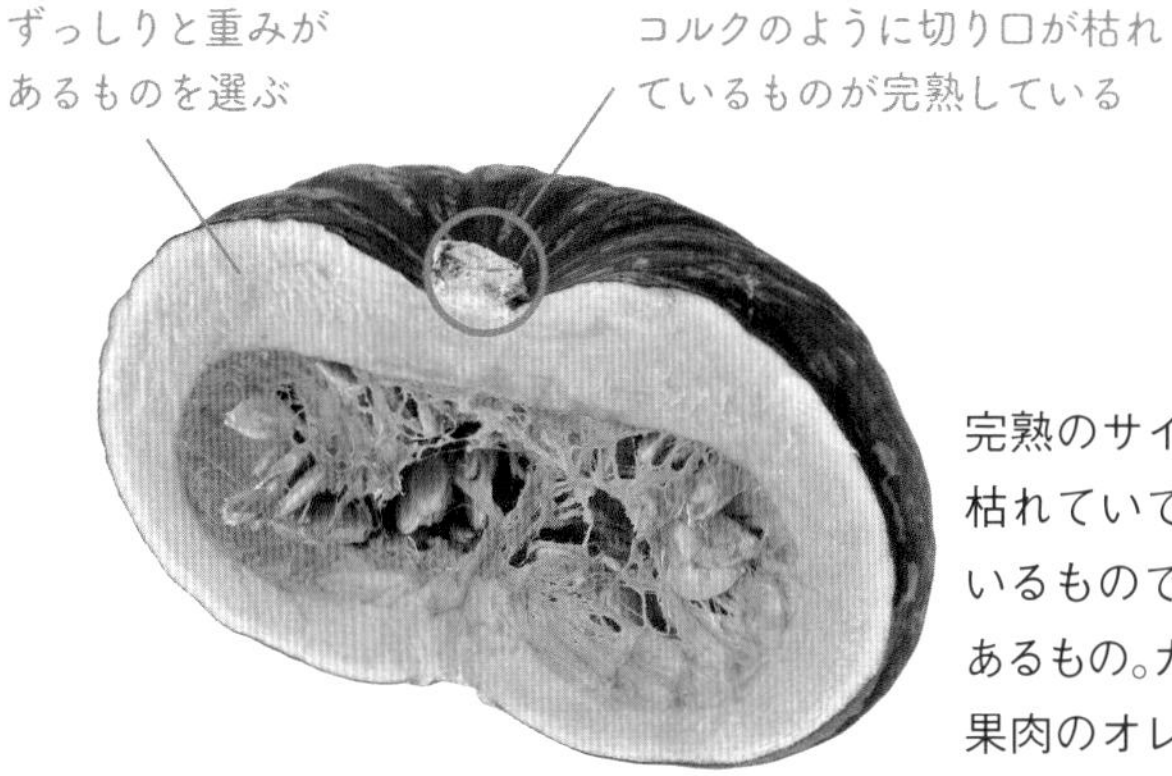
ずっしりと重みが
あるものを選ぶ
コルクのように切り口が枯れ
ているものが完熟している

完熟のサインは、へたの切り口が枯れていてコルクのようになっているもので、持ったときに重みのあるもの。カット済みのかぼちゃは、果肉のオレンジ色が濃く、わたの部分が乾いていないものを選ぶ。

保存方法・下処理

切ったあとは
ラップで包んで冷蔵庫

まるごと保存するときは、新聞紙に包んで室内保存。カット済みのかぼちゃを保存する場合は、わたと種をスプーンで取り除いてからラップに包み、冷蔵庫へ。

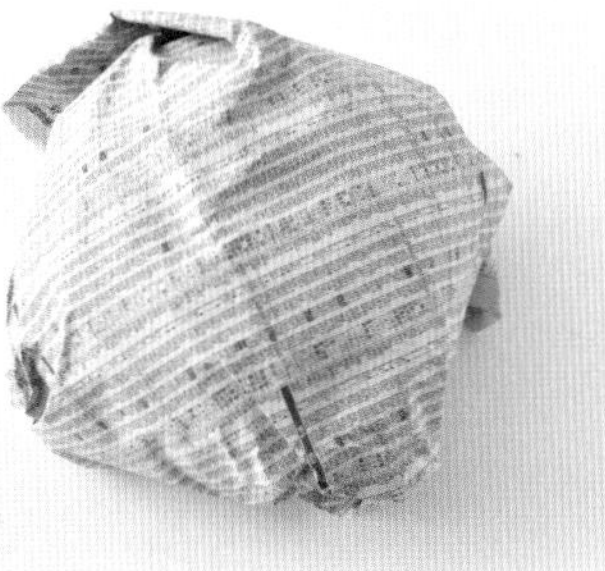
まるごとなら新聞紙で包み、室内で保存する。

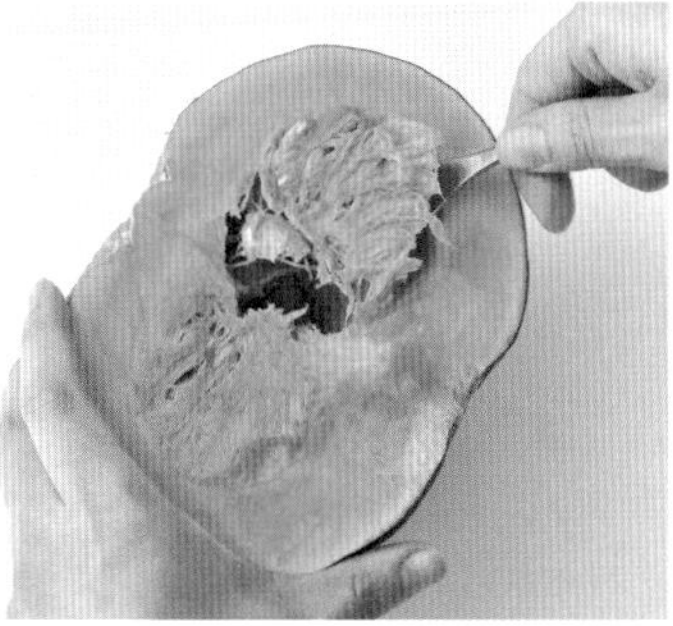
わたと種はスプーンを使うと取り除きやすい。

切ったあとは、ラップで包んで野菜室で保存。

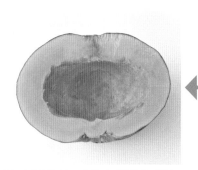

洗い方

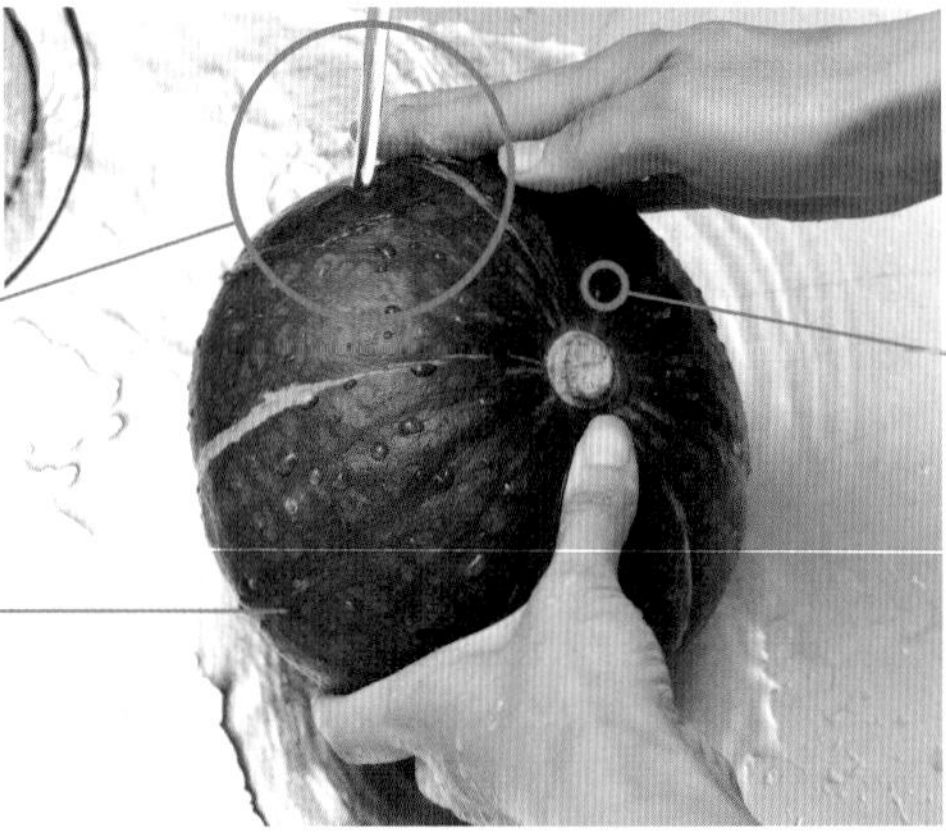
流水で
皮をこすって
よく洗う
皮には
土などの汚れが
ついている
ことも
汚れが気になる
場合は
たわしを使って
洗っても

切り方

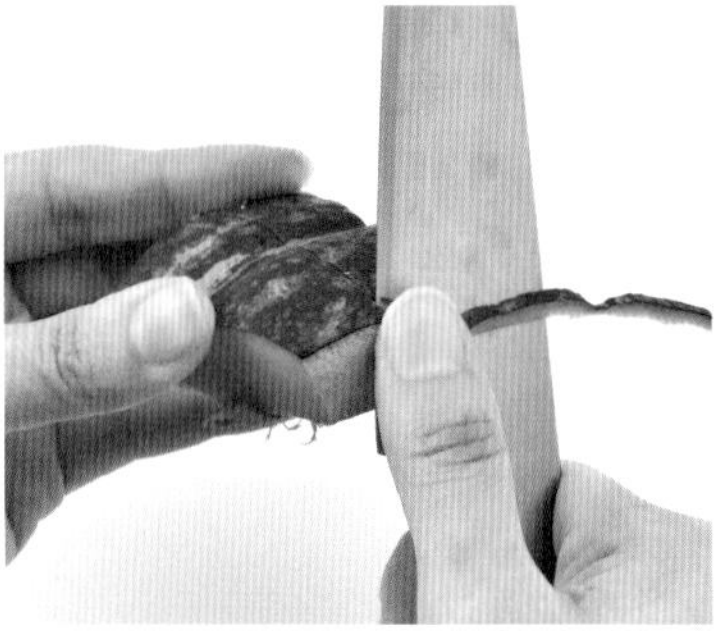

煮物にするときは、煮崩れを防ぐために、面取り（切り口の角を薄くそぎ取る）。

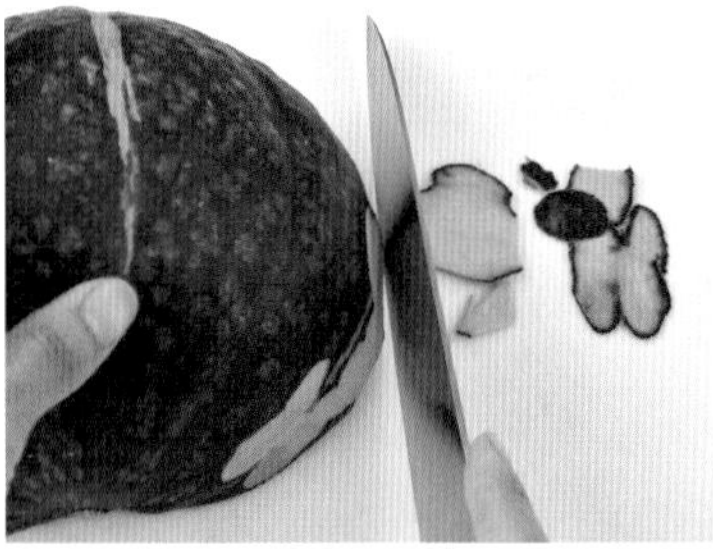

わたと種を取ったかぼちゃは、切り口を下にして、端から皮を削り落とす。

皮がかたくて厚いので切るときは注意

包丁の刃全体で力が均等に入るようにして切る。切り口を下にして、安定させてから切るとよい。刃先だけを刺し込むと、包丁が抜けなくなるので避けて。

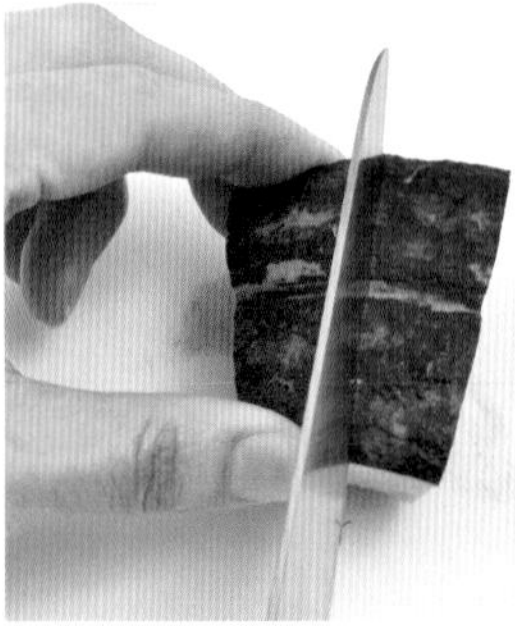

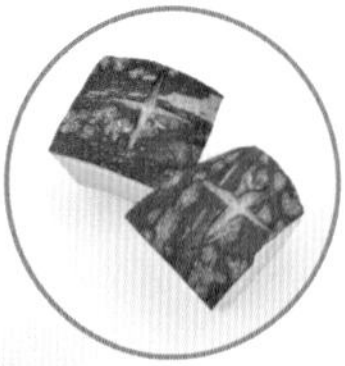

ひと口大の角切りに。火の通りをよくするために十文字の隠し包丁を入れる。

おすすめの組み合わせ

※1つの料理でなくても、1回の食事でとれたらOK。

油調理で、脂溶性のβ-カロテンの吸収率アップ

油で調理するだけでなく、油を使用した料理と一緒に食べるだけで、脂溶性のβ-カロテンの吸収率を高める。削り節を使って、かぼちゃのおかか煮や、かぼちゃの和風ホットサラダにすると、旨味たっぷり。

●バター

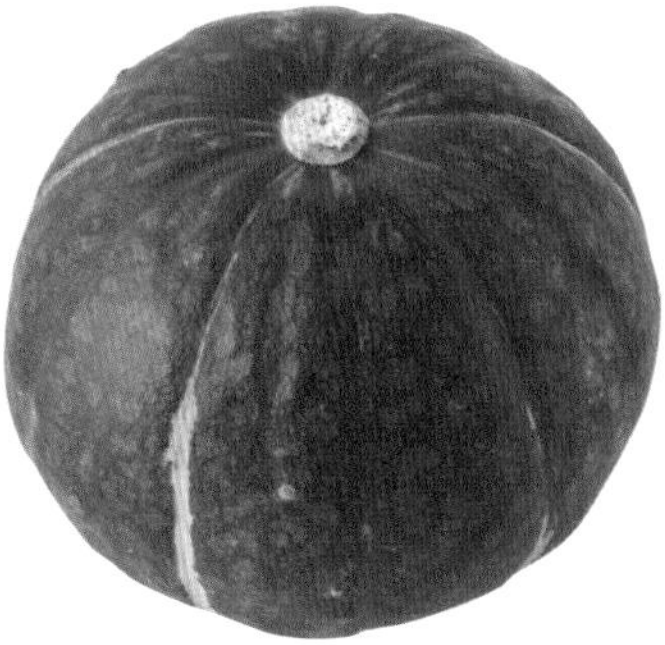

＋

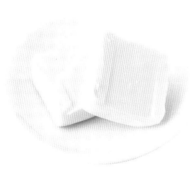

β-カロテンの吸収率アップ。かぼちゃのカロリーが高めなので、少量のバターを加えてホイル蒸しにすると、油の吸収率が抑えられる。

●かつお、枝豆、たらこ

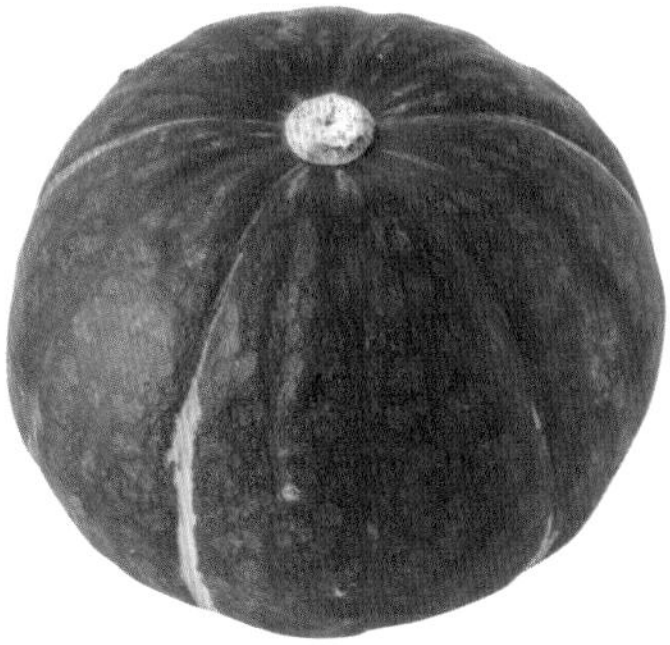

＋

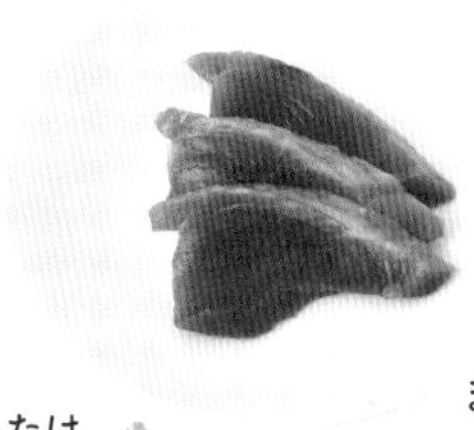

または

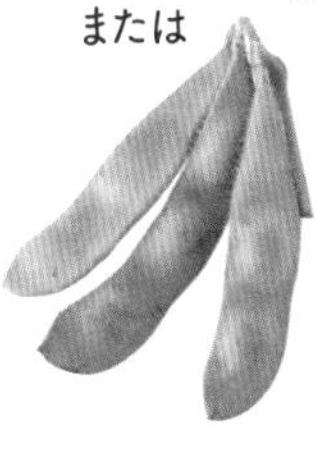

または

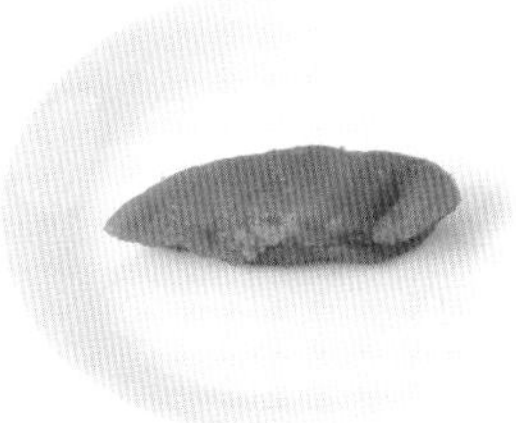

グルタミン酸を含む食材と一緒に摂ると、脳の代謝を促進して脳の老化を遅延し、精神を安定させたりする、健脳効果が期待できる。たらこマヨあえなどに。

キャベツ

春

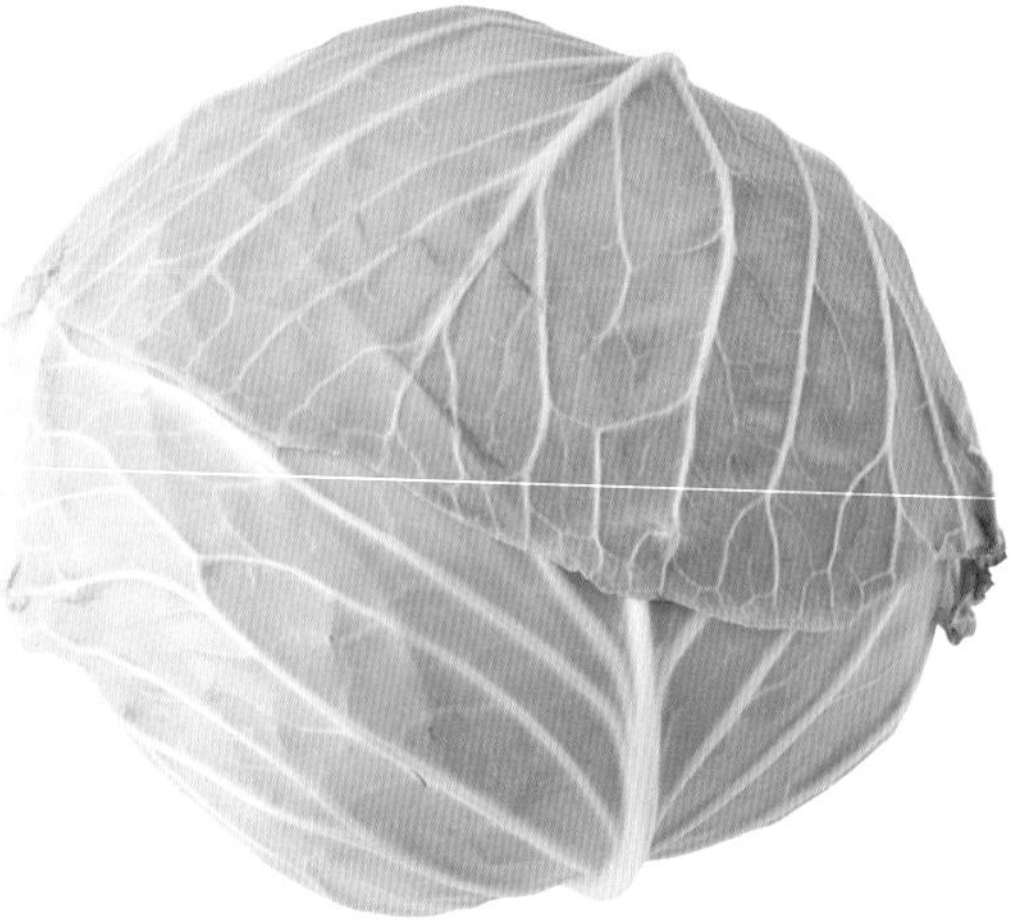

主な効用

ビタミンUは胃酸の分泌を抑え、粘膜のただれを防ぎ、胃潰瘍や十二指腸潰瘍の予防に有効。

- 抗潰瘍性作用
- 風邪や感染症の予防
- がん予防
- 便秘の予防・改善

主な栄養素

胃粘膜を修復するビタミンUが含まれる。胃潰瘍や十二指腸潰瘍の予防に有効。肝臓の機能回復に効果も。

ビタミンC	●●●● 41mg（100mg）
ビタミンK	●●●●● 78μg（150μg）
葉酸	●●● 78μg（240μg）
食物繊維	● 1.8g（18g）
糖質	3.4g

※可食部100g当たりの栄養素の量。カッコ内は成人女性の1日の推奨量または目安量で各年齢層別の最大値。

胃潰瘍や十二指腸潰瘍を予防

古代ケルト人が栽培していた野生種のケールが原産種。この葉が発達して葉が重なって球状になったのが、現在のキャベツです。

ビタミンCが豊富で、大きめの葉2枚分で、ビタミンCの1日の必要摂取量にあたります。体内のコラーゲンをつくる、体の酸化を防ぎ、感染症を予防する作用があります。発がん物質や老化物質を抑えると期待されます。また、カロテンも豊富。ビタミンCは外葉と芯の周りに、カロテンは外葉に多く含まれます。

キャベツから発見されたアミノ酸の一種であるキャベジンは、ビタミンUとも言われ、胃酸の分泌を抑え、粘膜のただれを防ぐとされています。

選び方

ずっしりと
重みのあるもの
緑色の濃いもの
軸の切り口が
傷んでいない

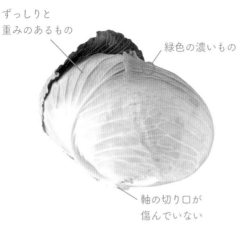

外葉は鮮度の目安。みずみずしい外葉がついているものが新鮮。緑色が濃く、つやがあるものを選ぶ。ずっしりと重いものは巻きがしっかりしている。カットされたものは、巻きのしっかりしているものを選ぶ。

保存方法

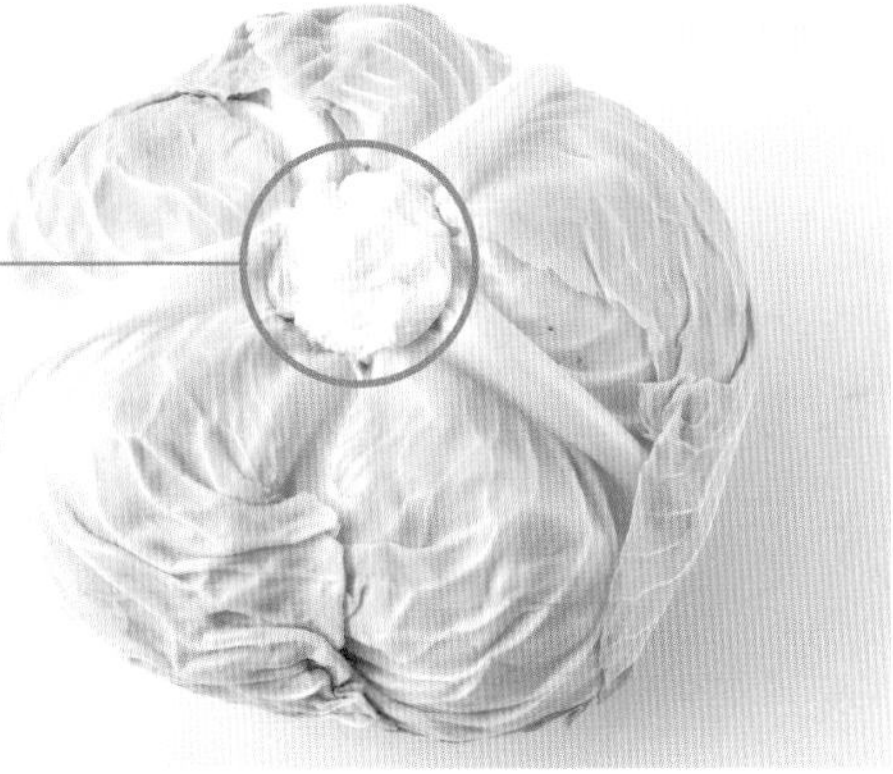
❶包丁で
芯をくり抜く
❷濡らしたキッチン
ペーパーを詰める

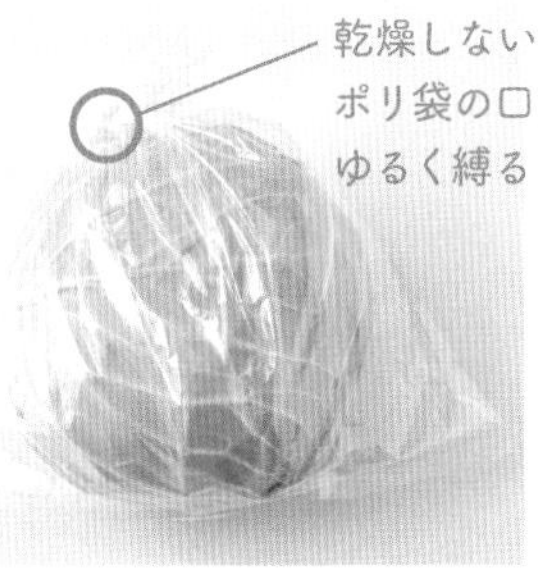
乾燥しないように
ポリ袋の口は
ゆるく縛る

ポリ袋口は、キャベツが呼吸できるようにゆるめに縛る。

鮮度を保つために芯をくり抜いて

丸ごと保存するときは、芯を包丁でくり抜き、そこに濡らしたキッチンペーパーを詰める。詰めたキッチンペーパーは、ときどき新しい物に取り換える。ポリ袋に入れ、袋を縛って冷蔵庫で保存すると、鮮度が長持ちする。

洗い方

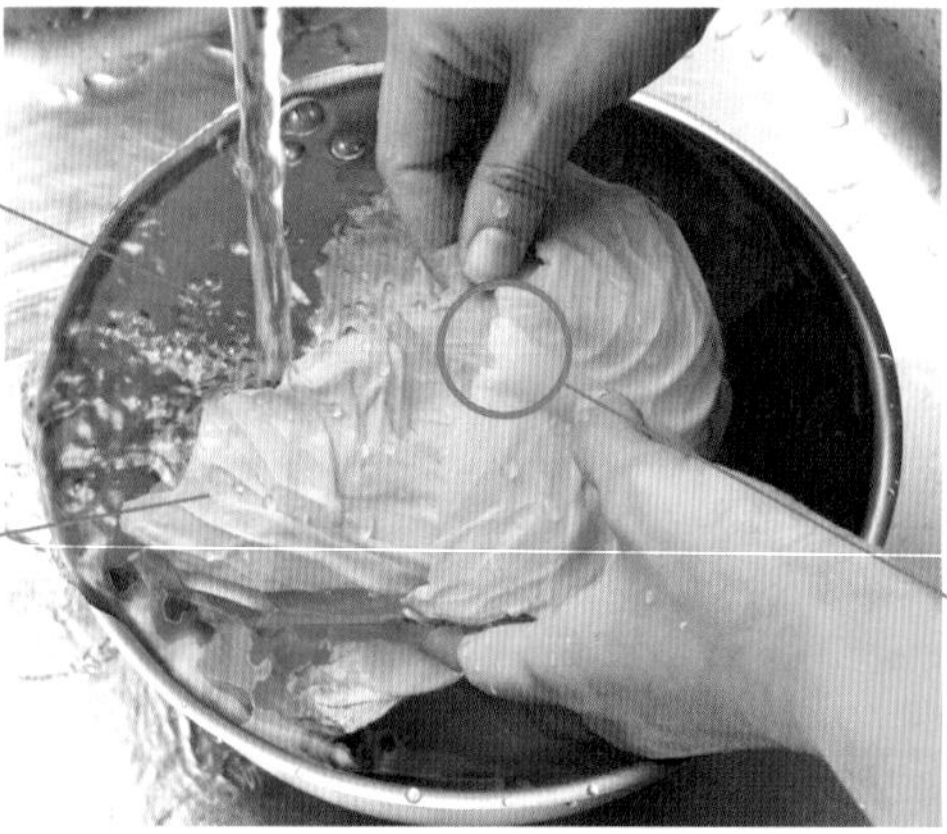

ボウルに入れて
流水で洗う
芯の周りに
切り込みを入れ、
外側の葉を外側
から1枚ずつ
はがす
根元についた
泥をしっかり
と洗う

切り方

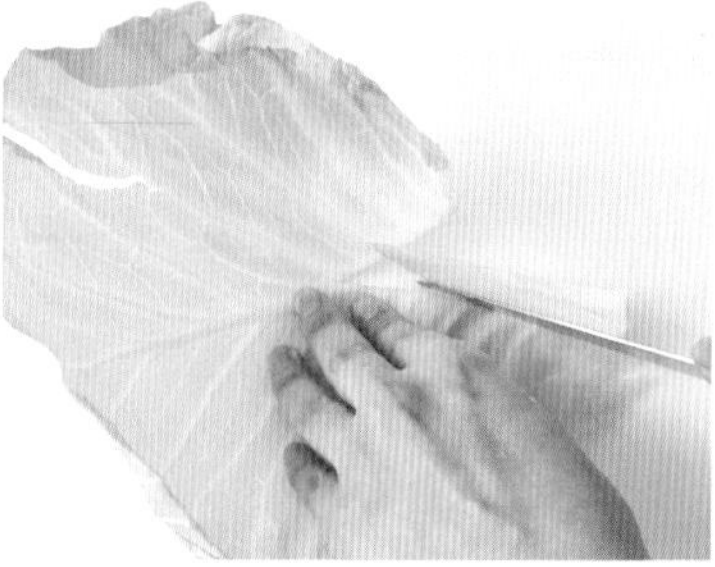

芯はかたいので、芯に沿って斜めに包丁を入れて芯を切り取る。

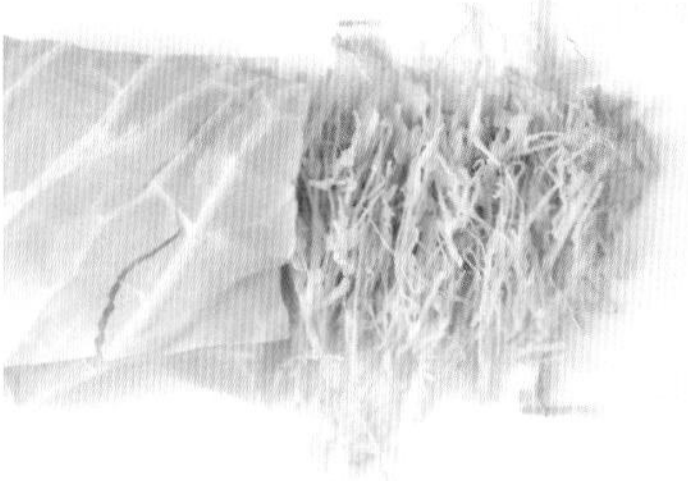

葉を縦半分に切ったものを４枚ほど重ね、軽く丸めて端から幅をそろえて細く切る。

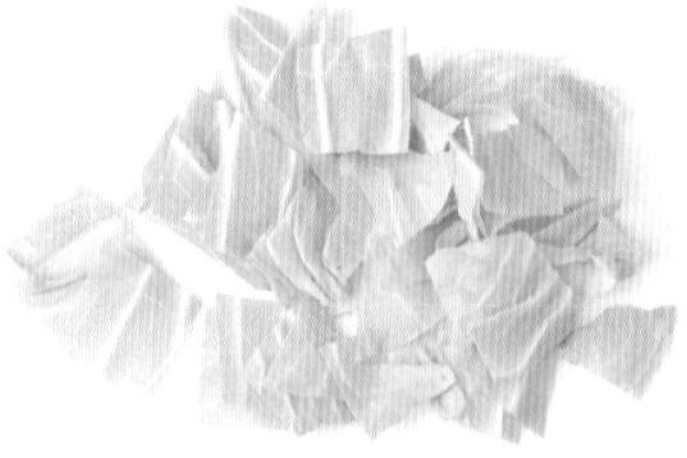

葉を縦半分に切って重ね、幅3～5cmに切る。食感を楽しみたい炒め物などに。

せん切りやザク切りも芯を取り除いてから

芯に沿って斜めに包丁を入れて芯をそぎ落しても。芯も、せん切りやみじん切りにして料理に使える。せん切りは、冷水を入れたボウルにしばらくつけ、シャキッとさせる。

ゆでたり、サッと炒めてビタミンUをたっぷり摂る

ビタミンUの作用を効果的に生かすには、生が最適。量を食べるなら、ゆでるかサッと炒めて。生で食べるときは、水にさらしすぎたり、切ってから空気に長時間触れさせて、ビタミンCが失われないように注意。

おすすめの組み合わせ

※1つの料理でなくても、1回の食事でとれたらOK。

●レモン、オレンジ、グレープフルーツ

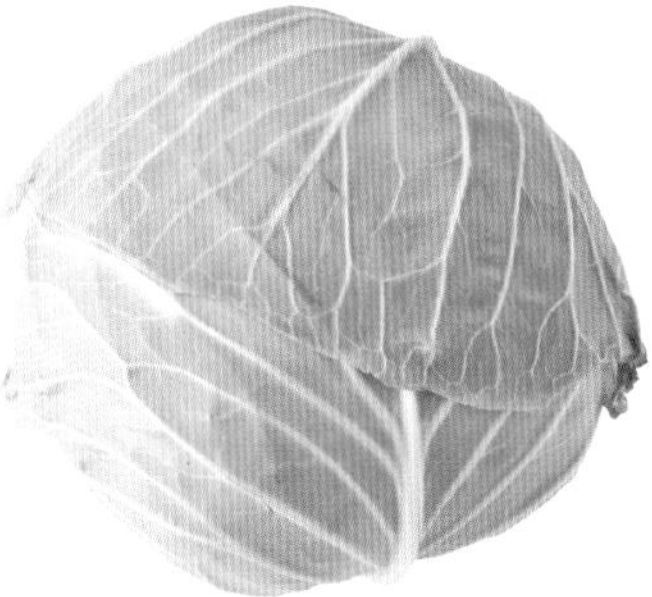

+

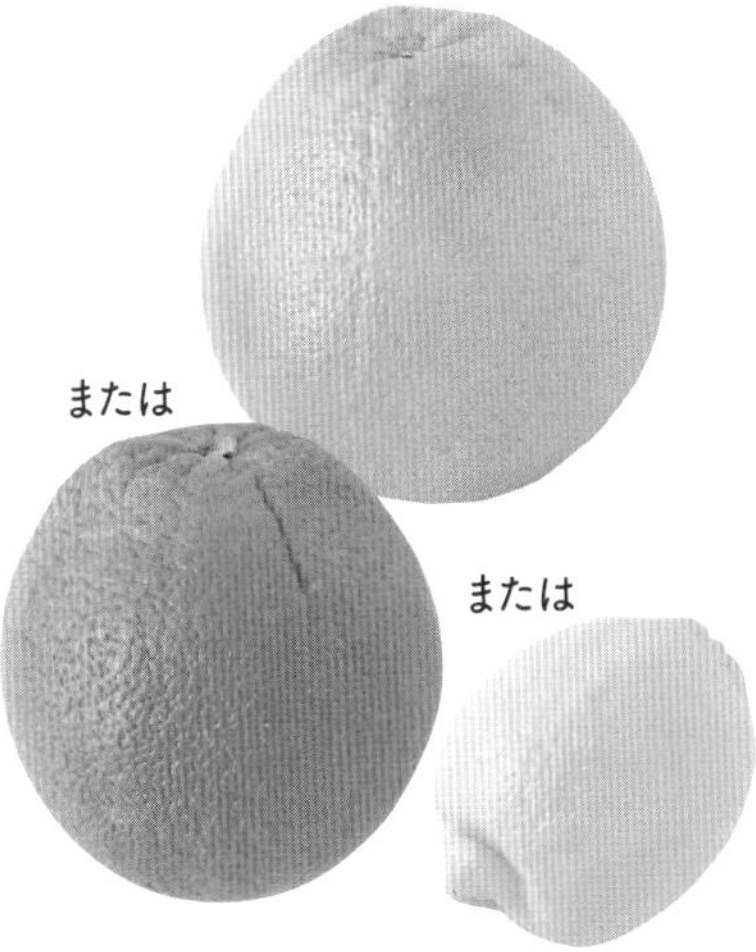

柑橘類とキャベツの組み合わせは、動脈硬化予防や血行促進、美肌づくりに効果的。サラダにすると、手軽に食べることができる。

●ほうれん草、ブロッコリー、にんじん

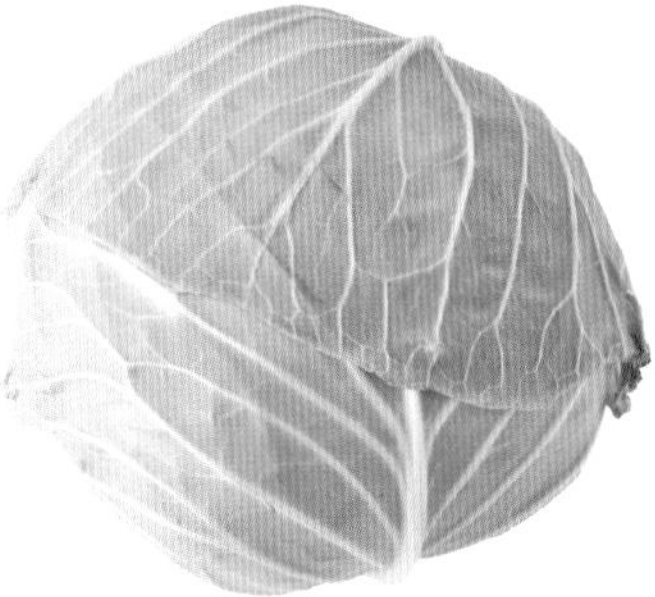

+

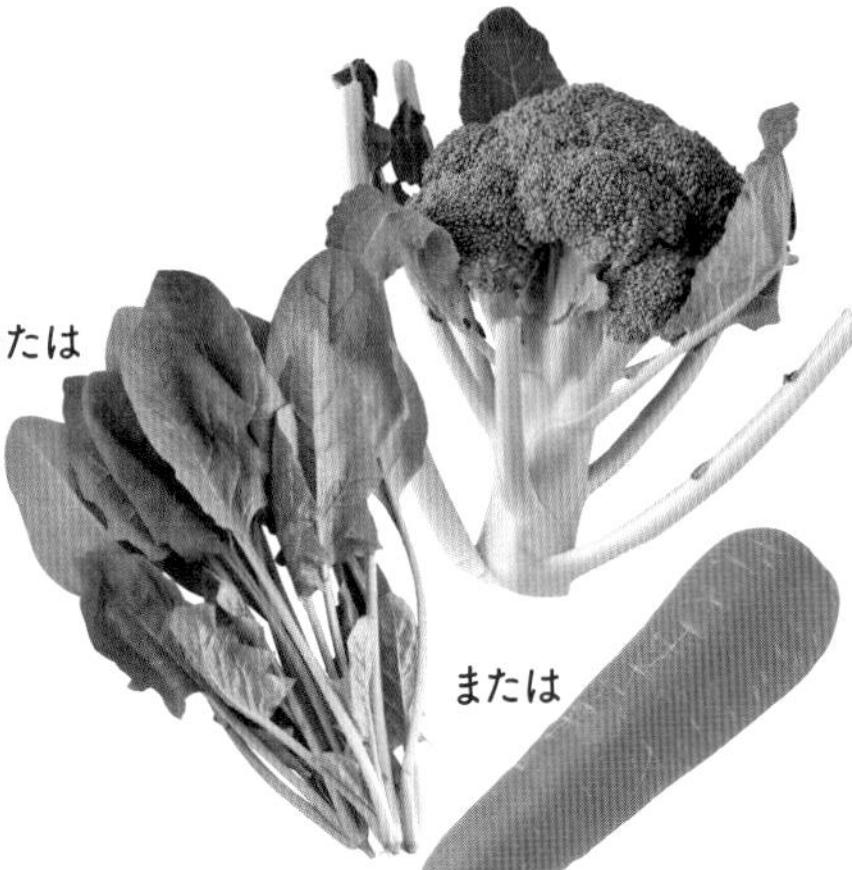

潰瘍で傷ついた部分の止血作用のあるビタミンKを含む食品との相乗効果。スープや煮込み料理にすると、汁に溶け出したビタミンも摂れる。

きゅうり

胡瓜・黄瓜

夏

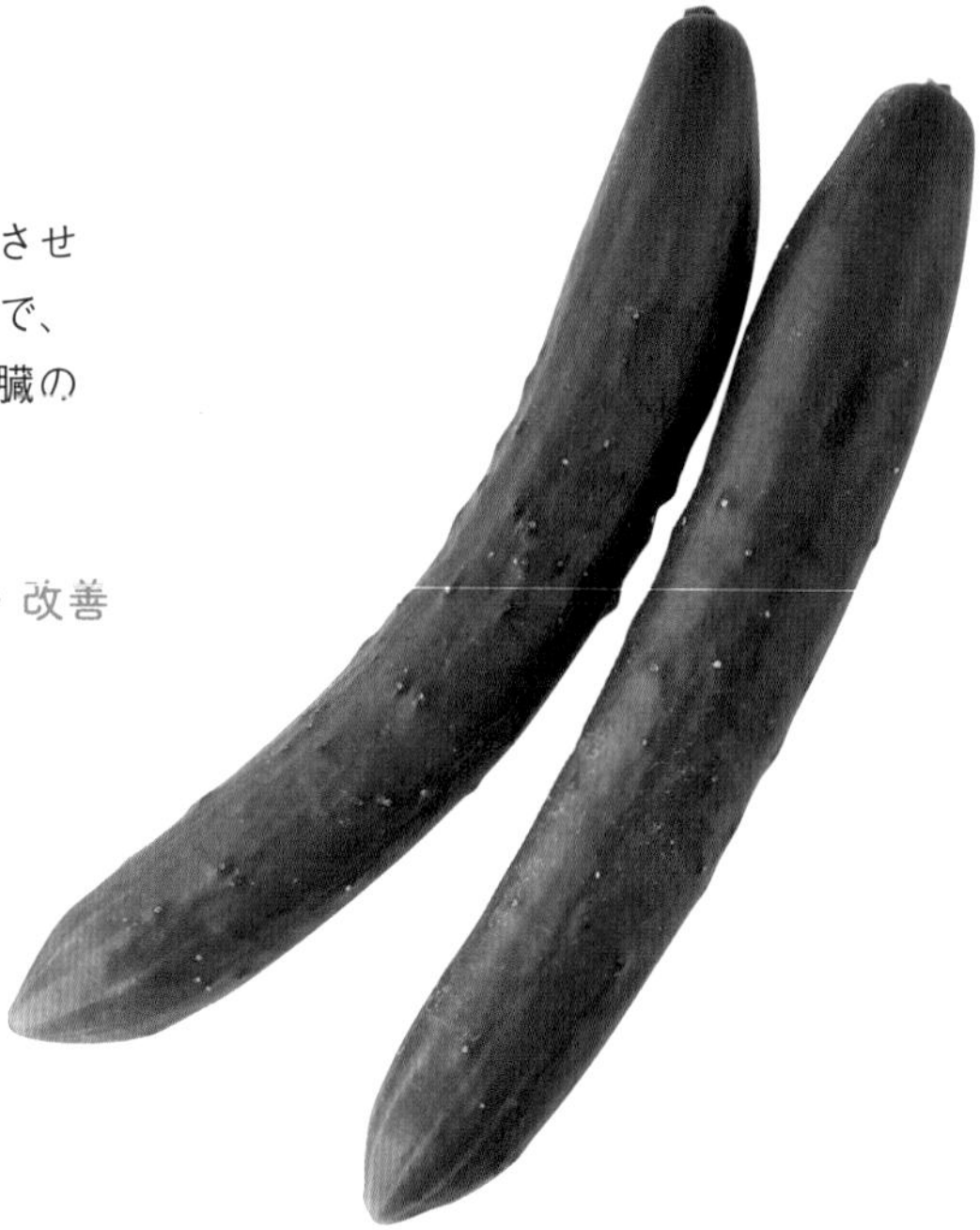

主な効用

ナトリウムを排出させるカリウムの作用で、利尿を促進し、腎臓の機能を助ける。

- がん予防
- 高血圧の予防・改善
- 疲労回復
- 腎臓疾患予防

主な栄養素

成分のほとんどを水分が占める。ビタミンC・K、葉酸などを微量に含む。

※可食部100g当たりの栄養素の量。カッコ内は成人女性の1日の推奨量または目安量で各年齢層別の最大値。

ビタミンC	● 14mg（100mg）
ビタミンK	●● 34μg（150μg）
カリウム	● 200mg（2,000mg）
銅	● 0.11mg（0.8mg）
糖質	1.9g

利尿作用でむくみ解消 腎機能をサポート

「黄瓜」が語源といわれ、完熟すると黄色くなるウリを緑の段階で収穫したもの。約96％が水分のため、みずみずしく、体を内側から冷やしてくれるので夏に摂りたい野菜のひとつ。

カリウムが比較的多く含まれています。カリウムには余分なナトリウムの一部を排出させるため、利尿作用や高血圧の改善に効果があるとされます。また、むくみや疲労解消にも。

最近では、皮の部分に含まれる、ウリ科植物特有の物質で苦味成分のククルビタシンに、腫瘍を壊す因子があると報告されました。

独特の青臭さの成分は「ピラジン」。血液をサラサラにし、血栓を防ぐ働きがあるともいわれています。

選び方

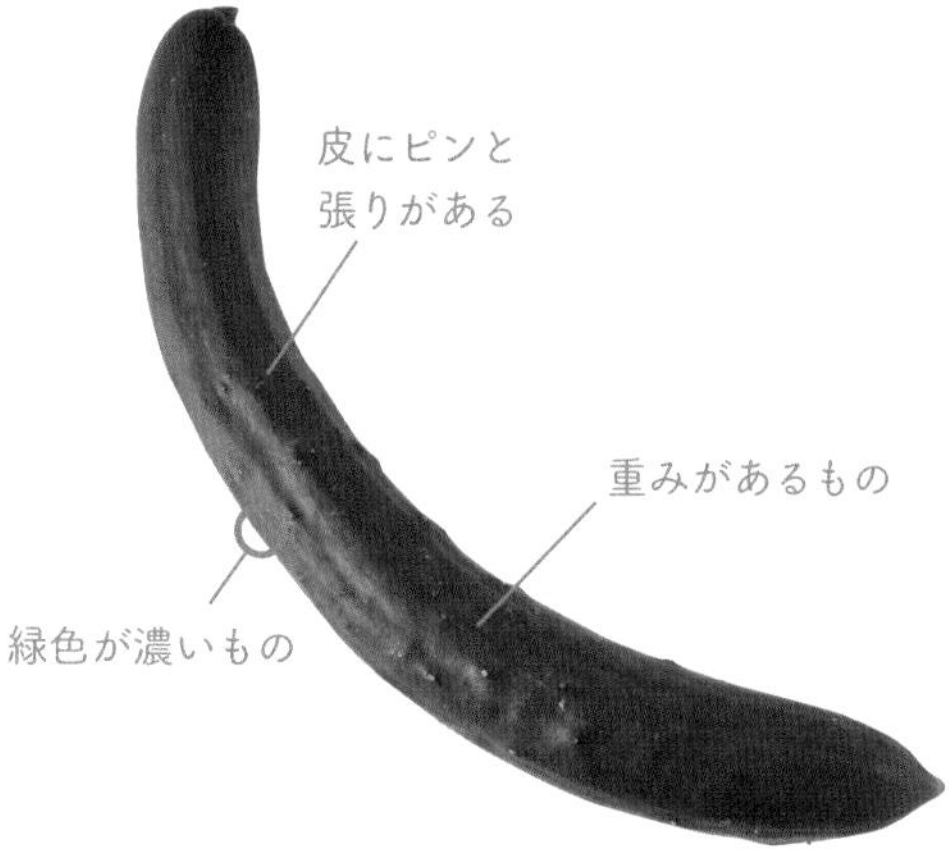
皮にピンと
張りがある
重みがあるもの
緑色が濃いもの

とげがある品種の場合は、とげが鋭くとがっていて、触るとチクチクするくらいのものを選ぶ。全体にハリがあり、緑色が濃いものを選んで。まっすぐなものをよく見かけますが、曲がっていても味は変わりません。

保存方法

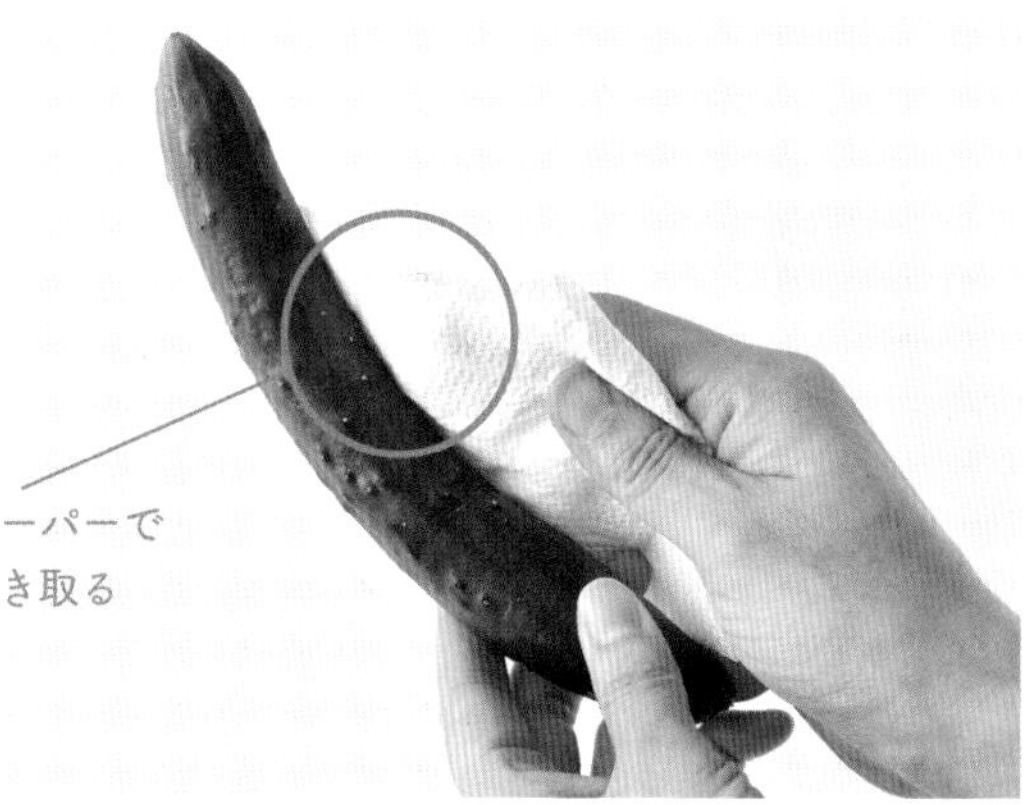
水気はペーパーで
丁寧に拭き取る

1本ずつ
ペーパータオルで
しっかりと包む
ペーパータオルのまま
立てて保存

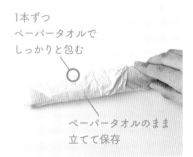

水分が高いため、冷蔵庫の温度が低すぎると痛みが早くなるので注意。

水気は大敵！
ペーパーに包んで保存

水気があると傷みやすいので、水気を拭いてからペーパータオルや新聞紙などで包み、冷蔵庫へ。切ったものは、ラップで包み、切り口を上にして立てて保存する。

洗い方

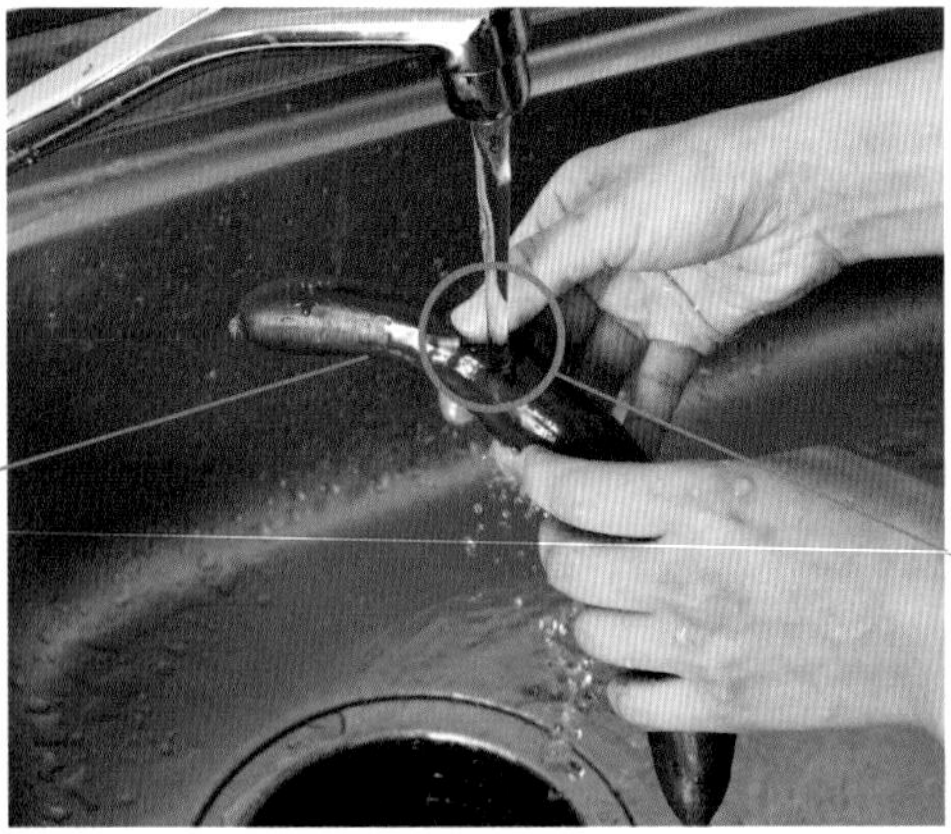
いぼのところは
土がつきやすい
手でこすりながら
流水で
しっかりと洗う

下処理・切り方

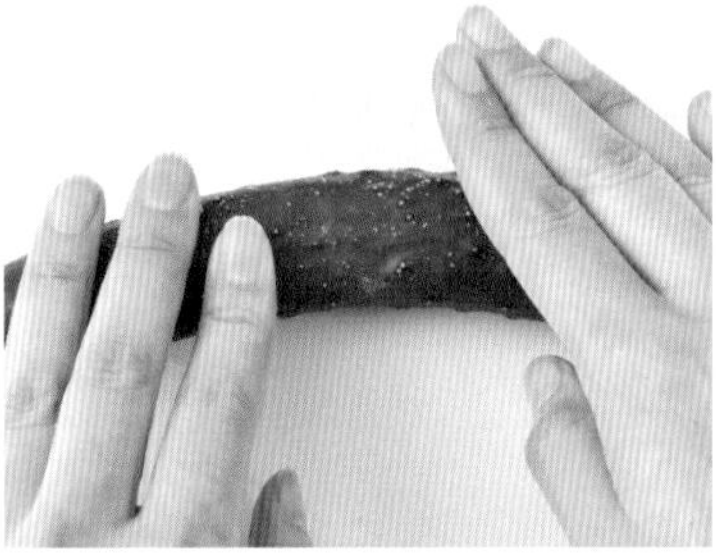

洗った後、板ずりしてからサッと水で洗う。
いぼが取れ、緑色が鮮やかに。

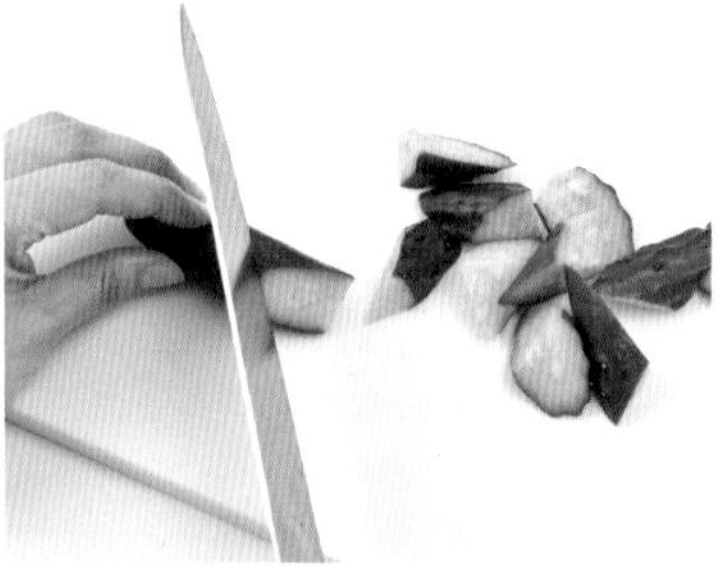

乱切りは、きゅうりを回しながら斜めに切る。
大きさをそろえるのがポイント。

まな板の上で塩を振り板ずりしてから切る

斜め薄切りは、斜めに切ることで食感がよくなるので、サラダにおすすめ。せん切りは、斜め薄切りにしてから切る。輪切りは、繊維を断つように直角に切る。

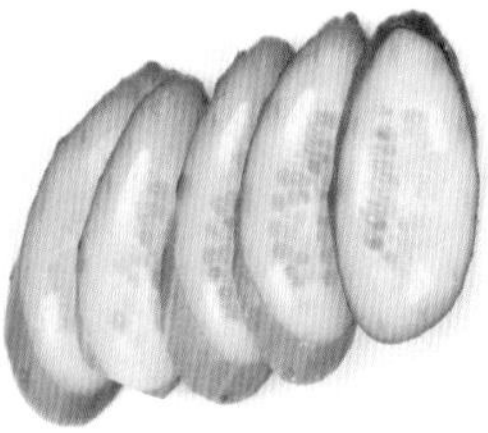

斜めに包丁を入れ、薄く斜め切る。数枚
ずらしながら重ねて切ると、せん切りに。

おすすめの組み合わせ

※1つの料理でなくても、1回の食事でとれたらOK。

ぬか漬けなら乳酸菌で疲労回復

ぬか漬けは、ぬかに含まれているビタミンB_1やB_6が、元来含まれていないきゅうりに浸透し、乳酸菌の効用も加わって疲労回復に効果を発揮。風味が生まれ、食欲が増進される。ただし、塩分には注意。

●わかめ、いか、たこ

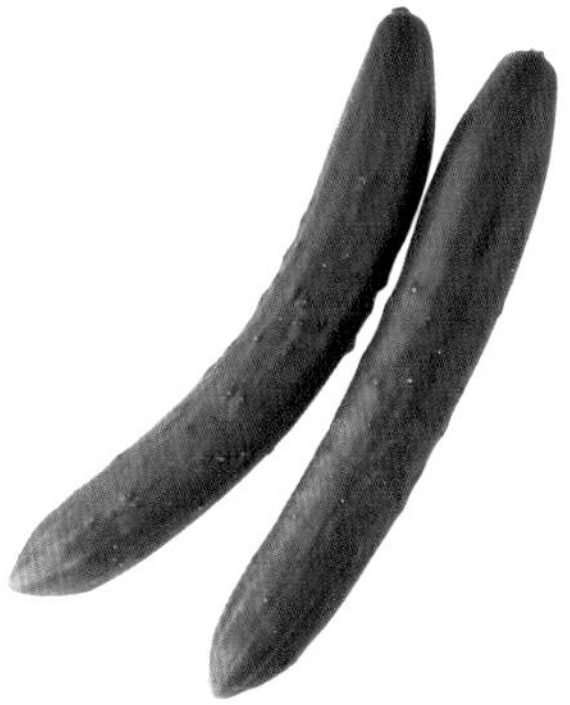

＋

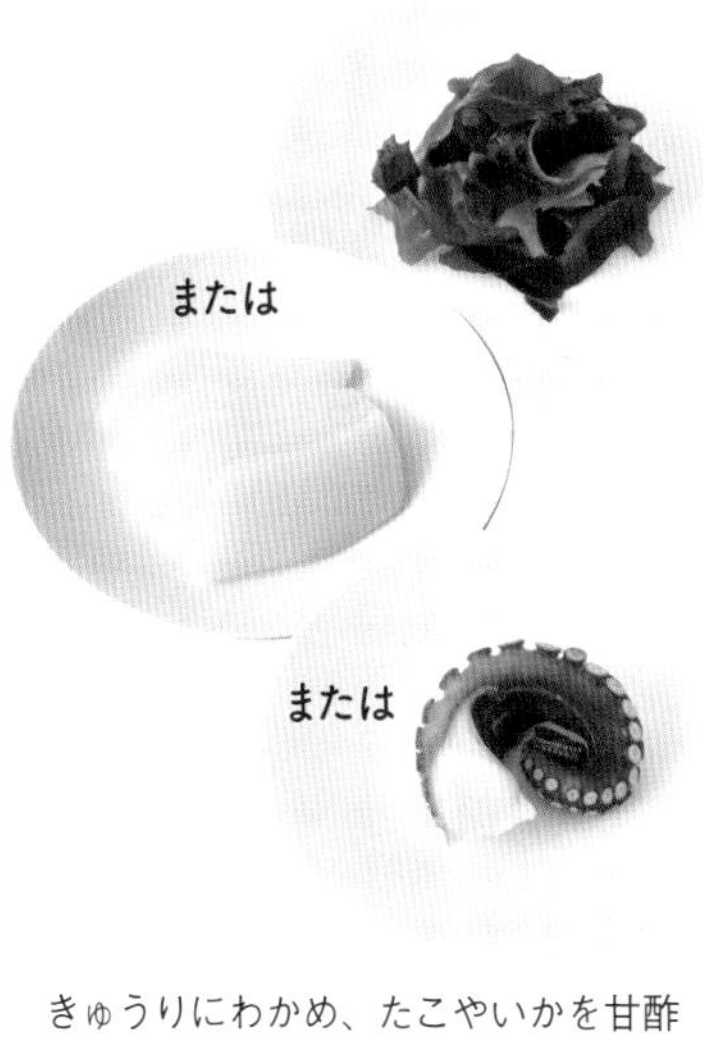

きゅうりにわかめ、たこやいかを甘酢あえや酢の物に。カリウムやマグネシウムなどのミネラルをバランスよく摂れる。がん予防や血液サラサラ効果。

●グレープフルーツ、キャベツ、酢

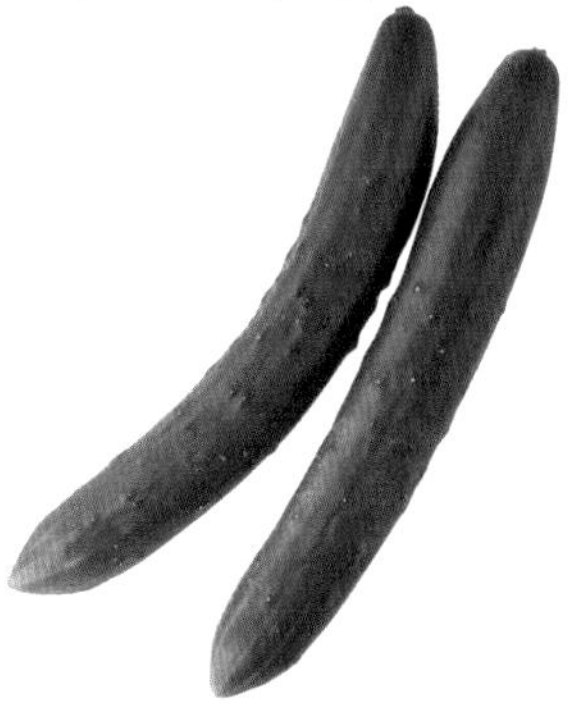

＋

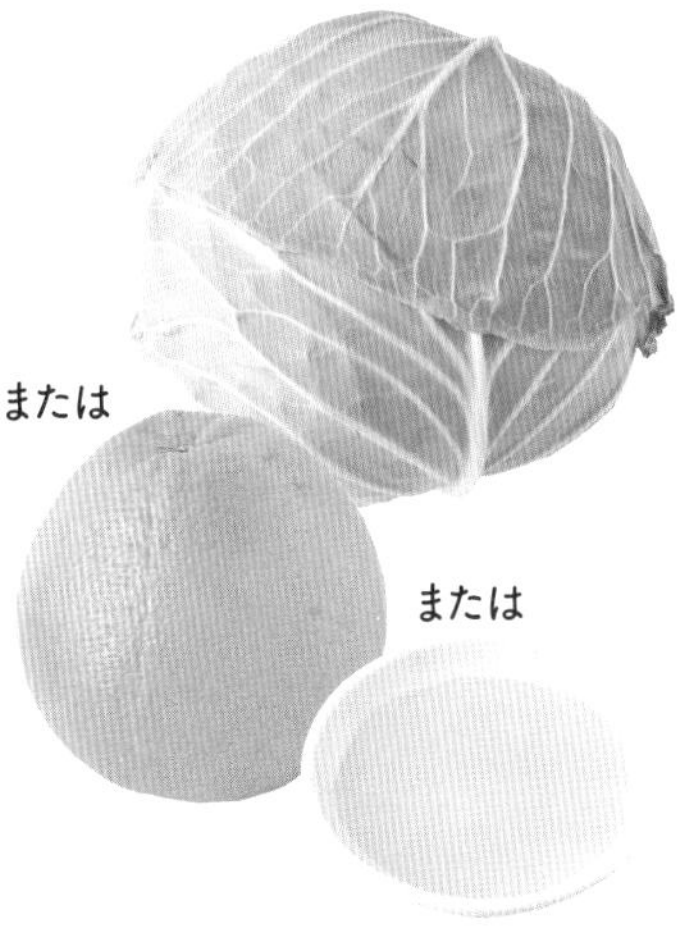

フルーツ入り野菜サラダに。きゅうりに含まれる酵素アスコルビナーゼは、ビタミンCを破壊してしまうので、酢を加えるとよい。

ゴーヤ（にがうり）

夏

主な効用

豊富なビタミンCと苦味成分の相乗作用により、がんや動脈硬化の予防、老化の抑制に。カリウムも多く、高血圧予防にも。

- がん予防
- 老化の抑制
- 動脈硬化の予防
- 夏バテの防止

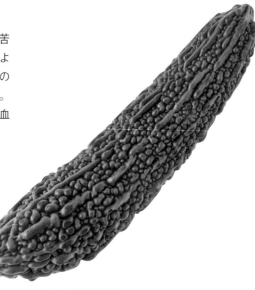

主な栄養素

ビタミンC含有量はピーマンとほぼ同等。苦味成分であるモモルディシンも含む。

ビタミンC	●●●●●●●●	76mg（100mg）
ビタミンE	●	0.8mg（6.0mg）
ビタミンK	●●●	41μg（150μg）
カリウム	●	260mg（2.000mg）
食物繊維	●	2.6g（18g）
糖質		1.3g

※可食部100g当たりの栄養素の量。カッコ内は成人女性の1日の推奨量または目安量で各年齢層別の最大値。ビタミンEはα-トコフェロールの含有量

苦味で食欲増進 夏バテ解消

原産は東南アジアで、古くから沖縄では「ゴーヤー」という名前で食べられてきた野菜。熟す前の未熟果を食べます。独特の苦みが魅力ですが、この苦味成分はフラボノイドの一種であるククルビタシン類。食欲をアップさせ、夏バテ解消に効果的です。

ビタミンCとカリウムが豊富。ビタミンCは代表的な抗酸化ビタミンで、苦味成分との相乗効果で、動脈硬化やがん予防に効果があるとされています。また、ストレスの軽減にも効果を発揮。カリウムは、ナトリウムの排出を促し、筋肉の収縮を調整します。

苦味が苦手な方は、塩もみしてサッと熱湯をかけましょう。ビタミンCは水溶性なので、食べる直前に。

選び方

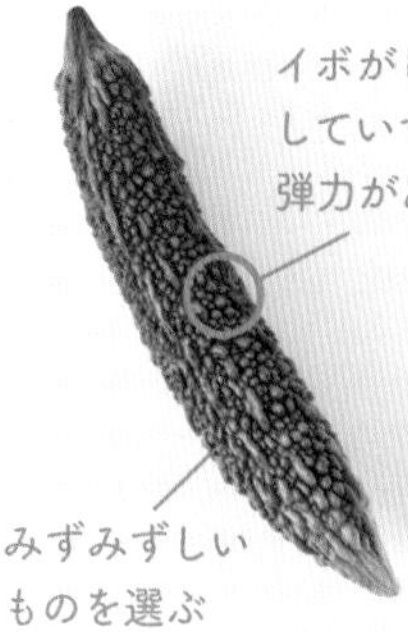
イボがしっかり
していて
弾力がある
みずみずしい
ものを選ぶ

重みのあるものを選ぶ。皮は濃い緑の方が味がよいとされるが、苦味もやや強い。

保存方法

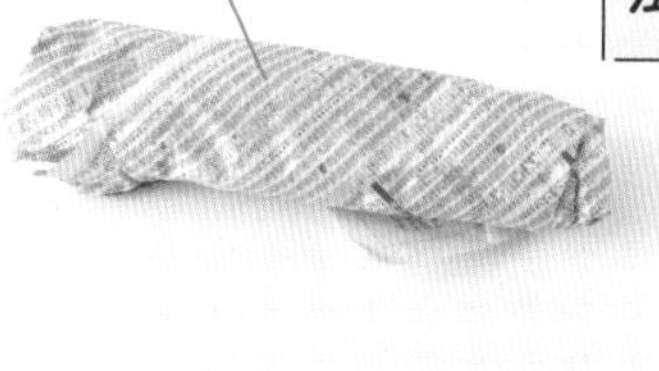
水気をよく拭き取り
新聞紙に包んでから冷蔵庫

種とわたから傷んでいくので、種とわたを取り除いてから、新聞紙に包んで。

おすすめの組み合わせ

※1つの料理でなくても、1回の食事でとれたらOK。

● カシューナッツ、ごま

● ビタミンEが豊富なカシューナッツやごまとあえると老化抑制や美容効果あり

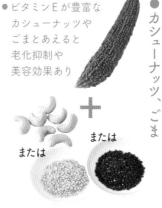

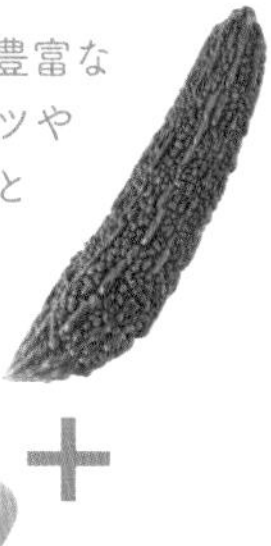

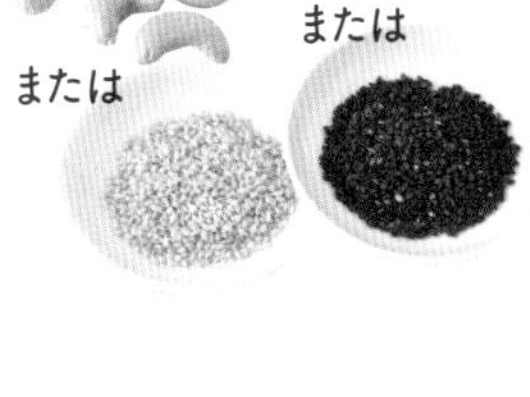
＋
または
または

下準備・切り方

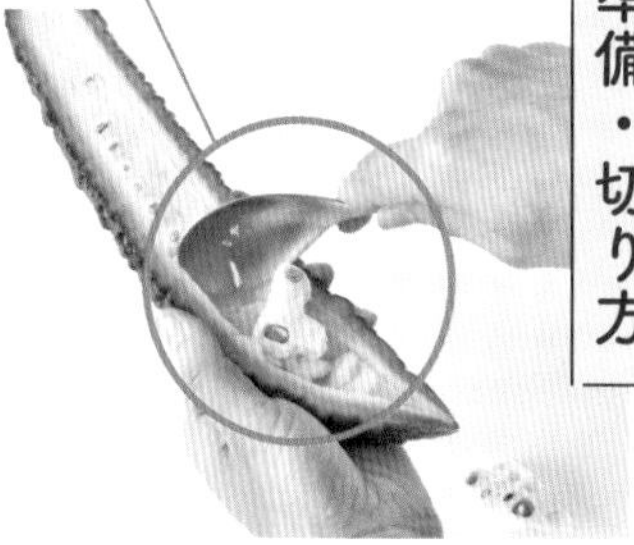
種とわたをスプーンなど
で取り除く

縦半分に切ってから、スプーンを使ってかきだすように、種とわたを取り除く。

↓

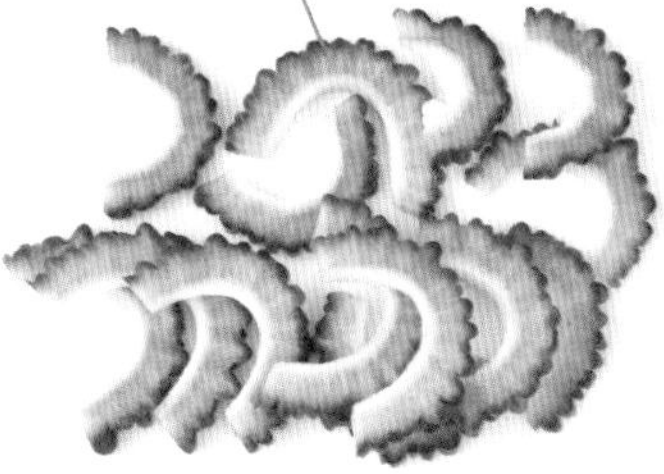
炒めものはやや厚めに
あえ物は薄めの半月型に

端を切り落とし、端から厚さを揃えて半月型に切る。料理によって厚さは調整。

↓

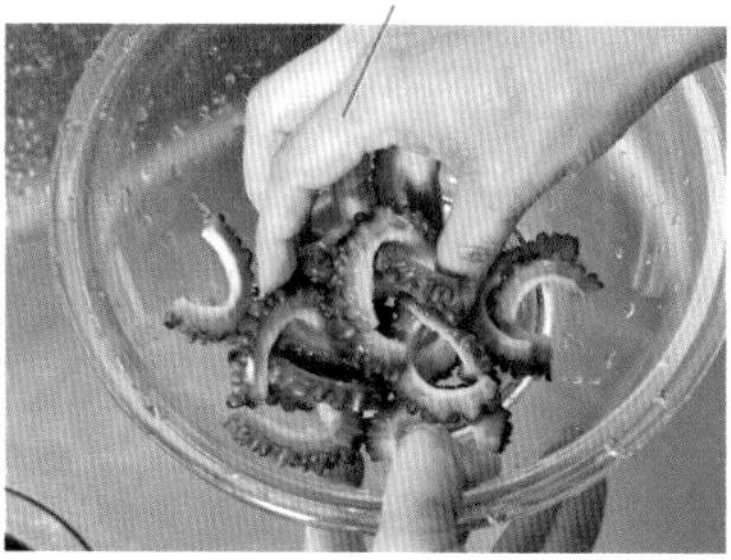
苦味を抑えたいときは
ボウルに入れ、塩でもむ

切ったゴーヤをボウルに入れ、塩もみする。しんなりしたら、水で洗う。

ごぼう

牛蒡

春

主な効用

水溶性食物繊維の効力で、コレステロールの抑制を防いで体外に排出、血糖値の上昇を抑制する。糖尿病の予防に。

- コレステロールの上昇抑制
- 糖尿病の予防
- 整腸作用
- がん予防

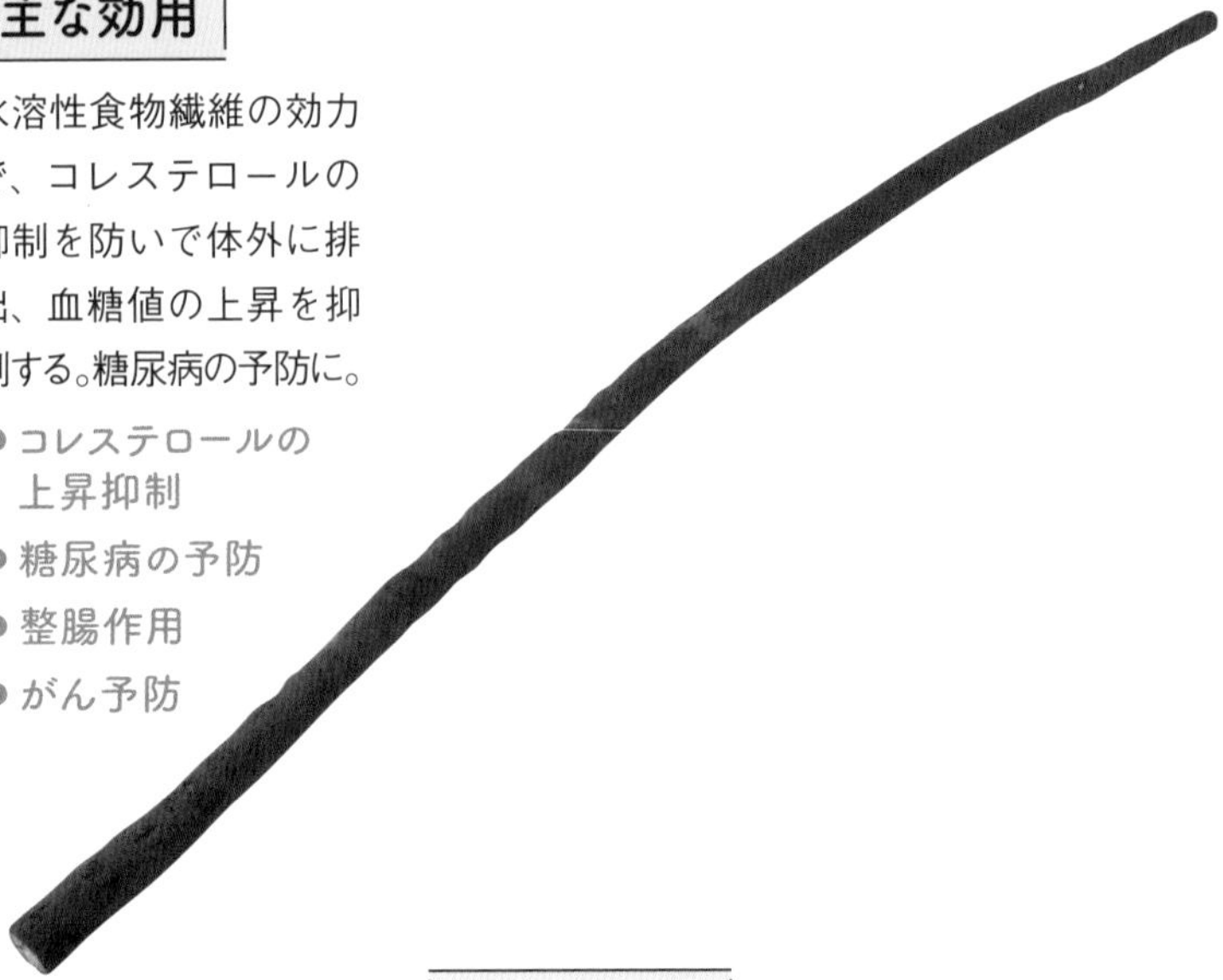

主な栄養素

食物繊維が豊富な野菜の代名詞。水溶性と不溶性の2種類の食物繊維をバランスよく含むのも特徴。

※可食部100g当たりの栄養素の量。カッコ内は成人女性の1日の推奨量または目安量で各年齢層別の最大値。

葉酸	●●●	68μg（240μg）
カリウム	●●	320mg（2,000mg）
カルシウム	●	46mg（650mg）
マグネシウム	●●	54mg（290mg）
食物繊維	●●●	5.7g（18g）
糖質		9.7g

水溶性・不溶性の両方の食物繊維が豊富

食物繊維が豊富な野菜の代表・ごぼう。野菜に含まれる食物繊維のほとんどは水に溶けない不溶性ですが、ごぼうは水溶性（イヌリン）と不溶性（リグニン）の食物繊維の含有量がともに野菜の中でトップクラス。イヌリンには、血糖値やコレステロールの上昇を抑制する働きがあります。またリグニンは、腸が波打つように動く蠕動運動《ぜんどううんどう》を活発にし、便秘解消や腸内環境を整える効果が。また、大腸がん予防にも有効といわれています。

アクの成分であるポリフェノールは、強い抗酸化作用があり、がんの予防や老化防止などが期待されています。近年の品種はアクが少ないので、水にさらす程度で大丈夫です。

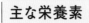

選び方

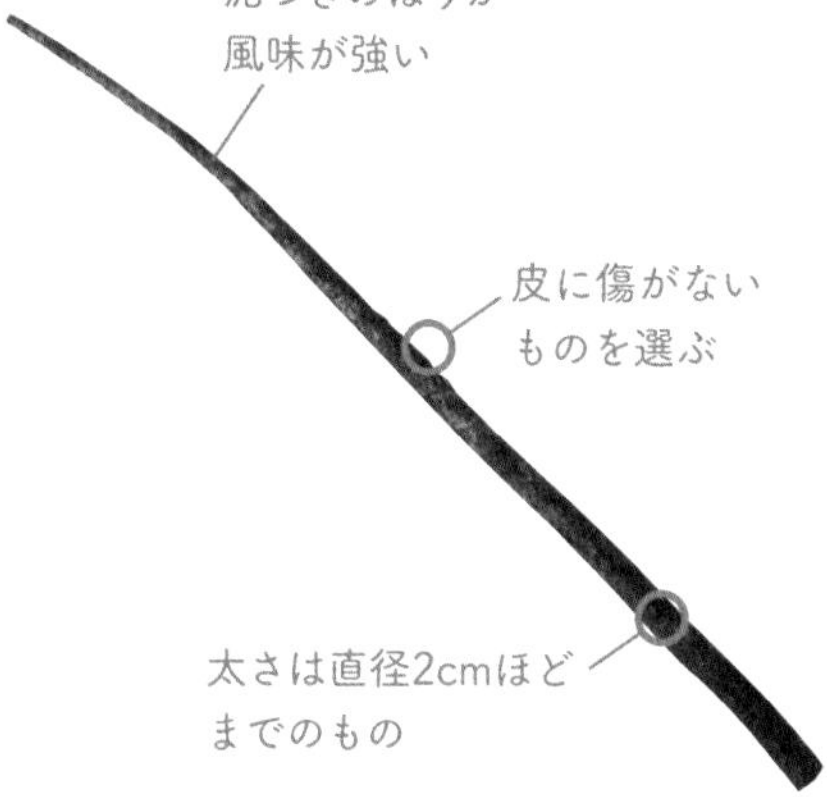
泥つきのほうが
風味が強い
皮に傷がない
ものを選ぶ
太さは直径2cmほど
までのもの

まっすぐで、太すぎないものを選ぶ。太くても直径2cmが目安。太すぎると「す」（空洞）が入っていることもある。泥つきの方が鮮度が保たれるため、日持ちして風味も強い。また、ひびが入っていないものを選ぶ。

保存方法

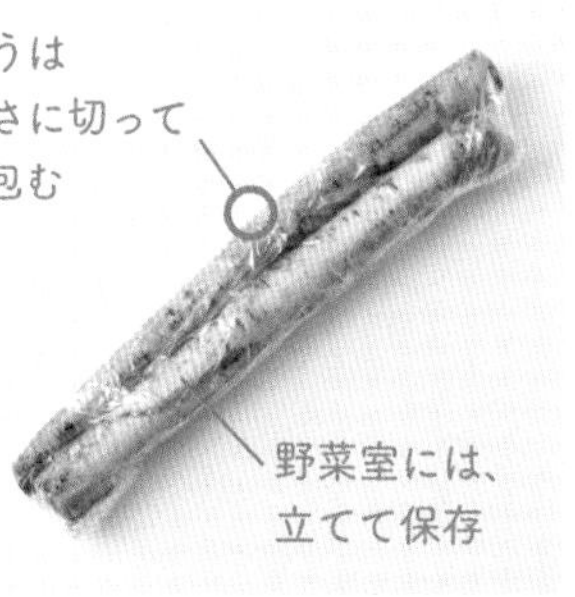
洗いごぼうは
適当な長さに切って
ラップに包む
野菜室には、
立てて保存

冷凍するなら切ってから保存バッグへ

土つきなら新聞紙に包んで冷暗所へ。洗いごぼうは、乾燥を防ぐためにラップに包んで野菜室に入れる。痛みやすいのでなるべく早く食べきって。ささがきにしてから冷凍しても。

土つきなら
新聞紙に包んで
冷暗所へ

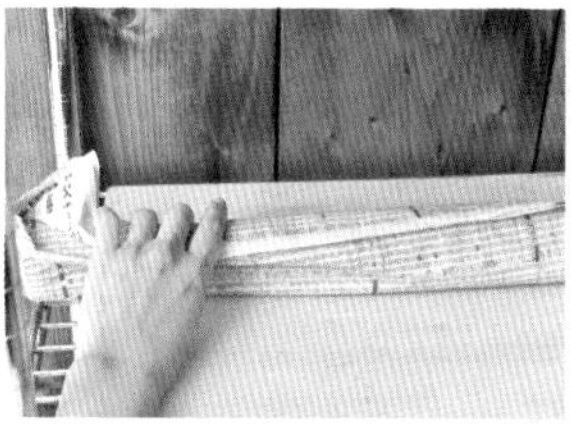

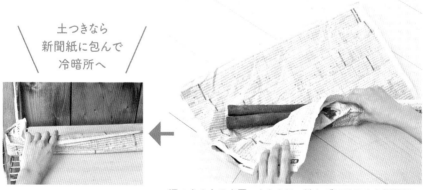

泥つきのものを買ったときは、洗わずにそのまま新聞紙に包んでから、冷暗所で保存する。

洗い方

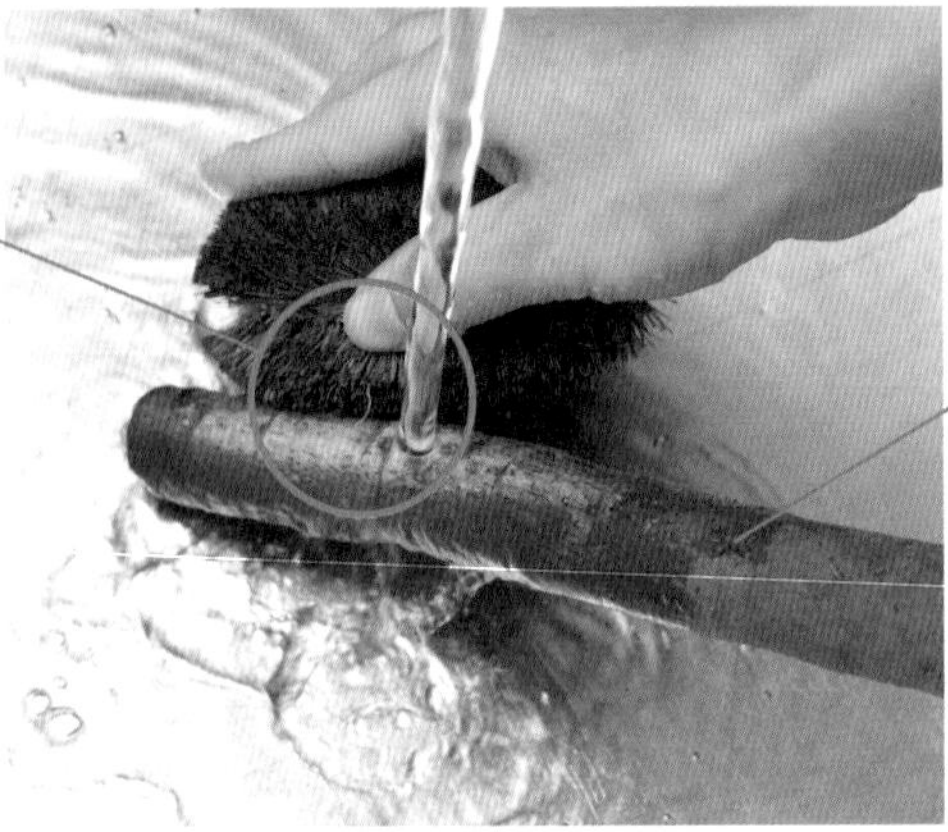
たわしを使って
流水で
土を洗い落とす
皮はむかずに
そのまま洗う

切り方・下処理

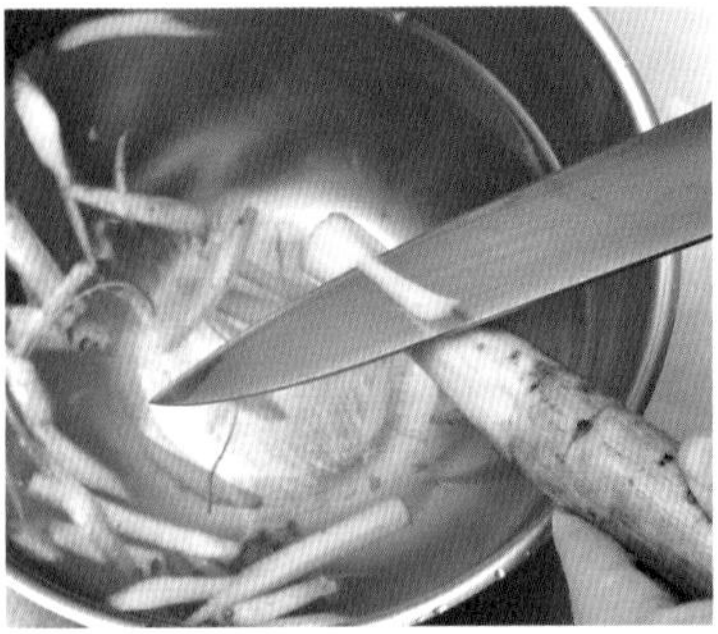

ボウルに水を溜め、鉛筆を削るようにささがきに切る。30秒くらい水にさらす。

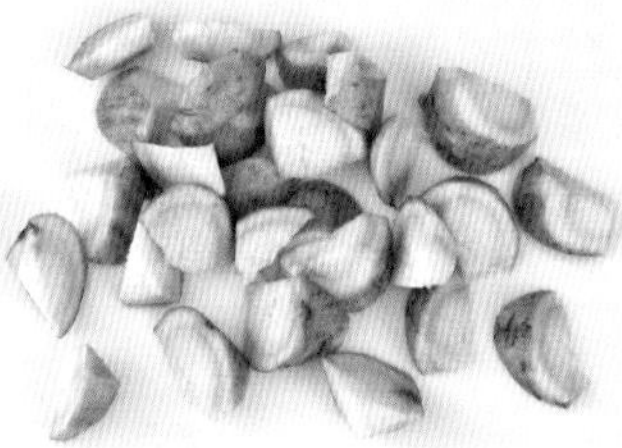

乱切り。皮は厚くむかずに、包丁の背でこそげる程度に。

うまみのある皮をむきすぎないのがポイント

ごぼうの香りやうまみは皮に含まれているので、皮はむかずに、包丁で表面をこそげ落とす程度にする。包丁を使ったささがきが苦手な人は、ピーラーを使ってもよい。

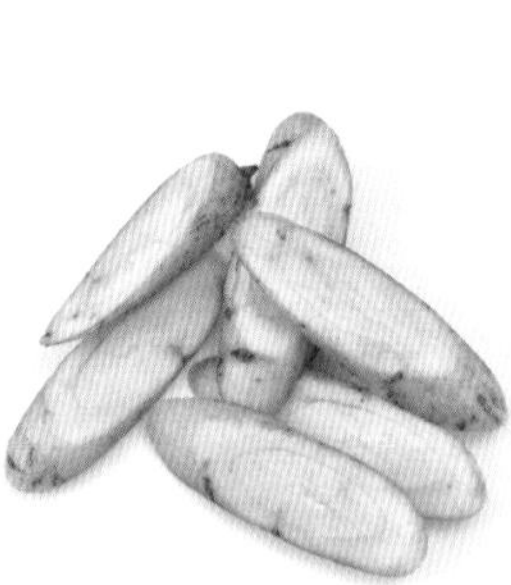

煮物などには味が含みやすい斜め切り。
切り口が大きくなるように、斜めに切る。

おすすめの組み合わせ

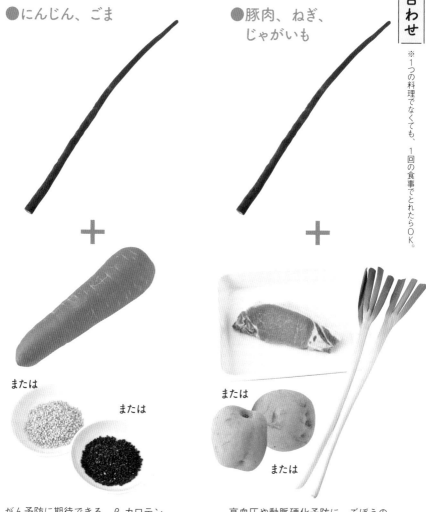

※1つの料理でなくても、1回の食事でとれたらOK。

ごぼうに不足している ビタミン類が豊富な 食材を合わせる

ごぼうはビタミン類全般が不足しているので、β-カロテンが豊富なにんじんや、ビタミンB_1に富む豚肉、ビタミンAたっぷりのうなぎを組み合わせて。「きんぴらごぼう」や「たたきごぼう」「豚汁」などは、栄養価が理想的。

●にんじん、ごま

＋

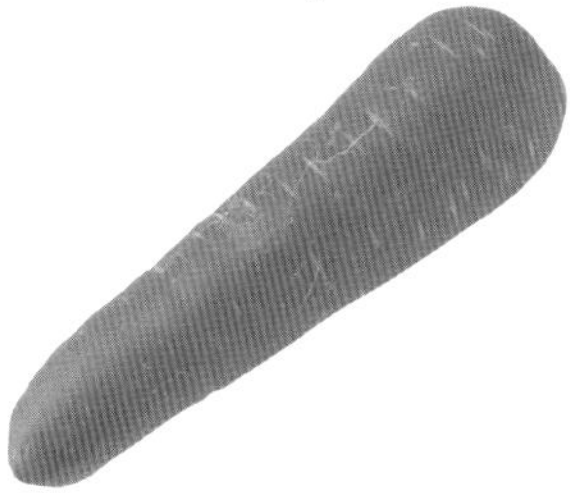

または

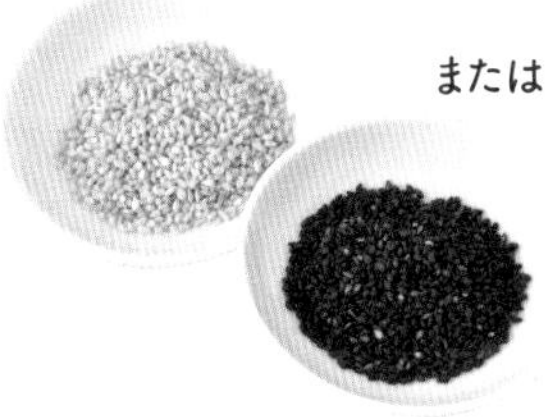

または

がん予防に期待できる。β-カロテンたっぷりのにんじんと合わせて、きんぴらごぼうに。カルシウムが多いごまを振りかけることで効果アップ。

●豚肉、ねぎ、じゃがいも

＋

または

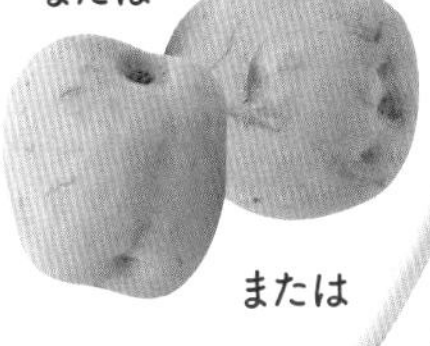

または

高血圧や動脈硬化予防に。ごぼうの香りが、ビタミンB_1を多く含む豚肉の風味を引き立てるので、ねぎやじゃがいもなどと豚汁にすると最適。

こまつな

小松菜

春

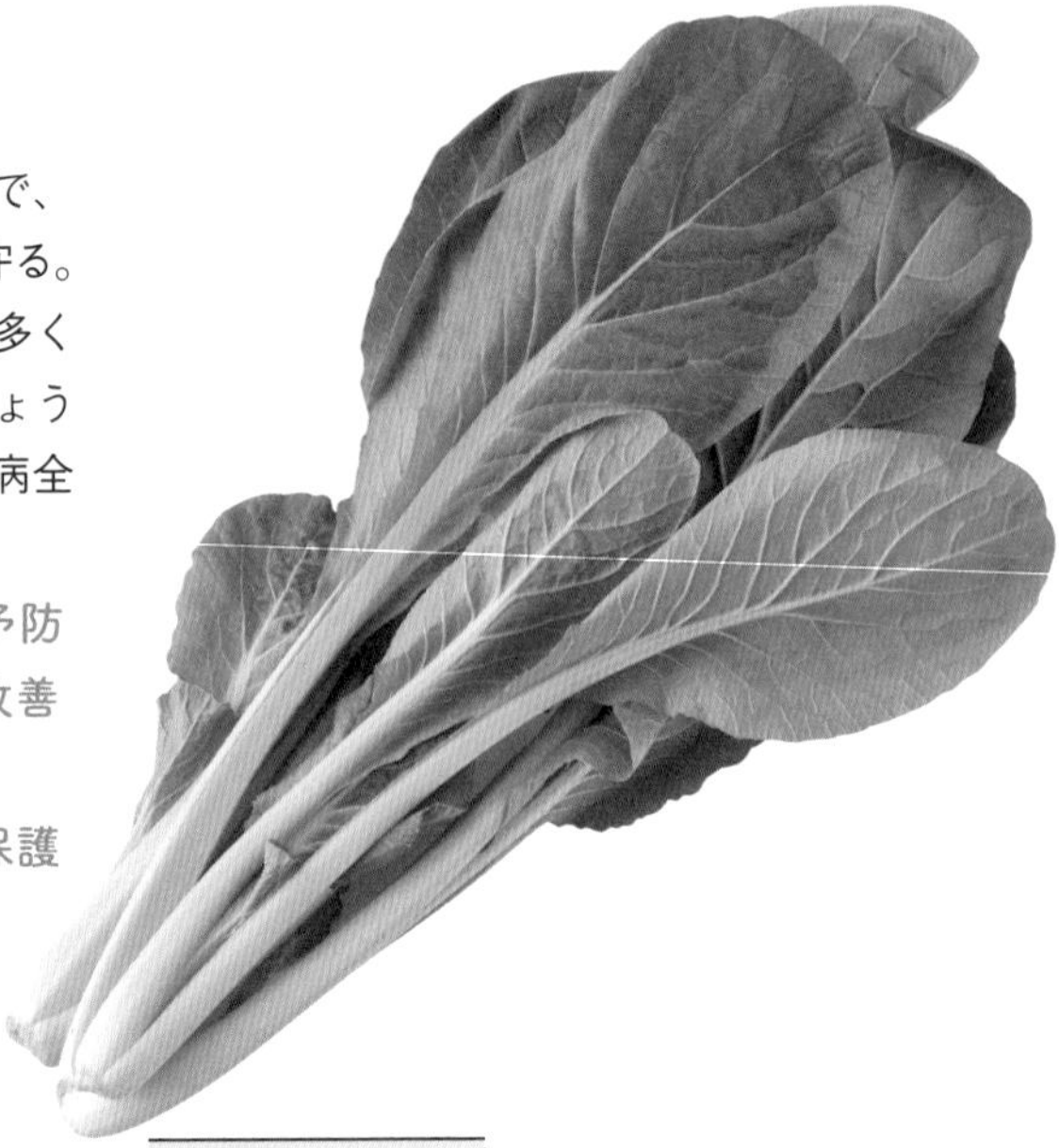

主な効用

ビタミンAの働きで、目や皮膚の健康を守る。カルシウムや鉄を多く含むので、骨粗しょう症や貧血など婦人病全般の予防に。

- 骨粗しょう症の予防
- 貧血の予防・改善
- がん予防
- 皮膚・粘膜の保護

主な栄養素

β-カロテン、ビタミンCだけでなく、ミネラルも多い、栄養価の高い緑黄色野菜。

ビタミンA	●●●●	260μg（700μg）
ビタミンC	●●●●	39mg（100mg）
カリウム	●●●	500mg（2,000mg）
カルシウム	●●●	170mg（650mg）
鉄	●●●	2.8mg（10.5mg）
糖質		0.5g

※可食部100g当たりの栄養素の量。カッコ内は成人女性の1日の推奨量または目安量で各年齢層別の最大値。ビタミンAはカロテンのレチノール活性当量

カルシウムや鉄が豊富 婦人病全般を防ぐ

ハウス栽培が盛んで1年中流通されていますが、旬の中心は冬。寒さに強い緑黄色野菜です。

中国原産で、江戸時代に小松川（現在の東京都江戸川区周辺）で栽培されていたことから「コマツナ」と名付けられたといわれています。

体内に吸収されるとビタミンAに変化する、β-カロテンが豊富。ビタミンAは、目や皮膚、粘膜を保護し、免疫力低下による風邪などから守ってくれます。カルシウムはほうれんそうの3倍以上、鉄分はほうれんそうとほぼ同等に多く含みます。カルシウムや鉄は血液や骨の形成に欠かせない栄養素。骨の形成に必要とされるビタミンKも多く含まれています。

選び方

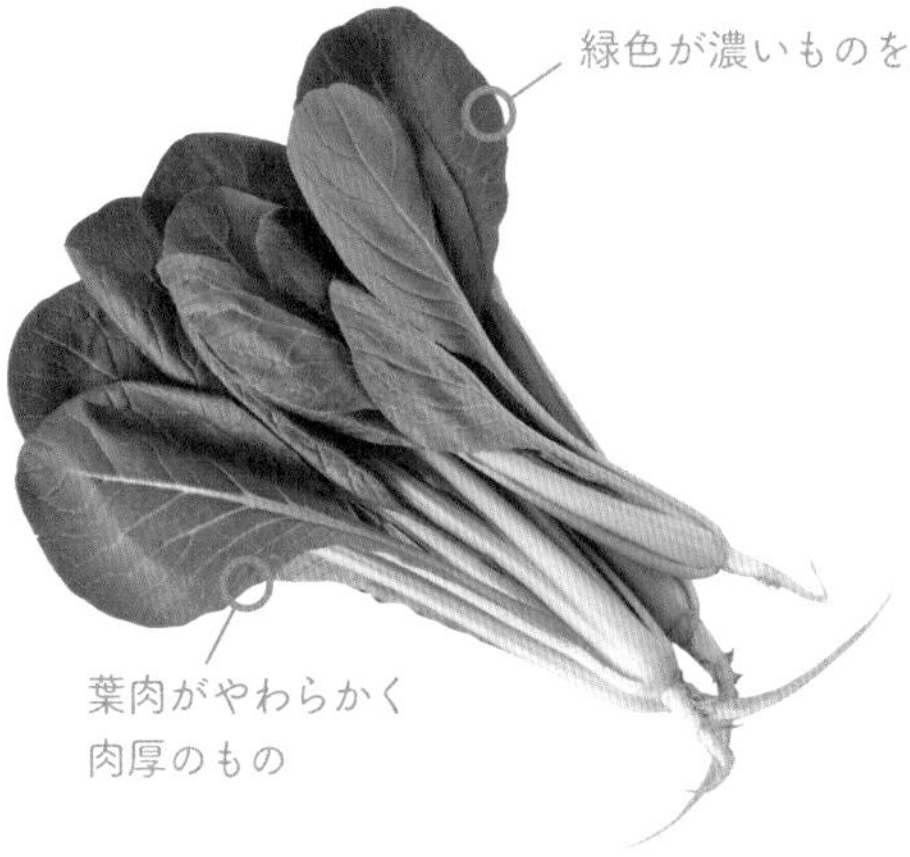
緑色が濃いものを選ぶ
葉肉がやわらかく
肉厚のもの

葉の緑色が濃く、葉先までピンとしていてみずみずしいものを選ぶ。茎は、張りがあるものが新鮮。葉は、やわらかそうなものを選ぶ。葉脈が発達しすぎていると、歯ざわりが悪いので避ける。

保存方法

ぬれた新聞紙で包んでポリ袋へ

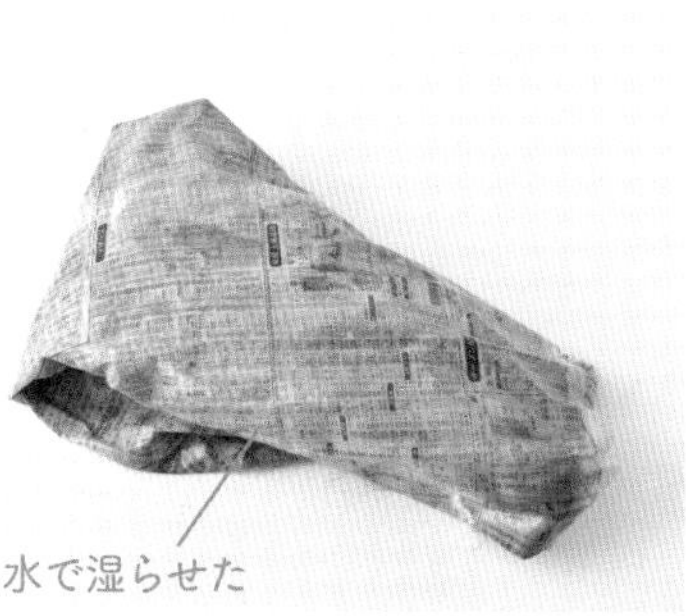
水で湿らせた
新聞紙で包む

水で湿らせた新聞紙で全体を包み、ポリ袋に入れる。鮮度が落ちやすいので、早めに食べること。すぐに食べ切れない場合は、軽くゆでてから、冷蔵か冷凍保存しても。

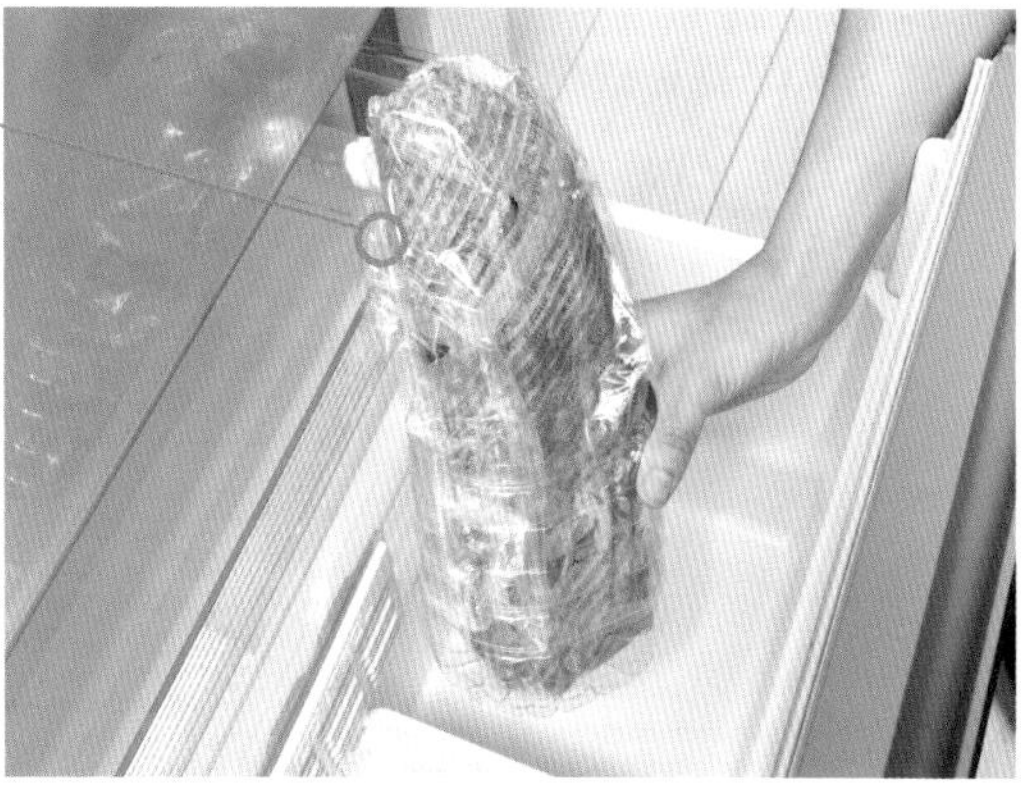
ポリ袋に入れる
ポリ袋に入れ、
カットしたペットボトルに
縦に立てて保存

ポリ袋に入れたものを、野菜室に立てて保存する。ペットボトルをカットしたものを使うと便利。

洗い方

根元を開きながら流水で土を落とす

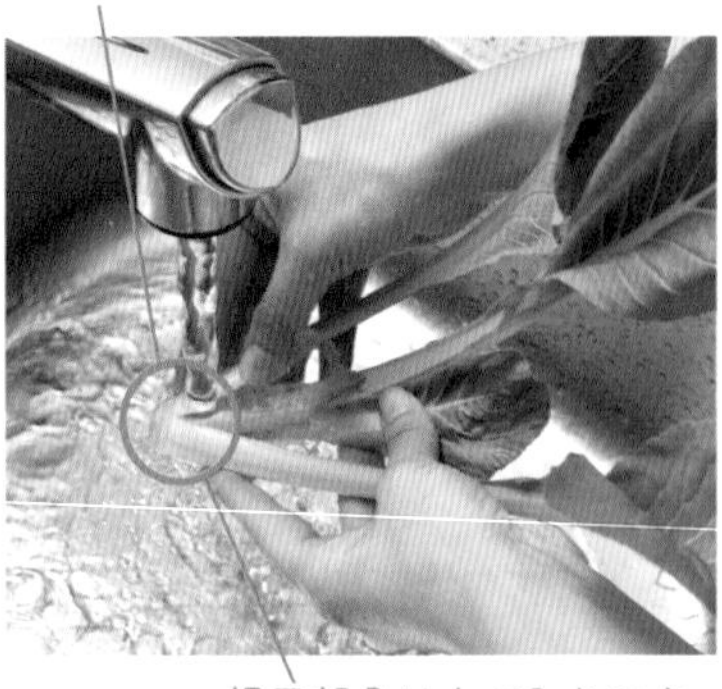

根元部分は土が入りやすいので
しっかりと洗う

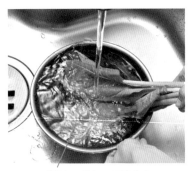

葉は、ボウルで流水を
当てながらふり洗い

ゆで方

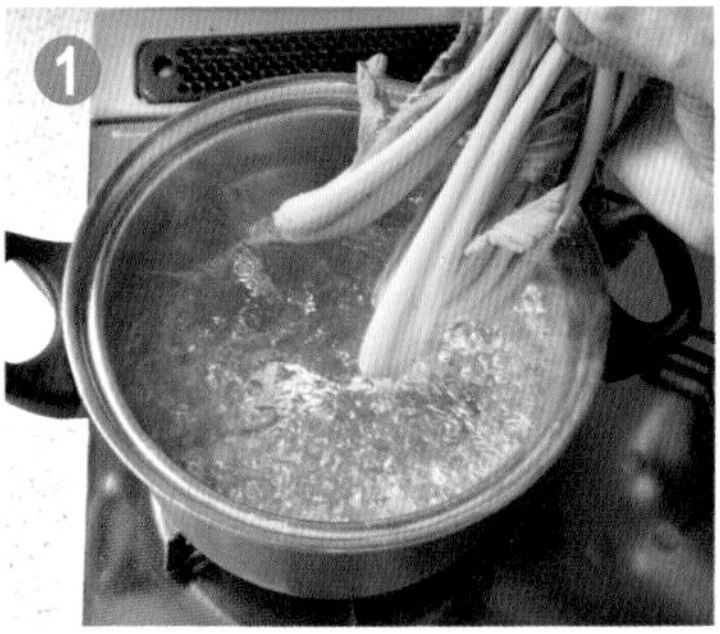

湯に塩を入れ（1リットルの湯に小さじ1）、
葉を持って根元を約15秒ゆでる。

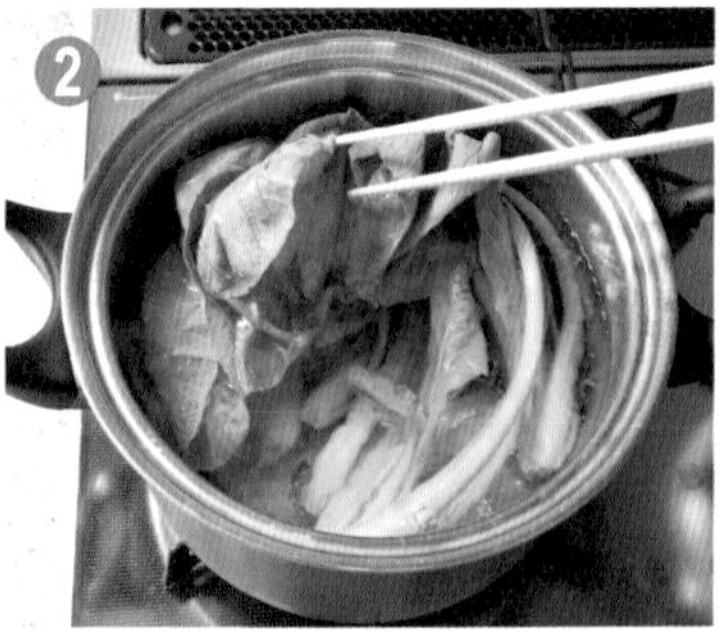

茎が曲がるようになったら、菜箸で葉も入れ、
軽く混ぜながら約30秒ゆでる。

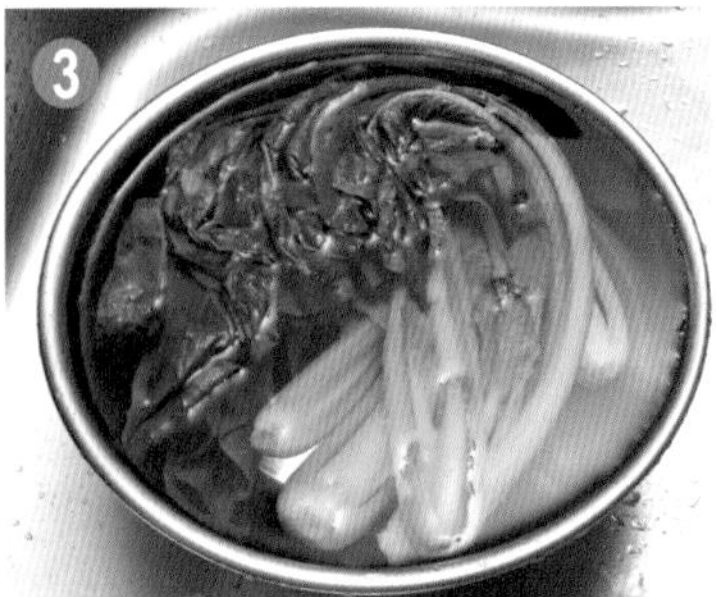

ボウルに冷水を入れておく。ゆであがったら素早く冷やし、すぐに軽く絞る。

ゆであがったら色止めのためすぐに冷水にとる

こまつなはアクが少ないので、下ゆでの必要なし。茎と葉で火の通り方が違うので、茎の根元から湯につける。ゆであがったらすぐに冷水にとり、冷めたらすぐに根元をそろえて引き上げ、軽く絞る。

おすすめの組み合わせ

※1つの料理でなくても、1回の食事でとれたらOK。

油で調理して β-カロテンの吸収率アップ

β-カロテンは、油と一緒に摂取すると吸収率が高まる。下ゆでせずに、そのままごま油などで炒めてもおいしい。油揚げを加えて煮浸しにすると、ビタミンやミネラルをより摂ることができる。

●えのきだけ、しめじ

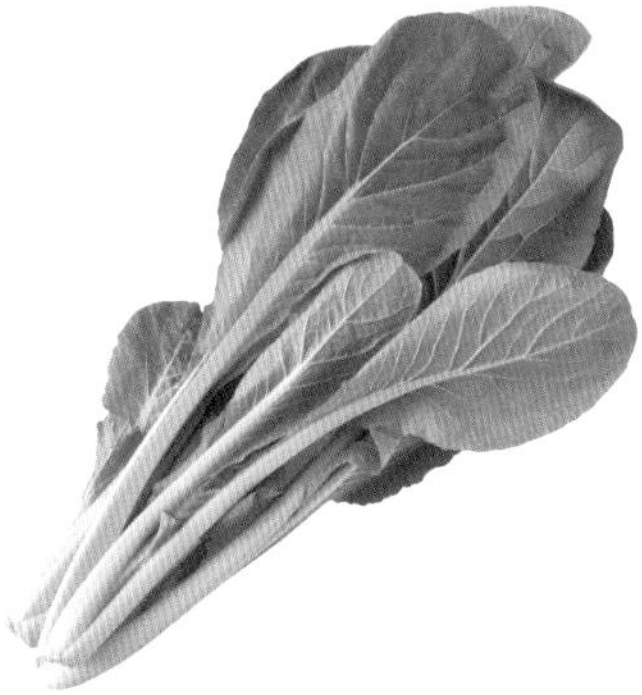

＋

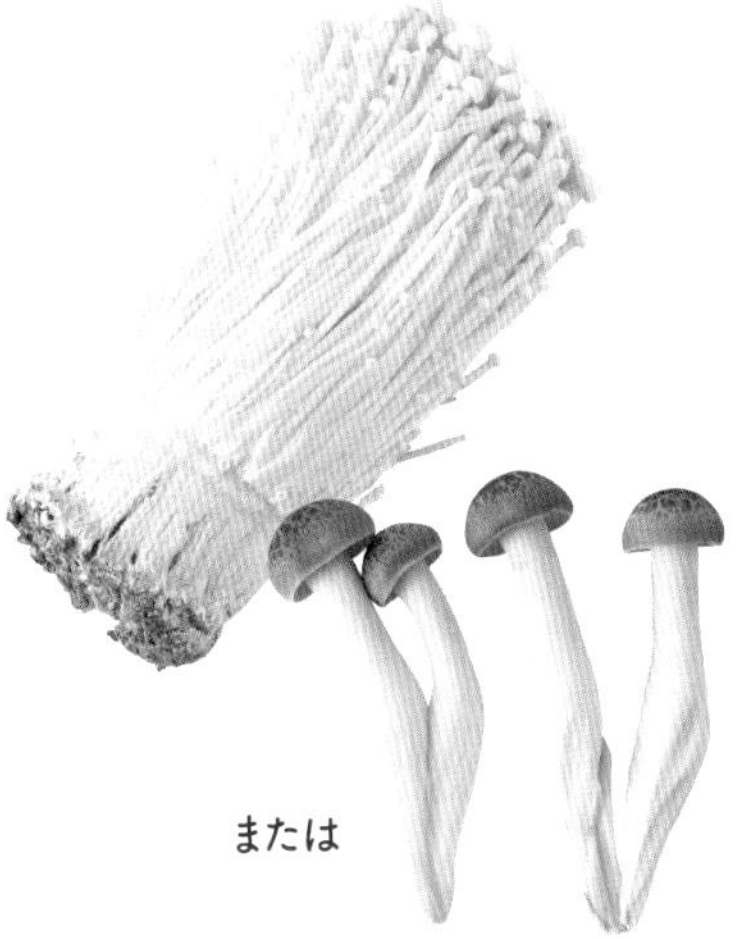

がん予防に期待。ビタミンやミネラルを豊富に含んでいるえのきだけやしめじと煮浸しにしたり、そのまま炒めてもおいしい。

●牛乳、しらす

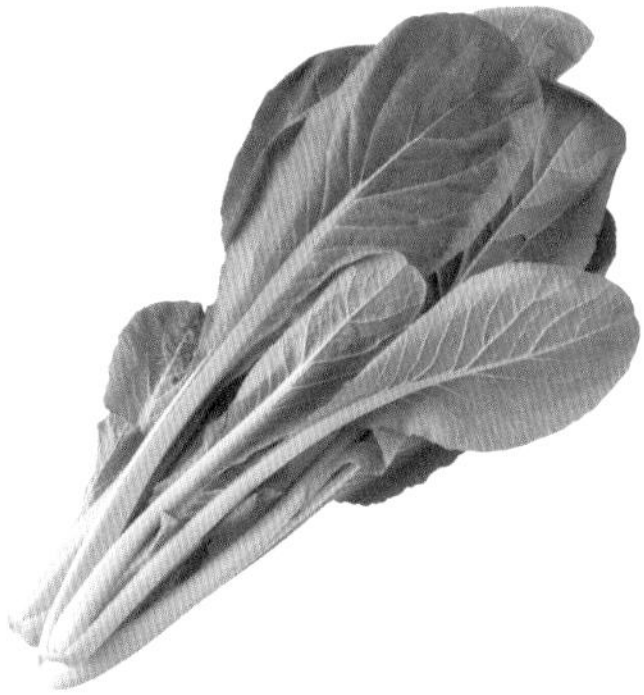

＋

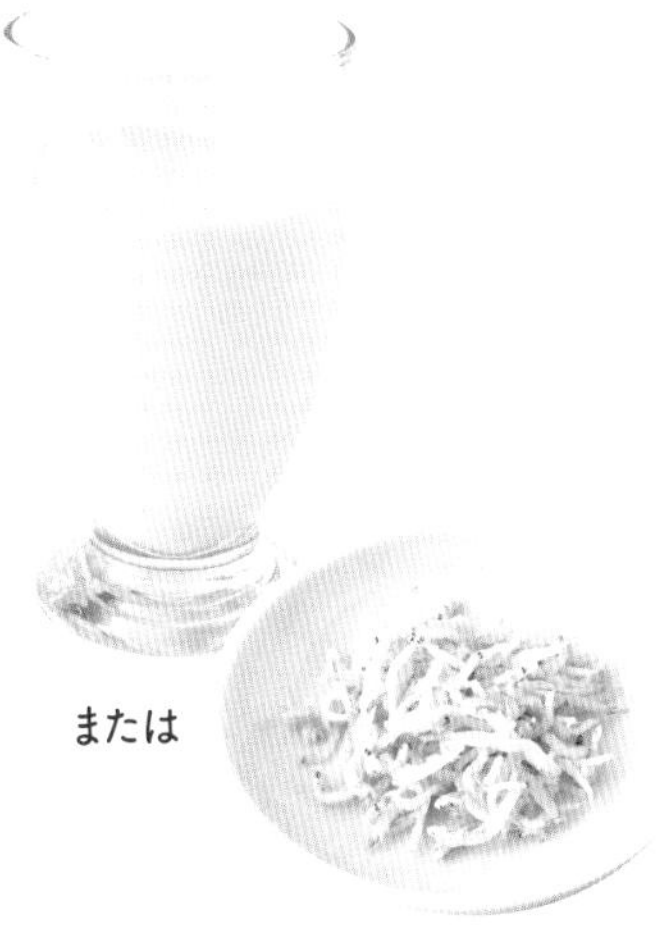

骨粗しょう症予防に。こまつなはカルシウムが豊富ですが、牛乳やしらすと合わせることで、より効率的にカルシウムを摂取可能。おひたしに。

さつまいも

薩摩芋

秋

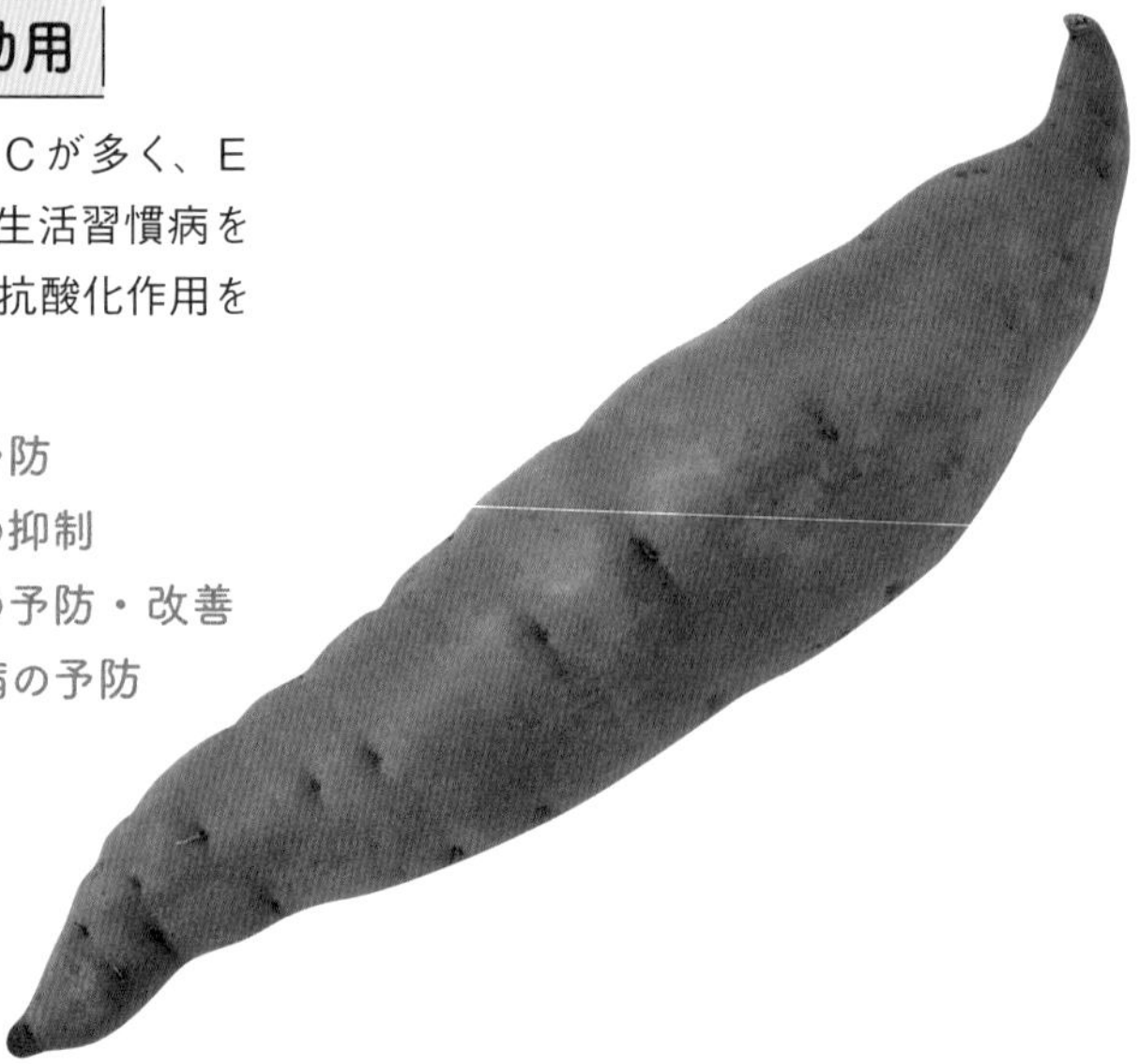

主な効用

ビタミンCが多く、Eとともに生活習慣病を予防する抗酸化作用をもつ。

- がん予防
- 老化の抑制
- 便秘の予防・改善
- 糖尿病の予防

主な栄養素

下記は皮をむいたときの数値。炭水化物が主成分。主食にしても十分なエネルギーをもつ。

※可食部100g当たりの栄養素の量。カッコ内は成人女性の1日の推奨量または目安量で各年齢層別の最大値。ビタミンEはα-トコフェロールの含有量

ビタミンB_1	●	0.11mg（1.1mg）
ビタミンC	●●●	29mg（100mg）
ビタミンE	●●	1.5mg（6.0mg）
カリウム	●●	480mg（2,000mg）
食物繊維	●	2.2g（18g）
糖質		29.7g

アンチエイジングや美容食に最適

中央アメリカ原産で、日本では江戸時代に薩摩国（現在の鹿児島県）から全国に伝わったため「さつまいも」と呼ばれるように。主流は、赤紫の皮と黄色の果肉の「紅あずま」のほか、「鳴門金時」などのホクホクした食感の品種だけでなく、白肉種の「黄金千貫」や、ねっとりした食感の「安納芋」などさまざまな品種があります。

紫色の品種の紫色は、ポリフェノールの一種であるアントシアニン。抗酸化作用があり、がん予防に効果があります。

主な成分は炭水化物で、エネルギー源となる成分はでんぷん、甘味成分のしょ糖も含まれています。食物繊維が豊富で、便秘予防に効果があります。

選び方

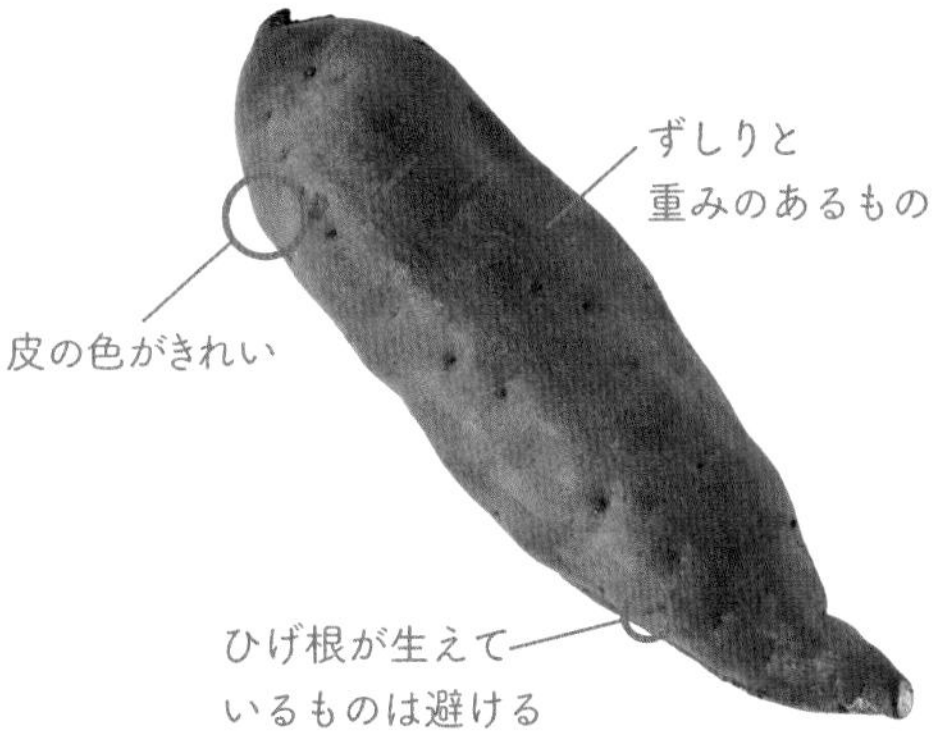
ずしりと
重みのあるもの
皮の色がきれい
ひげ根が生えて
いるものは避ける

皮の色が鮮やかで、表面に傷がなくてなめらかなものを選ぶ。黒ずみがないものがよい。ひげ根が生えているものは、繊維が多く筋張っている場合が多いので、ひげ根が多いものは避ける。

さつまいもを手に
持ってずっしりと
重みのあるものを選ぶ

保存方法

乾燥と低温に弱いので冷暗所へ

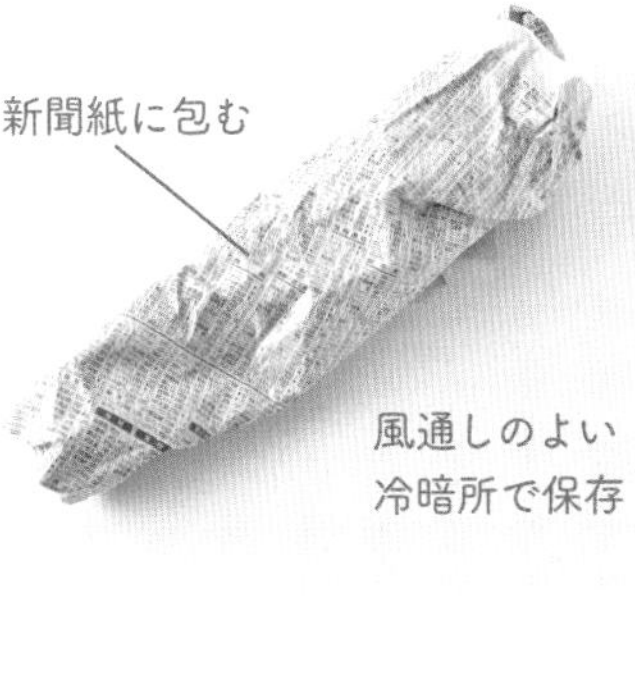
新聞紙に包む
風通しのよい
冷暗所で保存

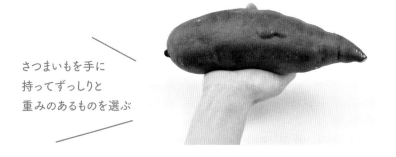

少量なら新聞紙に包んで冷暗所へ。ダンボールに入れて、冷暗所で保存。低温障害を起こすので、冷蔵庫は避ける。切ったものは、ラップに包んで野菜室へ。

洗い方

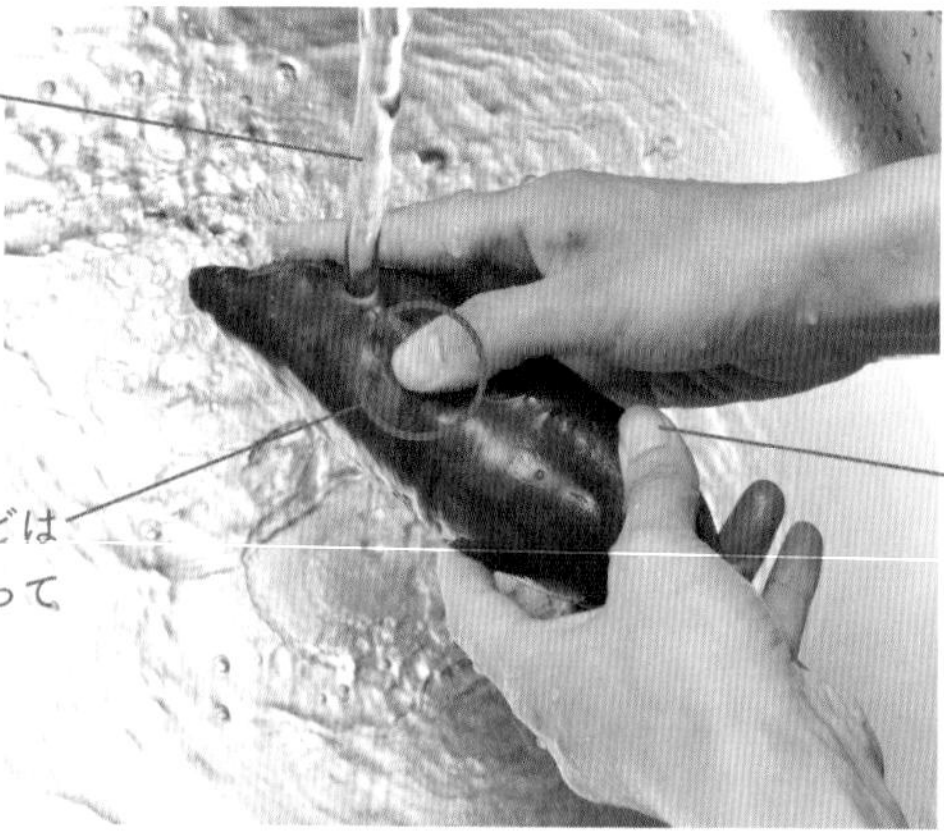
流水で洗う
たわしは使わない
くぼみなどは
指でこすって
洗う

切り方

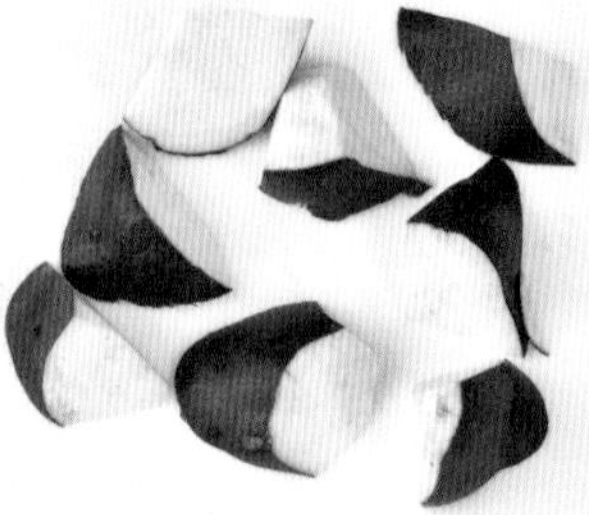

回しながらななめに切る乱切り。断面が大きくなるので火が通りやすい。

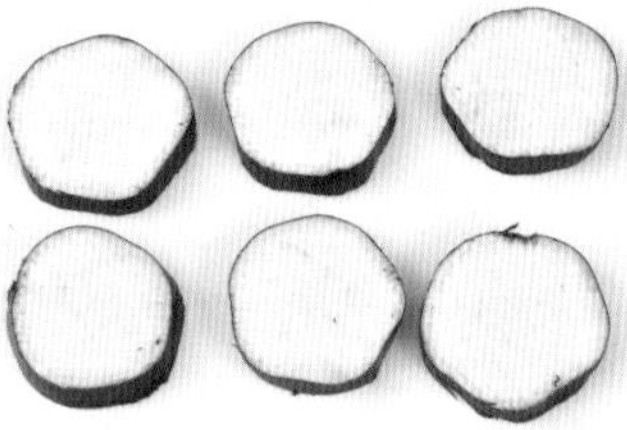

輪切りは、横にして置き、端から料理に合わせた厚さに切る。煮物は厚めに。

アクが強いので
すぐに水にさらす

アクが強いため、切り口が空気に触れると、でんぷんが黒く変色するので、切ったらすぐに水にさらす。水につけることで、変色を防いで、色よく仕上がる。

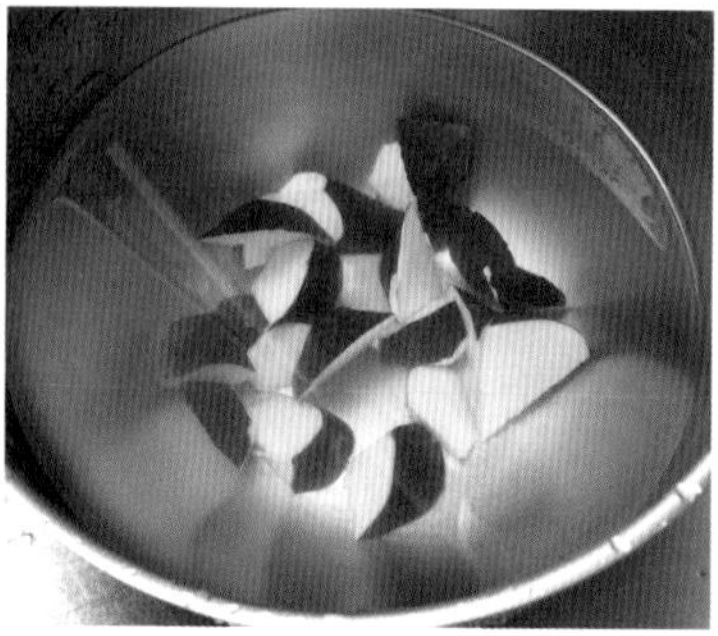

空気に触れると黒ずむので、切ったらすぐに、ボウルにためた水に3分ほどさらす。

おすすめの組み合わせ

※1つの料理でなくても、1回の食事でとれたらOK。

β-カロテンとビタミンB_1豊富な野菜で風邪予防

ビタミンCやカリウムは水溶性のため、調理時に失われやすいが、いも類はあまり失われない。そのまま食べるなら、焼きいもや蒸しいもに。油で揚げるとカロリー過多になりやすいので、ダイエット中は注意。

●りんご、いちご、ヨーグルト

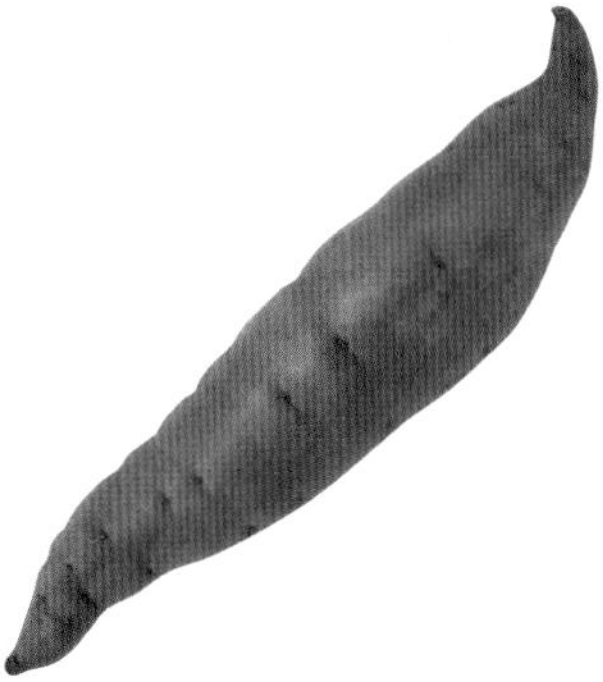

＋

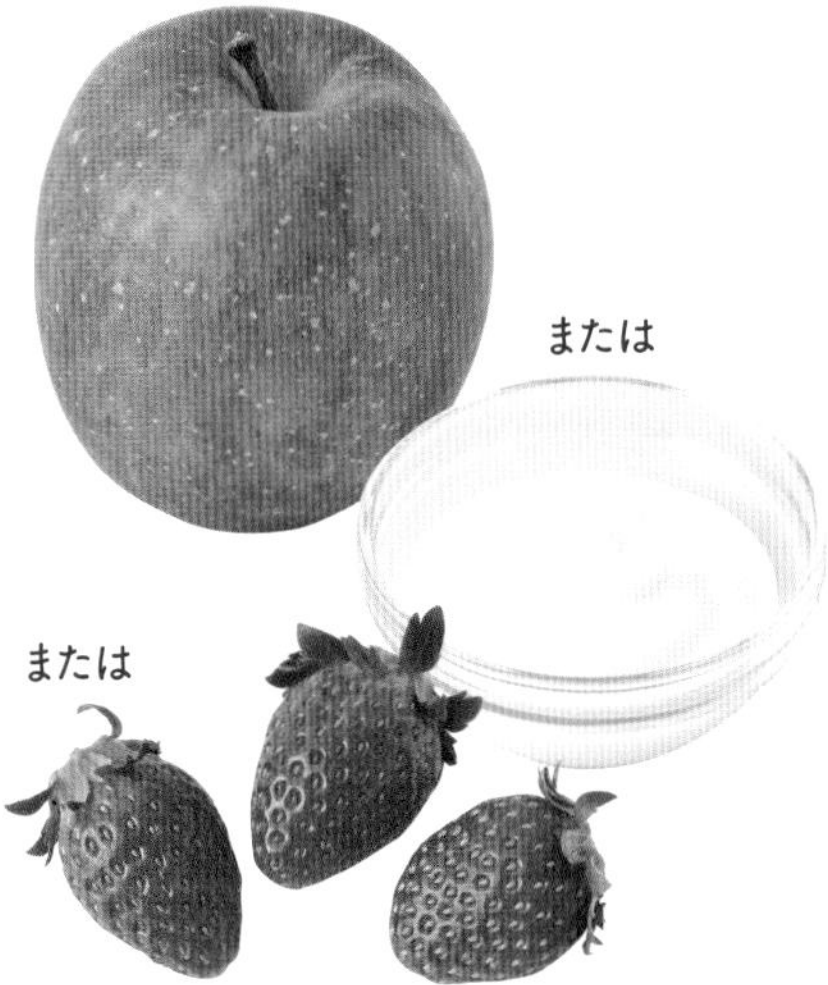

蒸したさつまいもに、りんごやいちごを加えてヨーグルトと和えてサラダに。ビタミンと食物繊維たっぷりで、美肌作りや便秘予防に。

●ブロッコリー、ほうれん草

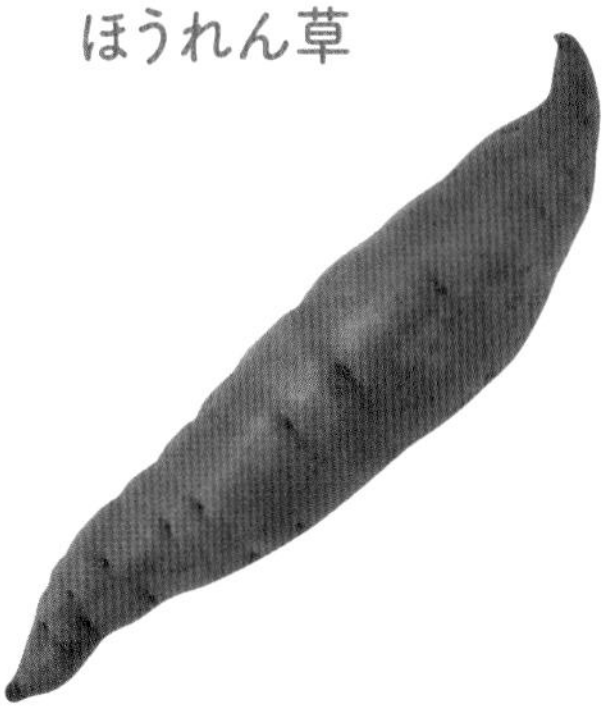

＋

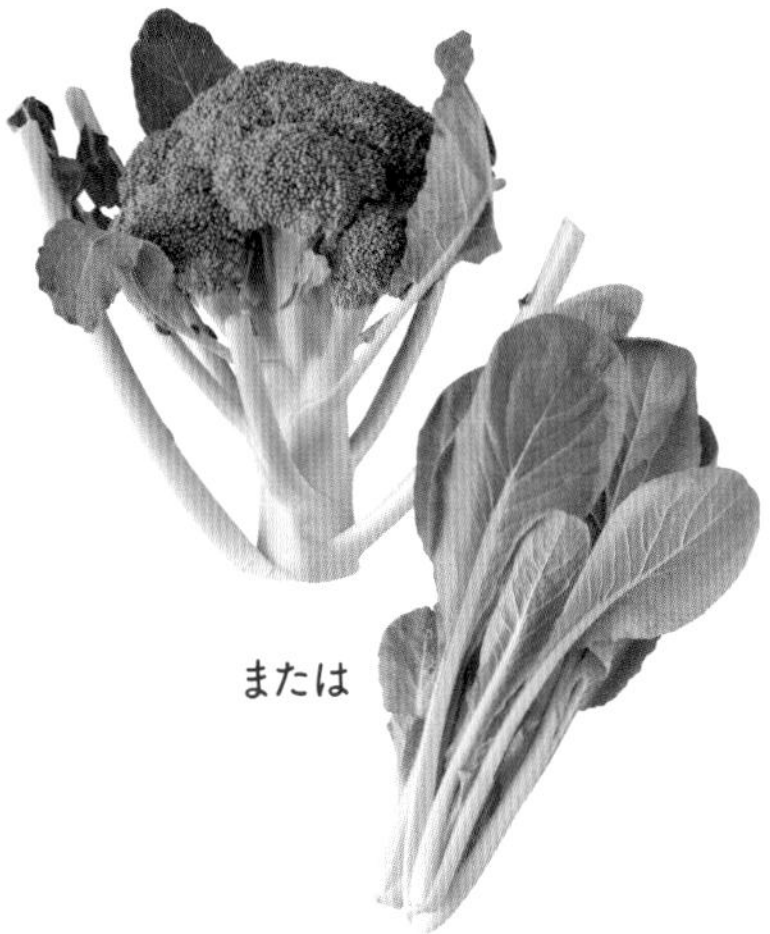

風邪の予防には、β-カロテンとビタミンB_1を多く含むブロッコリーやほうれん草との食べ合わせがおすすめ。ソテーやホットサラダに。

さといも

里芋

秋

主な効用

ぬめり成分のガラクタン（ムチン）には、免疫力を高める働きが。粘膜保護の作用もあり、胃炎の予防にも。

- 便秘の予防・改善
- 糖尿病の予防
- 高血圧の予防・改善
- 胃潰瘍の予防

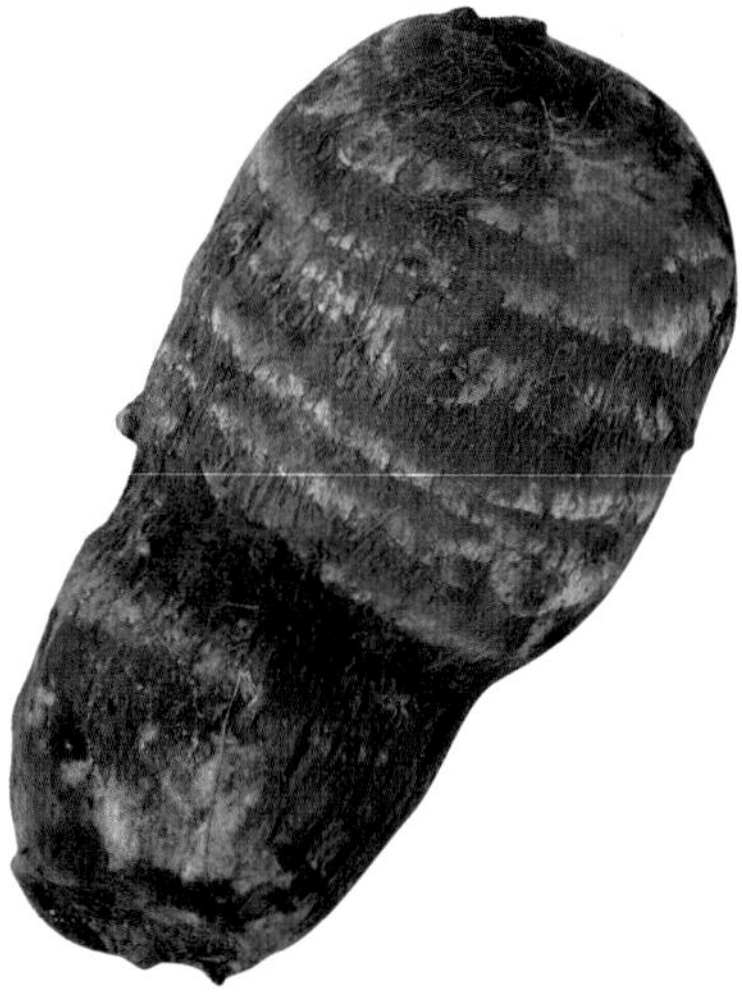

主な栄養素

カリウムと食物繊維が豊富。たんぱく質と炭水化物が結合して生まれるガラクタン、ムチンを含む。

ビタミンB_6	●	0.15mg（1.2mg）
ビタミンE	●	0.6mg（6.0mg）
葉酸	●	30μg（240μg）
カリウム	●●●	640mg（2,000mg）
食物繊維	●	2.3g（18g）
糖質		10.8g

※可食部100g当たりの栄養素の量。カッコ内は成人女性の1日の推奨量または目安量で各年齢層別の最大値。ビタミンEはα-トコフェロールの含有量

ぬめりの成分で免疫力アップ

親いものまわりに子いも、孫いもが育つため、豊作や子孫繁栄の象徴とされてきました。いも類のなかでは特にカロリーが低く、水分が多く、カリウムを豊富に含みます。余分なナトリウムの排出を促すため、高血圧の改善に。独特のぬめりは、ガラクタンやムチンという水溶性食物繊維の一種で、おもにガラクタンの性能によるものとされています。たんぱく質と炭水化物が結合して生まれる成分です。

ムチンは、胃の粘膜を保護し胃炎予防、脳細胞を活性化させ、がんのリスクを減らすといわれています。ガラクタンには、腸の働きを活発にし、血糖値やコレステロール値の上昇を抑える働きがあるとされています。

選び方

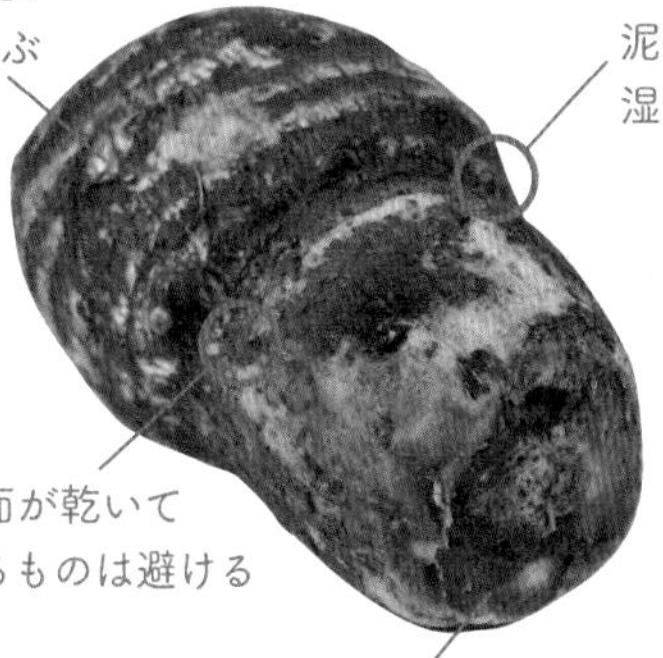
実がかたい
ものを選ぶ
泥つきで
湿っているもの
表面が乾いて
いるものは避ける
切り口全体が赤くなって
いるものは避ける

泥つきのものほうが保存しやすいため、できれば泥つきのものを選ぶ。洗ってあるものは、なるべく早く使い切る。切り口に赤い斑点があるのは、収穫後時間が経過したり低温障害によって、アントシアニンが酸化したため。問題なく食べることができる。

指で軽く押して チェック

実がかたくしまっているものがよい。押したときに、ふかふかしているものは避ける。

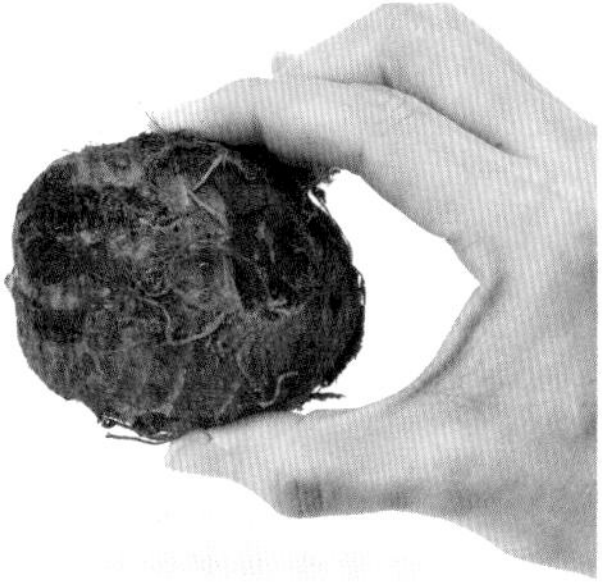
やわらかく
なってないか
確認

保存方法

乾燥と低温に弱いので 常温で保存

乾燥と低温に弱いので、冷蔵庫は入れずに、新聞紙に包んで常温で保存。冷蔵庫に入れると低温障害で傷むことがあるので注意。

乾いた
新聞紙に包む
必ず常温で保存する

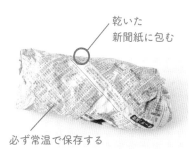

洗い方

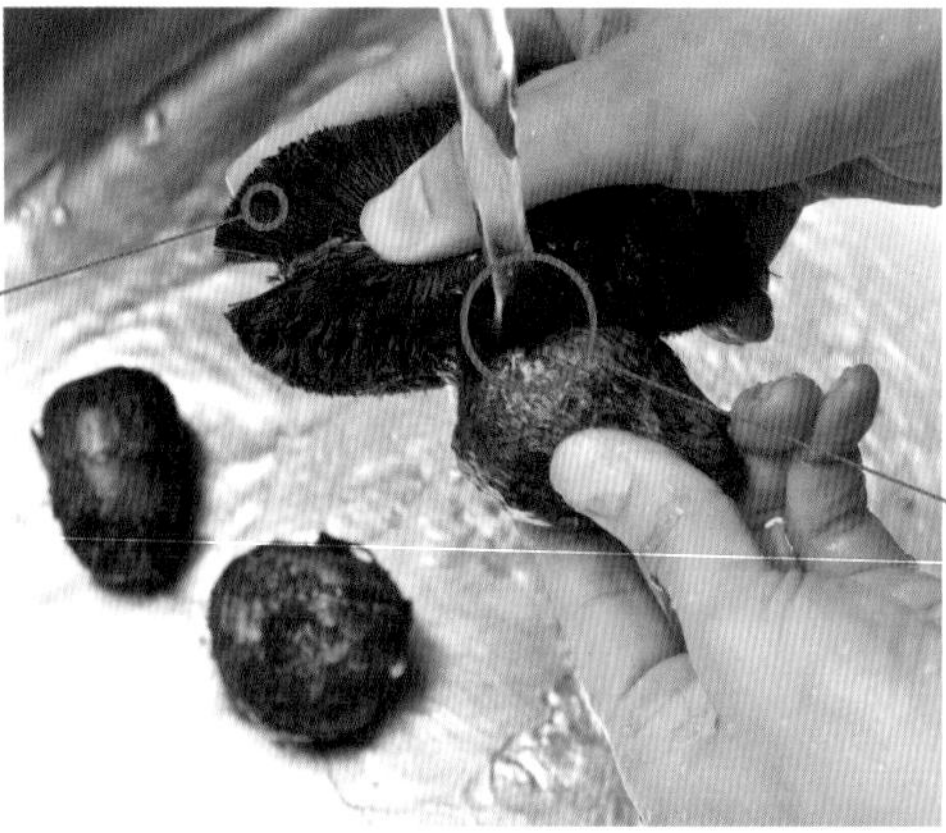
たわしなどを使って
泥を落とす
流水で
しっかりと洗う

切り方

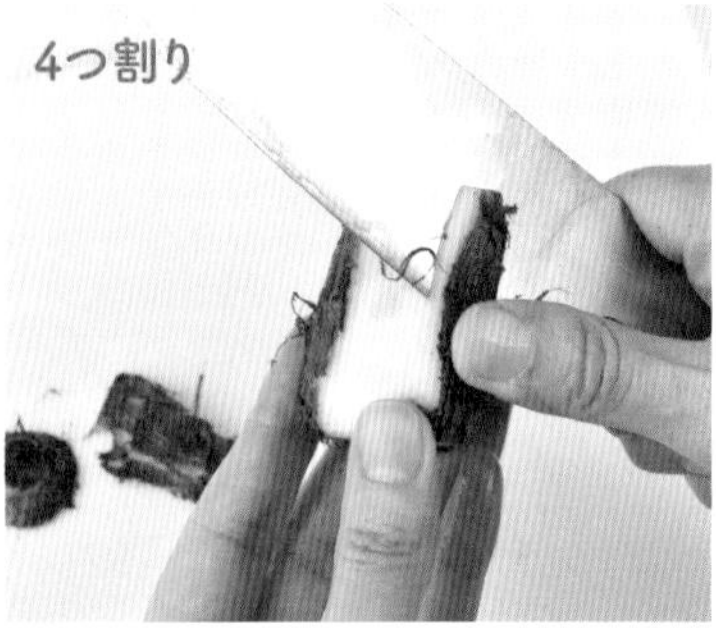
4つ割り

両端を切り落として半分に切り、切り口を下にしてさらに半分に。「4つ割り」。

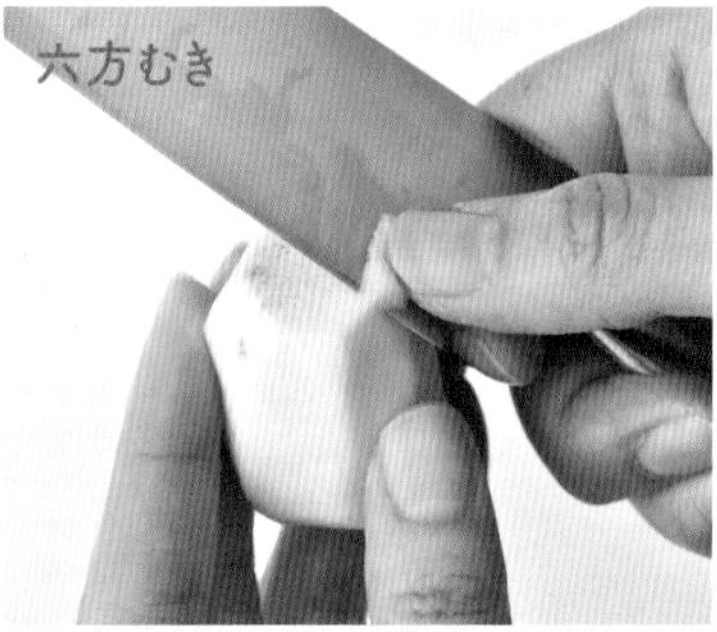
六方むき

きれいな切り口の「六方むき」を面取り。煮崩れしないように角を削り取る。

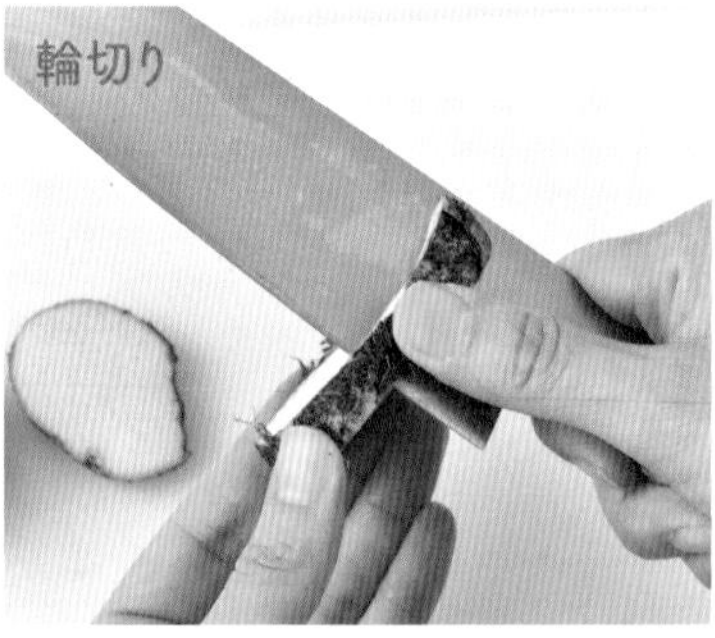
輪切り

ぬめりですべりやすいが、輪切りにしてから皮をむくとすべりにくい。

形がきれいな六方むきは お節にも大活躍

六方むきは、まず両端を切り落として安定させてから、側面が六角形になるように皮を厚めにむく。皮のすぐ内側に筋があるので、厚めに皮をむくのがポイント。

調理の前にぬめりを生かす工夫を

ぬめりがあるため、煮汁が粘ってにごりが出て味がしみ込みにくいので、水からゆでる。長時間調理するとぬめりが落ち、有効成分が生かせなくなるので注意。ぬめりの成分でかゆくなることもあるので、手に酢水をつけてから調理するとよい。

おすすめの組み合わせ

※1つの料理でなくても、1回の食事でとれたらOK。

●いか、たこ

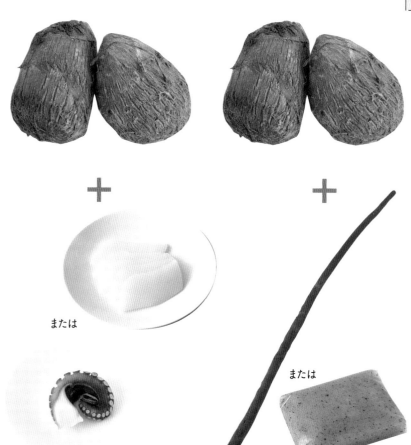

＋

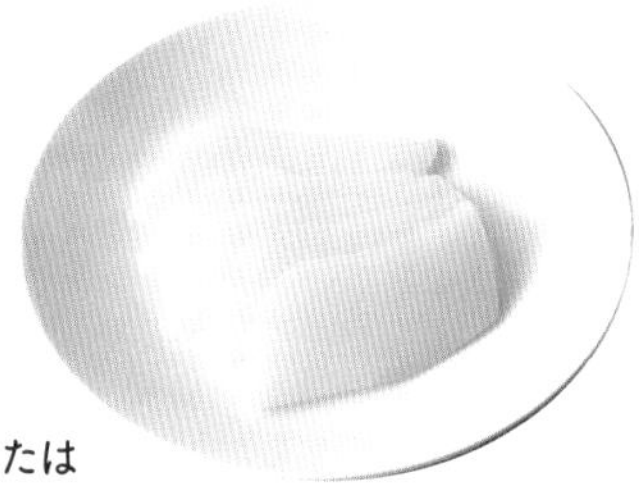

または

食物繊維が多いさといもと、タウリンが豊富ないかやたこと合わせると、肝機能向上や、高血圧、糖尿病などの予防に。煮物にするといい。

●ごぼう、こんにゃく

＋

または

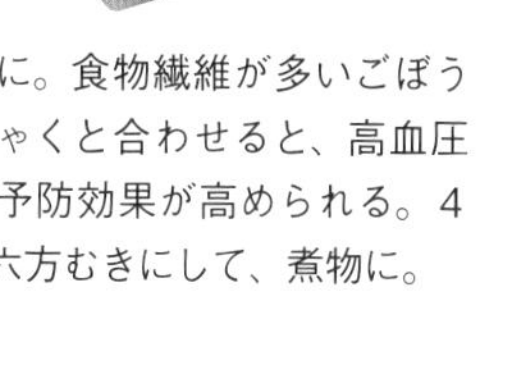

がん予防に。食物繊維が多いごぼうやこんにゃくと合わせると、高血圧やがんの予防効果が高められる。4つ割りや六方むきにして、煮物に。

さやいんげん

莢隠元

夏

主な効用

三大栄養素の代謝を高めるビタミンB_2は、疲れにくい体づくりに。野菜には少ない必須アミノ酸のリジンも。

- 疲労回復
- コレステロールの上昇抑制
- がん予防
- 便秘の予防・改善

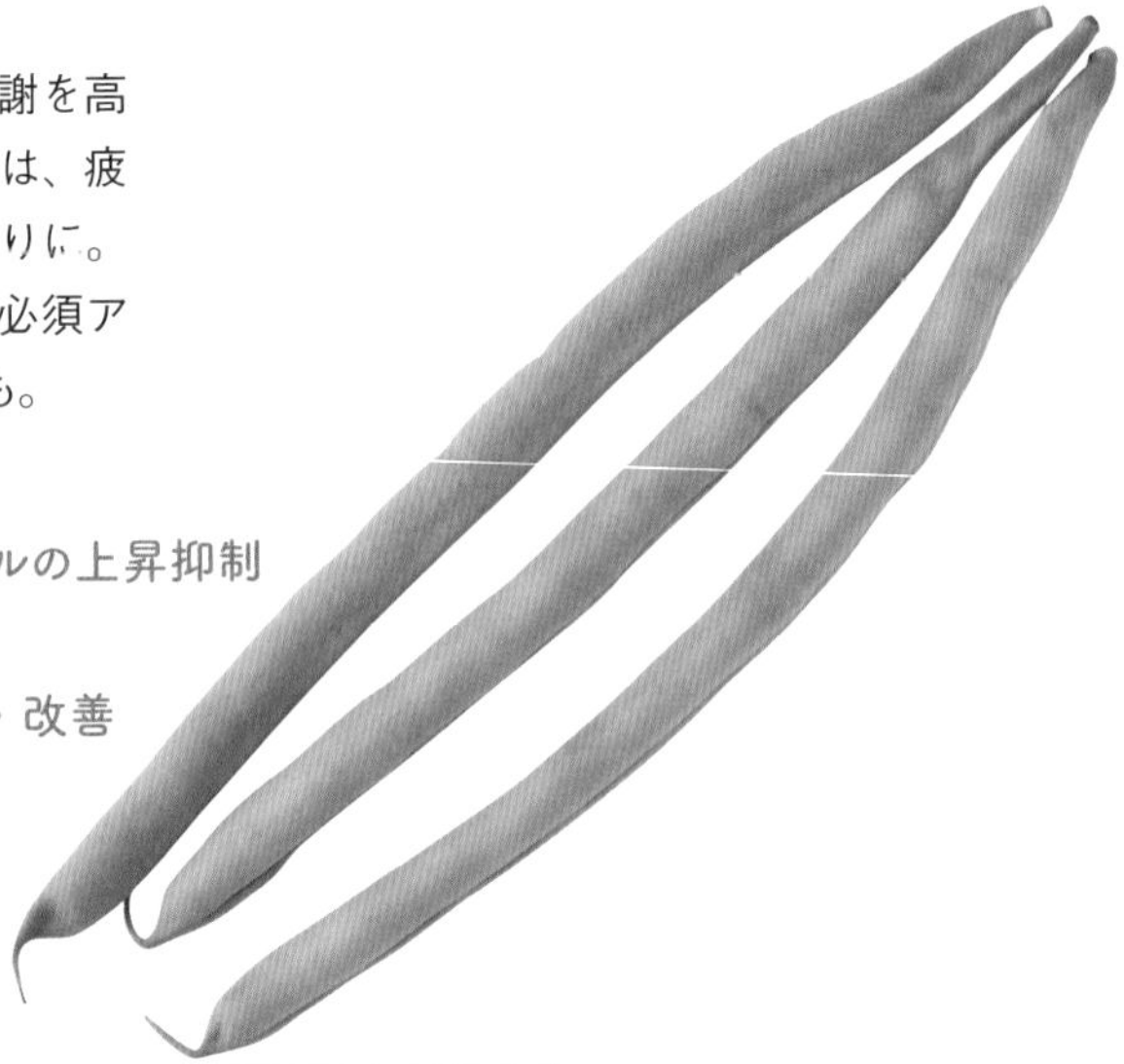

主な栄養素

たんぱく質、ビタミン、ミネラル、食物繊維と幅広い栄養素を少量ずつ含む。

※可食部100g当たりの栄養素の量。カッコ内は成人女性の1日の推奨量または目安量で各年齢層別の最大値。ビタミンAはカロテンのレチノール活性当量

ビタミンA	49μg（700μg）
ビタミンB_2	0.11mg（1.2mg）
カリウム	260mg（2,000mg）
マグネシウム	23mg（290mg）
食物繊維	2.4mg（18mg）
糖質	2.7g

アスパラギン酸が夏バテに効く

インゲンマメの若いさやを、未熟なうちに若どりして食べるのがさやいんげんです。

豆類に特徴的なたんぱく質のほか、β-カロテンやビタミンB_1・B_2・B_6・C、ミネラル類、食物繊維までカバー。

β-カロテンは、体内でビタミンAに変わり、皮膚や粘膜を健康に保つ作用があるため、夏の強い日差しでダメージを受けやすい皮膚や毛髪の健康維持対策に効果があります。また、がんや動脈硬化のリスクを軽減します。たんぱく質や脂質、炭水化物の三大栄養素のエネルギー代謝をサポートするビタミンB_2も比較的多めです。

疲労回復に効果があるといわれるアスパラギン酸、リジンなども含みます。

下処理

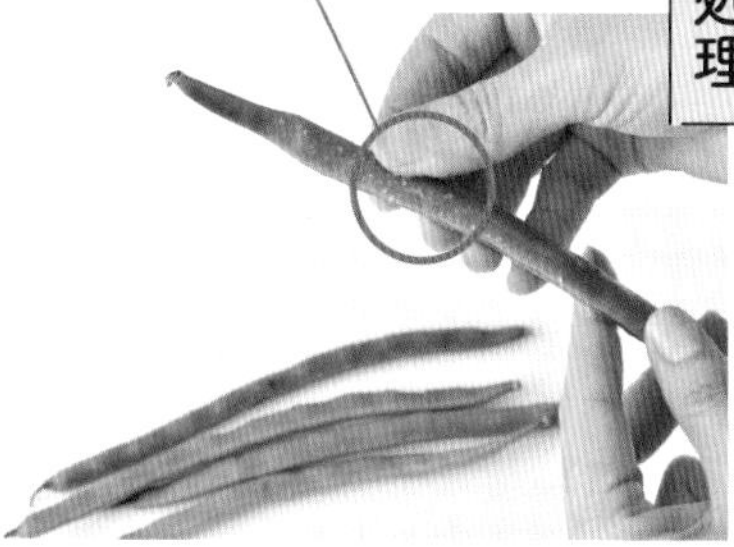
塩でこするか
まな板で板ずりする

まな板に置いて塩をふって板ずり。色が鮮やかになり、ほどよい歯ごたえが残る。

選び方

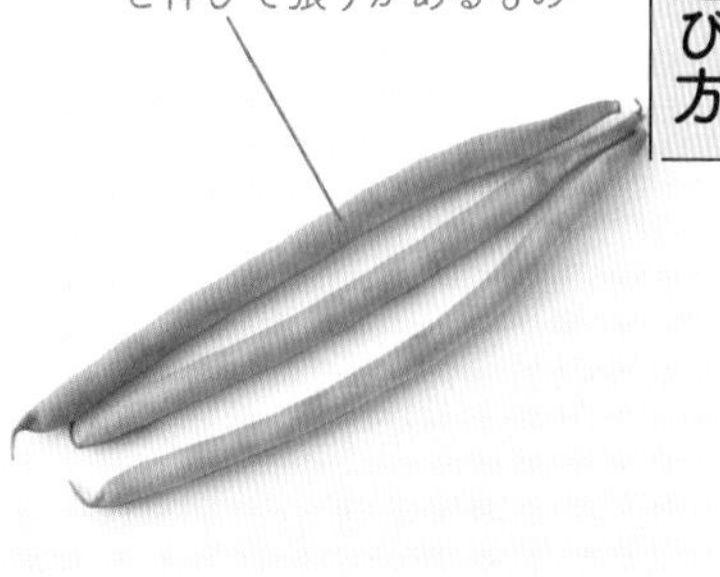
さやが細く、先までピンと伸びて張りがあるもの

細くてハリがあるものは新鮮。豆の形が凸凹しているものは、かたいので避ける。

切り方

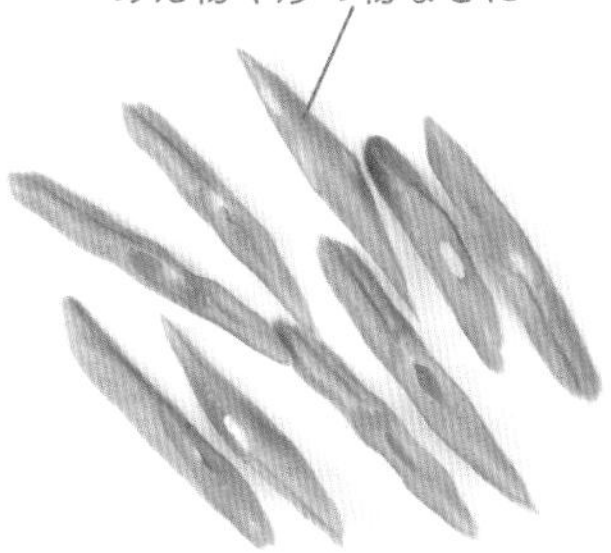
見栄えのいい斜め切りは
あえ物や炒め物などに

へたを切り落とし、筋がある場合は筋取りを。斜め切りは長さ3〜4cmで斜めに切る。

保存方法

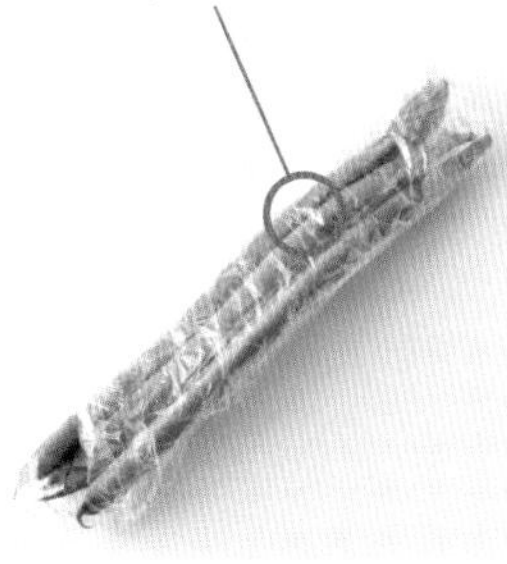
生のときは向きをそろえ
ラップに包んで野菜室へ

低温に弱くしなびるので、冷凍するときは、かためにゆでてから保存バッグに。

おすすめの組み合わせ

●たまねぎ

- コレステロール値の上昇抑制
- 炒め物に

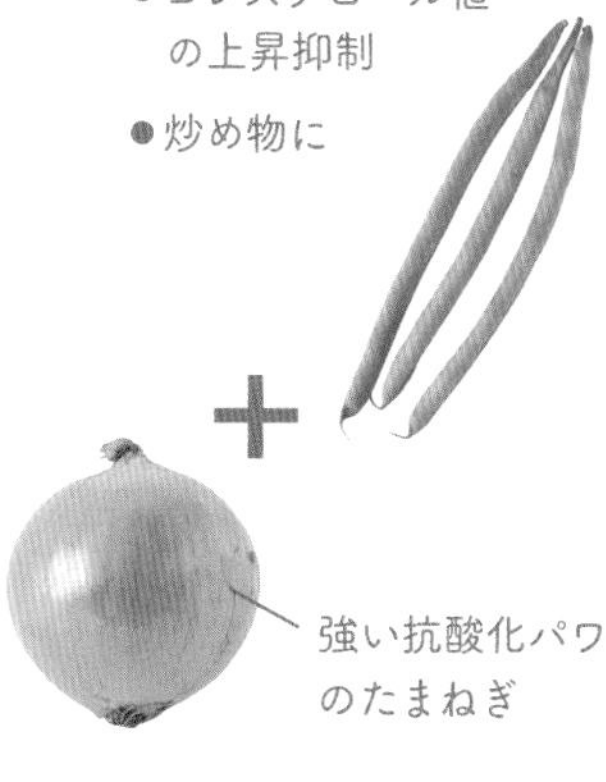
＋
強い抗酸化パワーのたまねぎ

●ごま

- 美肌づくり

＋
ビタミンEが豊富なごまとあえる

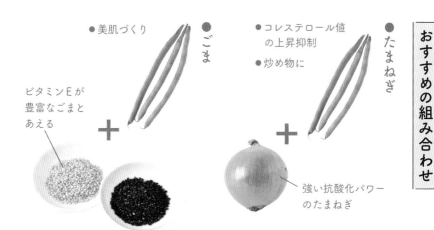

さやえんどう

莢豌豆

春

主な効用

糖質が多く、糖質をエネルギーに代謝するビタミンB_1も豊富なので、疲労をためにくい体づくりに効果的。

- がん予防
- 疲労回復
- 老化の抑制
- 風邪や感染症の予防

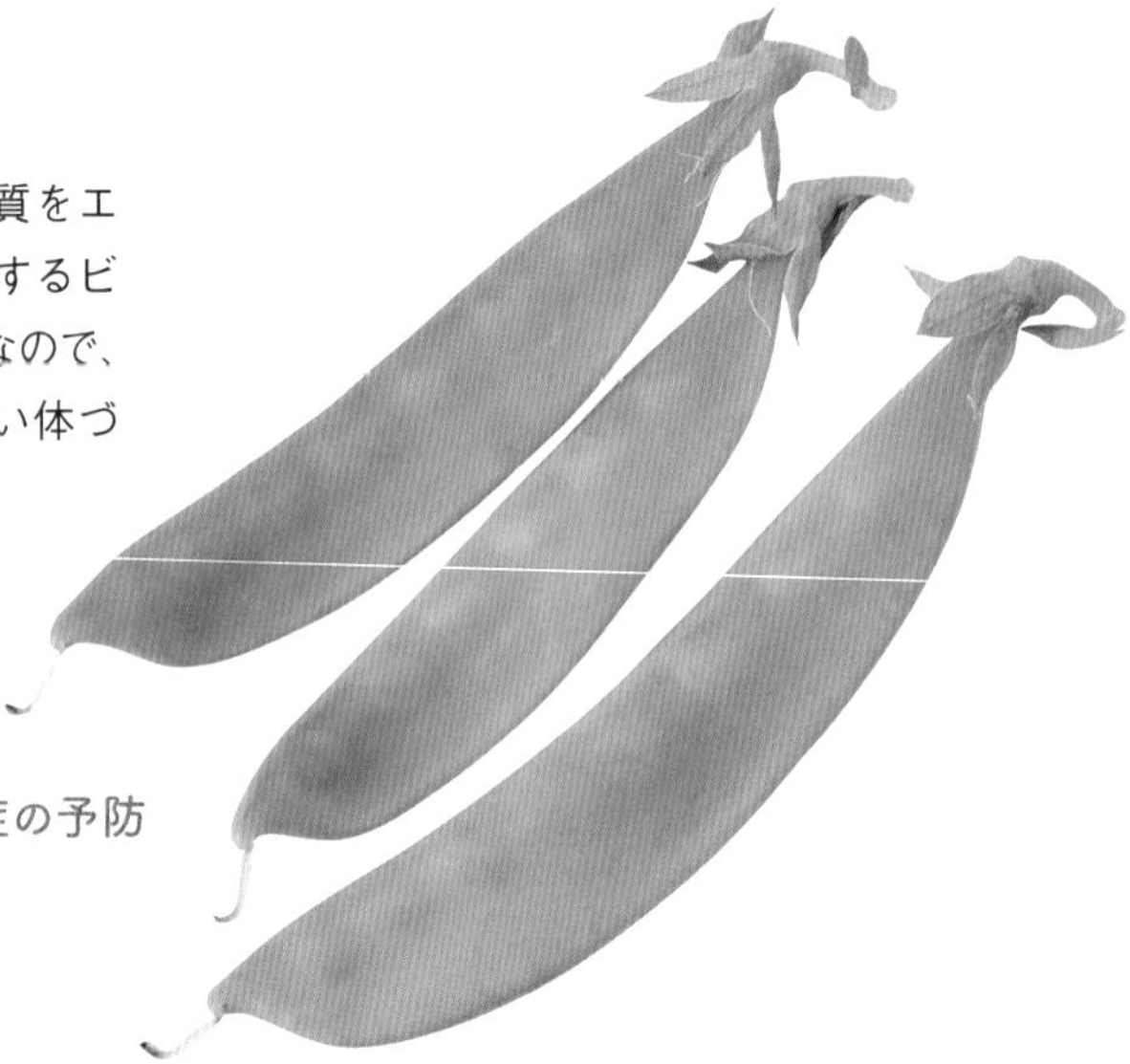

主な栄養素

たんぱく質、糖質が豊富。ビタミンCも多く含み、100mg中60mgという含有量。

※可食部100g当たりの栄養素の量。カッコ内は成人女性の1日の推奨量または目安量で各年齢層別の最大値。ビタミンAはカロテンのレチノール活性当量

ビタミンA	●	47μg（700μg）
ビタミンB_1	●	0.15mg（1.1mg）
ビタミンB_2	●	0.11mg（1.2mg）
ビタミンC	●●●●●●	60mg（100mg）
食物繊維	●●	3g（18g）
糖質		4.5g

疲労回復 食欲アップに

えんどうまめを若どりし、若いさやと豆を食べるものが「さやえんどう」です。品種はさまざまあり、代表的なものに、小ぶりの「絹さや」や大きい「オランダさや」、実が大きい「スナップえんどう」などがあります。

栄養素の含有量が多い緑黄色野菜で、ビタミンB群、C、たんぱく質、糖質が豊富です。

ビタミンB_1、B_2は、糖質をエネルギーに代謝する際の補酵素として働きます。また、コラーゲンを合成して、皮膚や血管を健康に保つ効果があります。ビタミンCが多く、いちごと同じくらいの含有量。細胞の酸化を予防する作用により、がん予防や老化抑制に役立ちます。

選び方

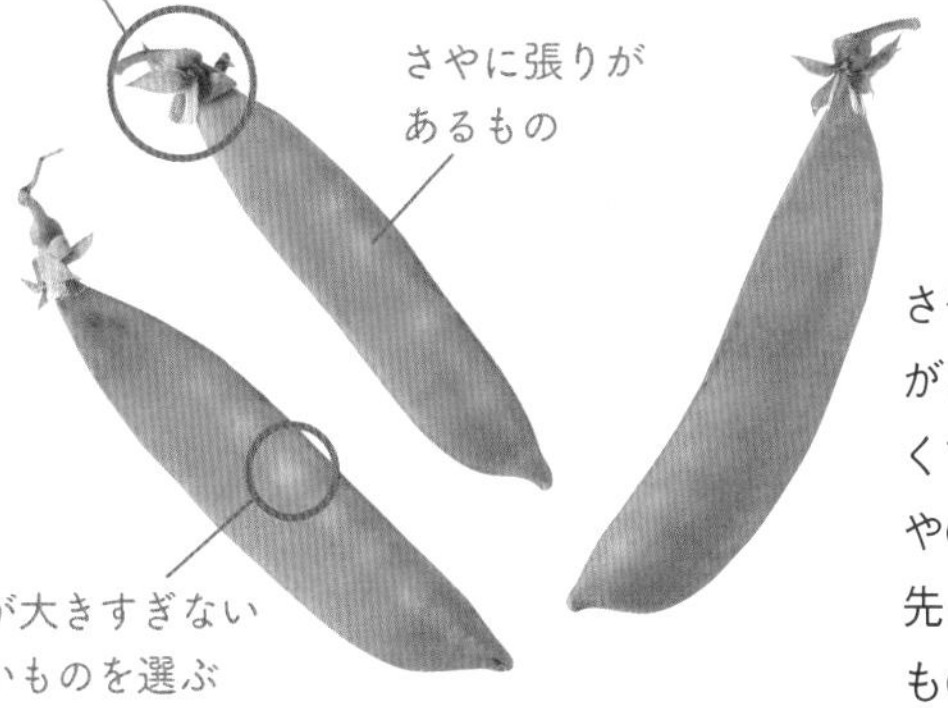
へたの色が鮮やかな
緑色のものが新鮮
さやに張りが
あるもの
豆が大きすぎない
薄いものを選ぶ

さやは鮮やかな緑色で、張りやつやがあり、薄いものを選ぶ。豆が大きくて厚みがあって目立つものは、さやの歯ざわりが悪くなるので避ける。先のひげが白っぽくピンとしているものは新鮮なサイン。

保存方法

水分をしっかりとってから冷蔵

さやえんどうは鮮度が低下しやすいので、新鮮なうちにさっとゆで、水分をしっかりと拭き取ってから保存袋に入れて冷蔵庫で保存。すぐに使わないときは、冷凍保存。

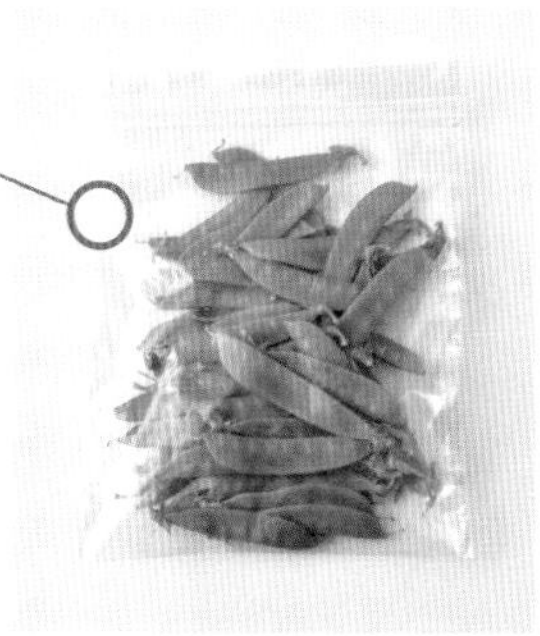
保存袋に
入れて冷蔵

保存バッグに入れて野菜室に入れる。早めにゆでて冷蔵庫に入れるのが基本。

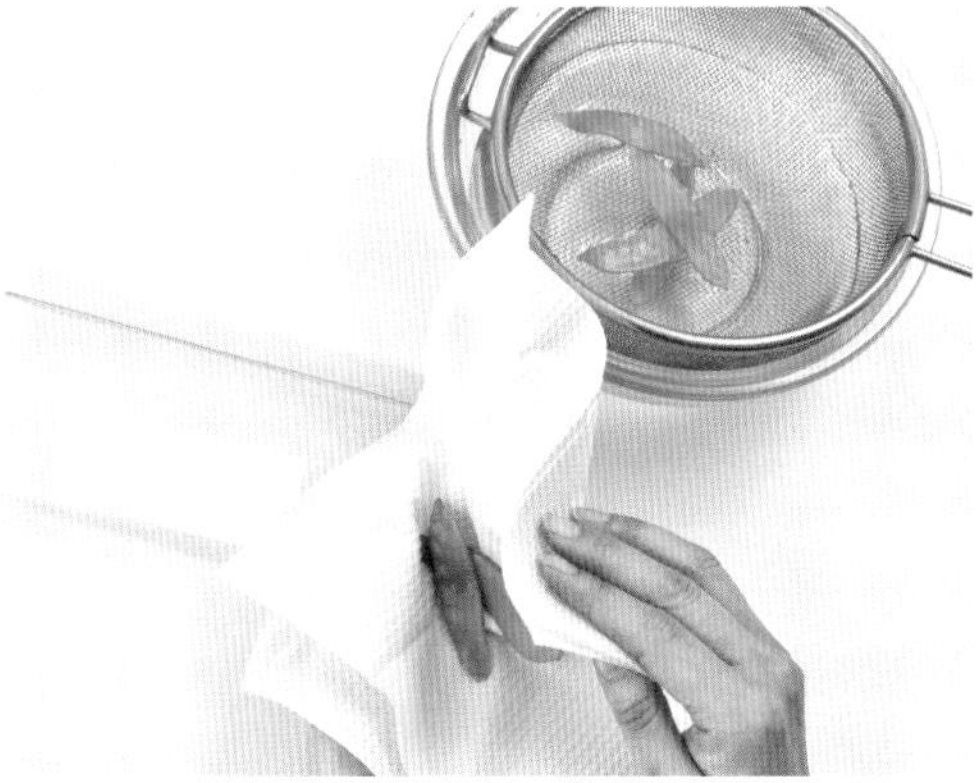
ゆでたあとは
冷水にさらして
色鮮やかにしてから

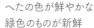

冷凍する場合も、熱湯でサッとゆで、すぐに冷水にさらして色どめをする。水分をふいて保存バッグに入れて。

洗い方

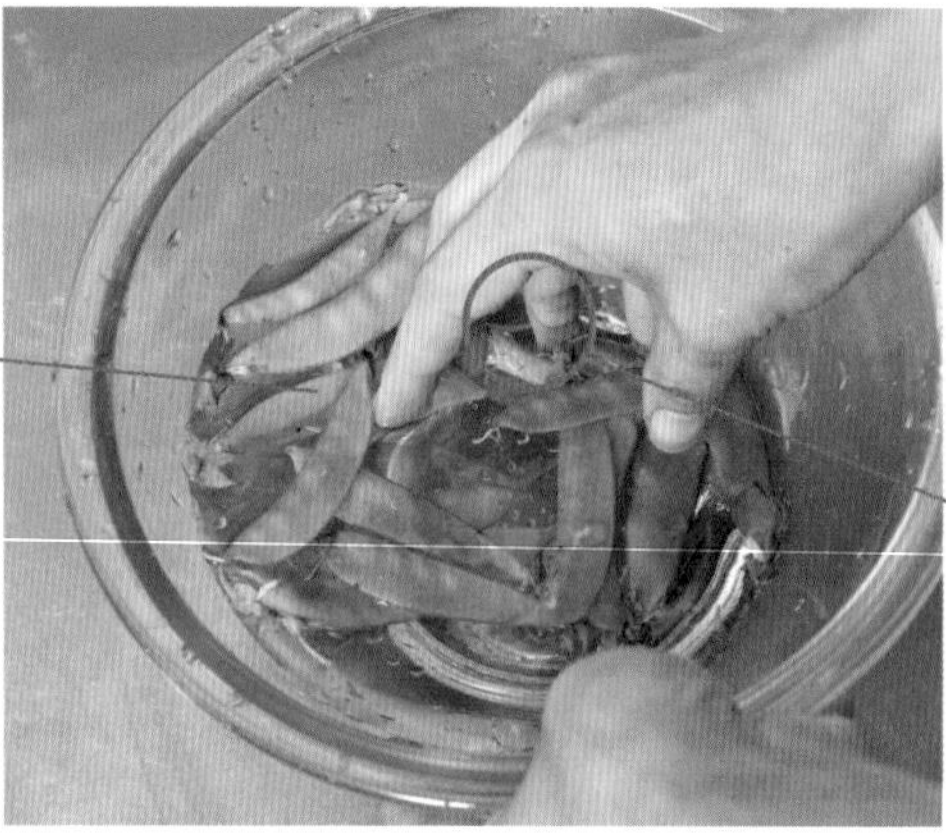
こすらずに
ササっと洗う
ボウルに水を張り
ボウルの中で軽く洗う

下処理・ゆで方・切り方

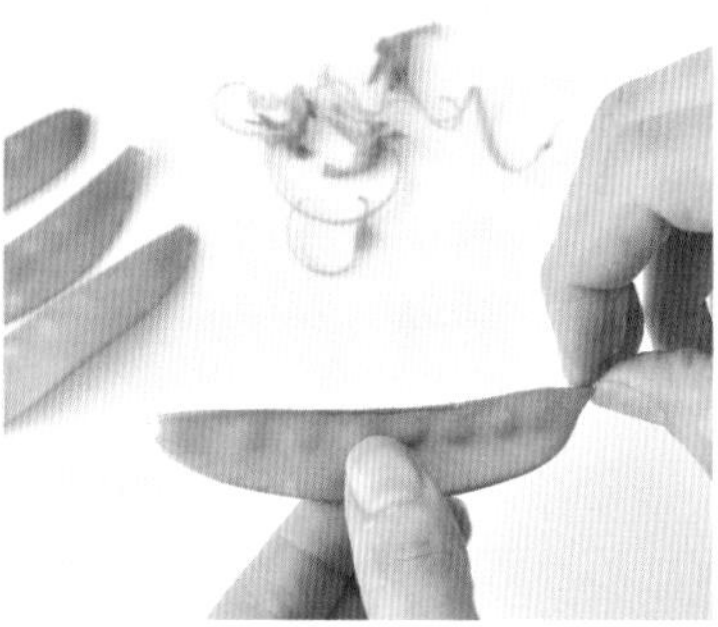

へたの部分を折り、先端まで引いて筋を取る。反対側も同様にして筋を取る。

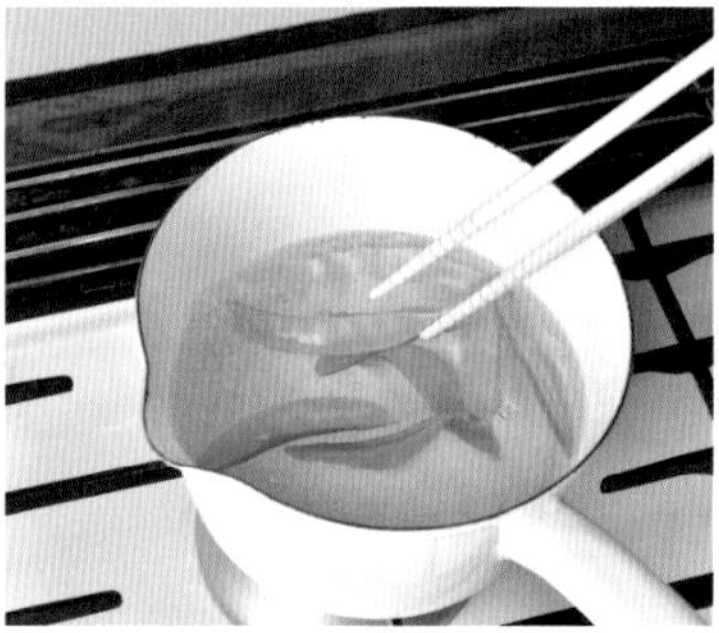

沸騰した湯に塩小さじ１程度入れ、箸で混ぜながら１分ぐらいゆで、冷水にとる。

筋はへたのあるほうから2方向にわけて取る

筋は太くないが、食べるときに筋が気になることもあるので、筋を取る。シャキシャキとした歯ざわりが魅力なので、ゆでるときはゆですぎないように。塩ゆですると彩りもきれい。

矢羽根

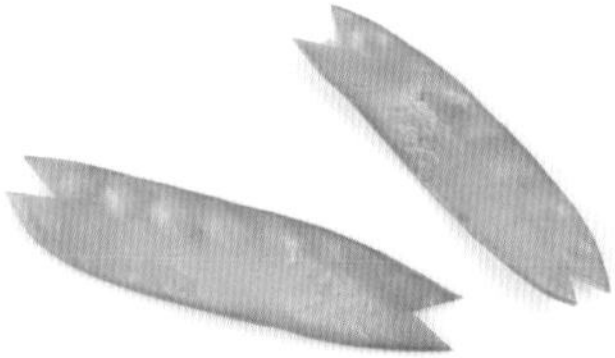

飾り切り「矢羽根」は華やか。両端にV字型の切り込みを入れる。

おすすめの組み合わせ

栄養面でも食感的にもゆですぎないこと

ビタミンCは水に溶けやすく、熱に弱いため、ゆですぎたり、火を通しすぎるのは禁物。煮物にするときは、火を止めてから加えると栄養面も味わいもよい。塩ゆでしたものを仕上げに添えることも。

●高野豆腐、にんじん、じゃがいも

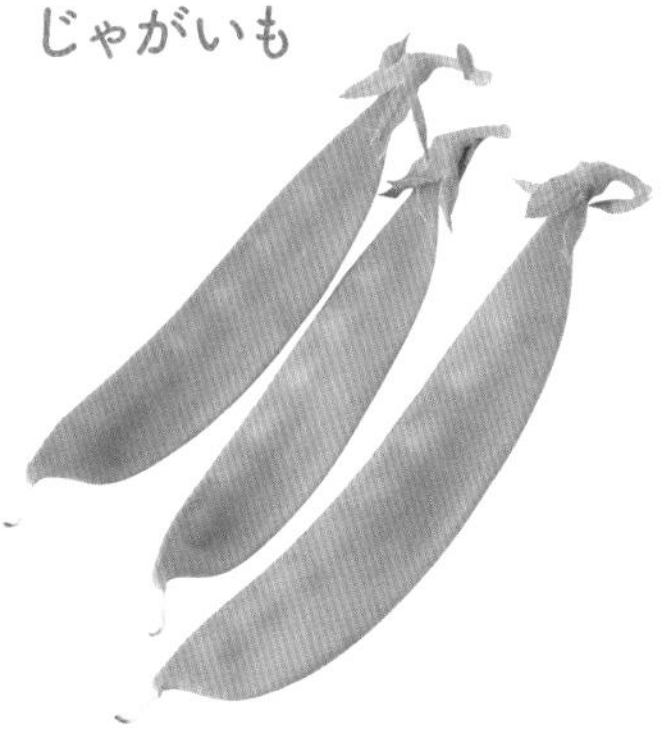

＋

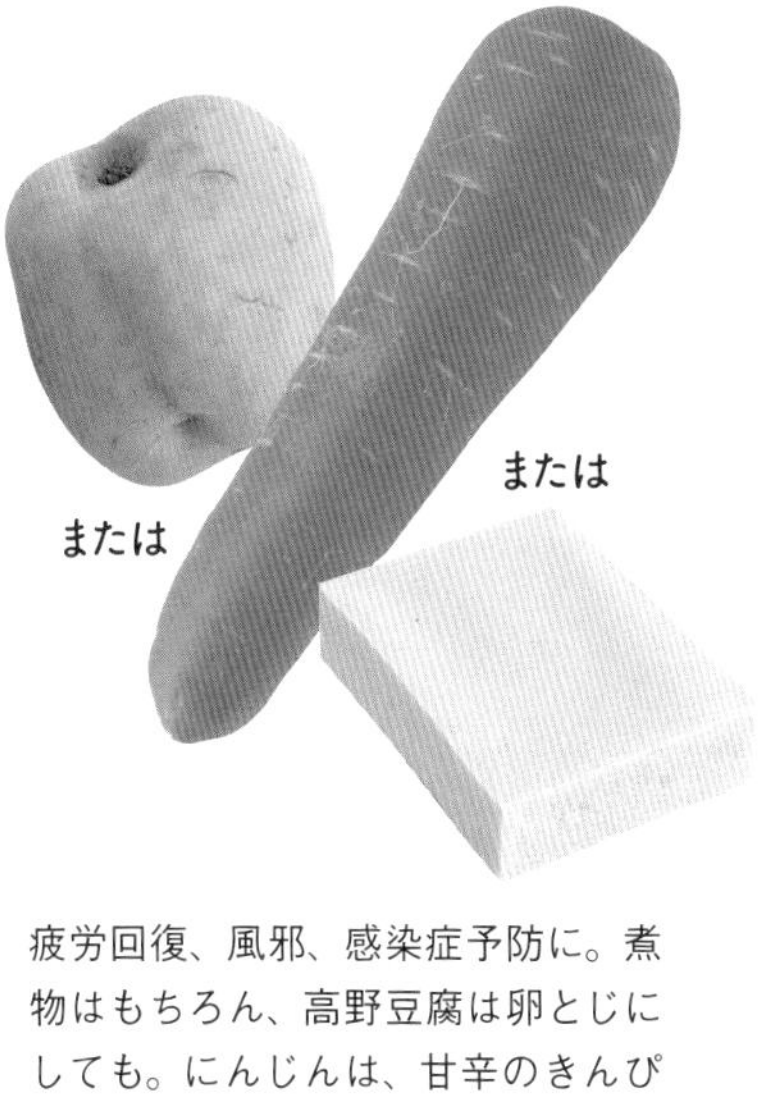

疲労回復、風邪、感染症予防に。煮物はもちろん、高野豆腐は卵とじにしても。にんじんは、甘辛のきんぴらにすると彩りもきれい。

●卵、バター

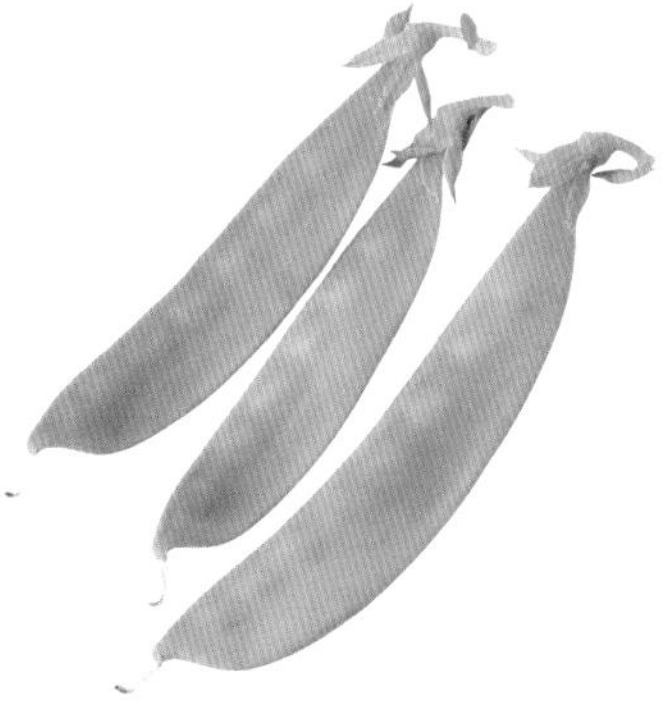

＋

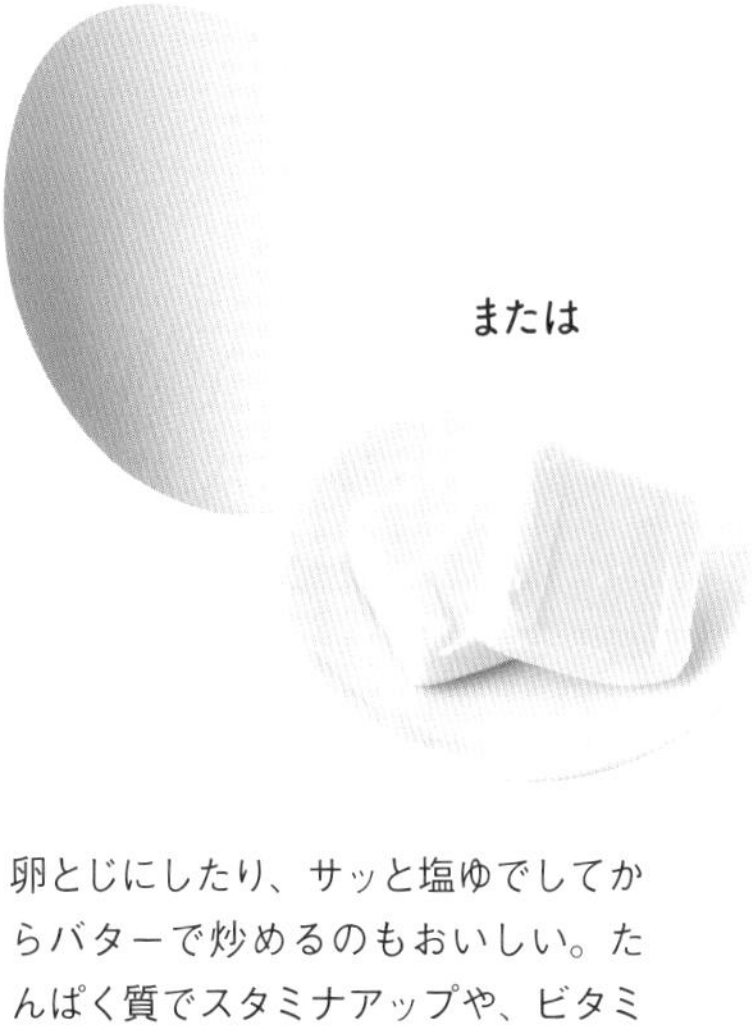

卵とじにしたり、サッと塩ゆでしてからバターで炒めるのもおいしい。たんぱく質でスタミナアップや、ビタミンAの吸収アップ。

しいたけ（どんこ）

椎茸

秋

主な効用

ビタミンDはカルシウムの吸収を高め、骨の強化に有効。低カロリーで栄養豊富、食物繊維も多いため、ダイエットに最適。

- 骨粗しょう症の予防
- コレステロールの上昇抑制
- がん予防
- 肥満の防止

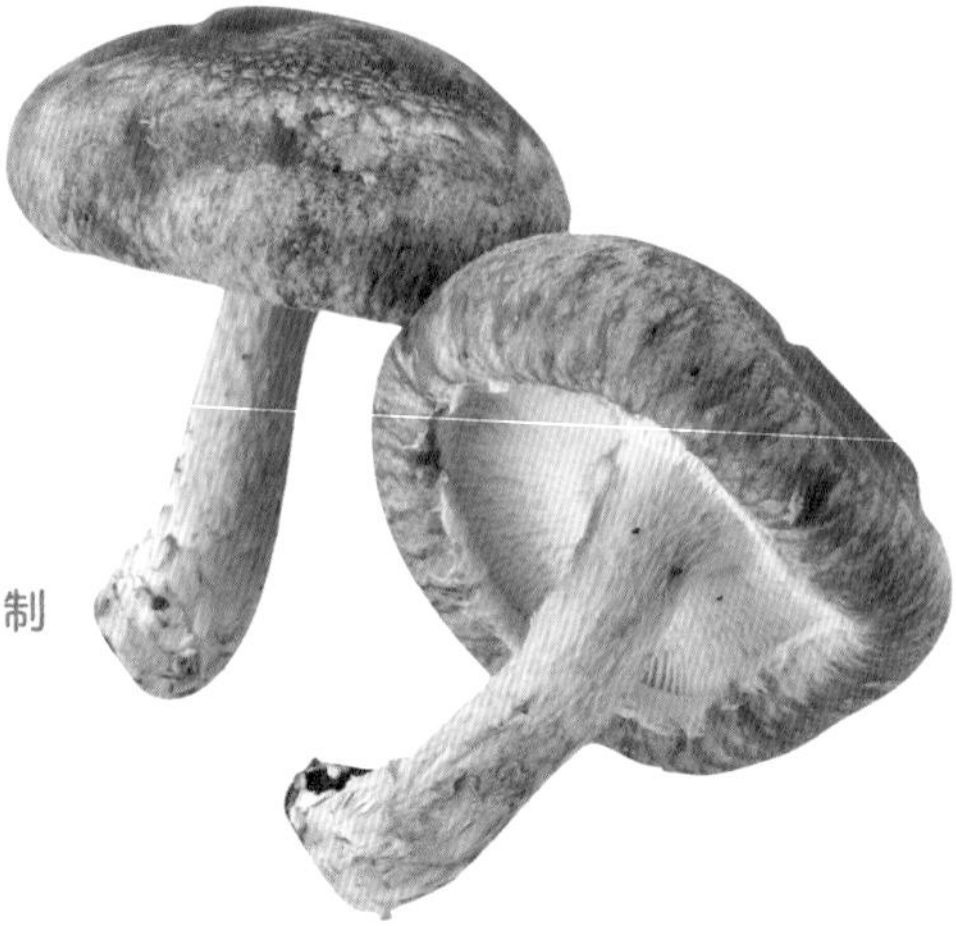

主な栄養素

下記の成分は菌床栽培の数値。ビタミンB1・B2、体内のカルシウム代謝を促すビタミンDが多い。

ビタミンB_1	● 0.13mg（1.1mg）
ビタミンB_2	●● 0.2mg（1.2mg）
ビタミンD	● 0.4μg（5.5μg）
ナイアシン	●●● 3.1mg（12mg）
食物繊維	●● 4.2g（18g）
糖質	1.5g

※可食部100g当たりの栄養素の量。カッコ内は成人女性の1日の推奨量または目安量で各年齢層別の最大値。

機能性成分たっぷり ダイエット食材としても

「マッシュルーム」「ふくろたけ」と並んで世界三大栽培きのこのひとつ。ビタミンB_1、B_2や食物繊維が豊富です。便秘に効果的な食物繊維が多く、カロリーは100gで18Kcalと低いので、ダイエット時に最適な食材です。

日光に当てるとビタミンDに変化する、エルゴステロールという成分が含まれています。ビタミンDは、カルシウムの吸収を助け、カルシウムが骨に沈着するのをサポートして骨を丈夫にしてくれます。

また、抗がん剤にも使用されているレンチナン、抗ウイルス性物質のβ-グルカン、老化防止に期待されている旨味成分グアニル酸やグルタミン酸など、多くの機能性成分が含まれます。

選び方

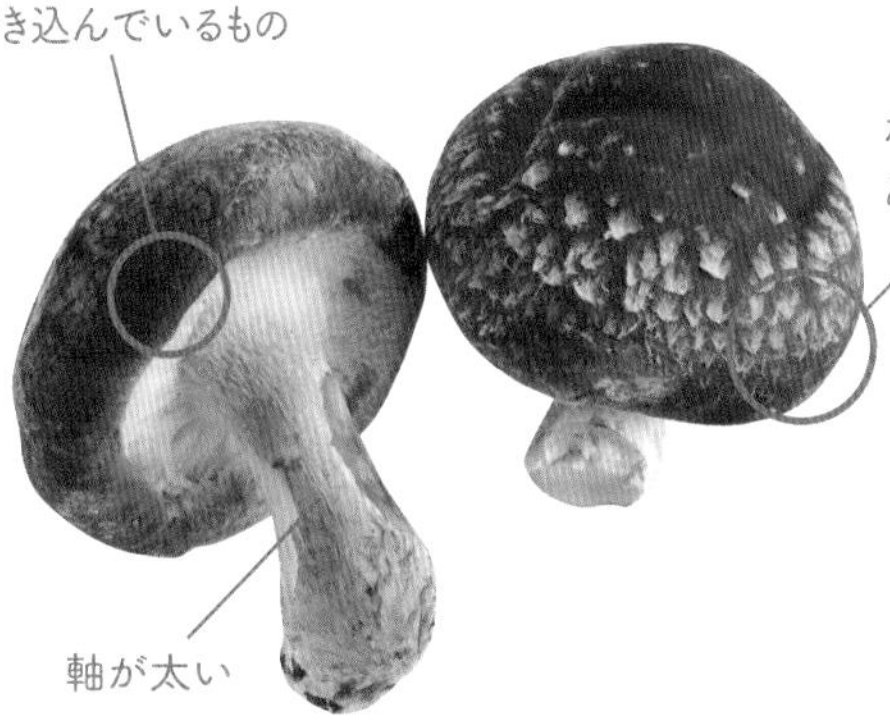
縁が内側に
巻き込んでいるもの
かさに丸みが
あるものを選ぶ
軸が太い

カサがあまり開かず、肉厚なものがおいしいと言われています。カサの裏は白く、薄く幕をはったようなのが新鮮です。乾燥しいたけは、カサの裏が黄色っぽいのがよく、古くなると赤みを帯びてきます。

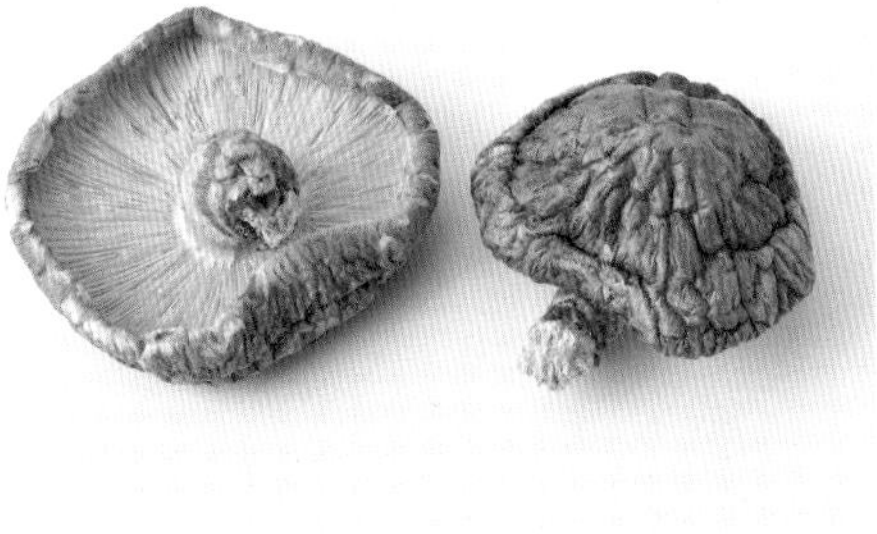

乾燥しいたけは表面につやのあるもの

乾燥しいたけは、カサが七分開きにならないうちに採取して乾燥させたもの。カサの裏が黄色っぽいのがよく、表はしわが少なくつやがあるものがよい。

保存方法

冷蔵も冷凍も軸を切り落としてから

カサは調理目的別にカットしてから冷凍すると便利。軸も、繊維に沿って縦に切っておくと楽。冷凍する際は、軸を取ってからペーパータオルで包み、ポリ袋に入れる。

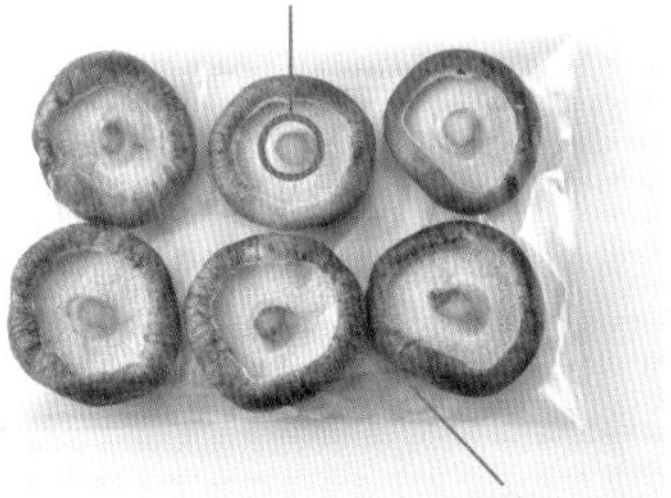
軸を取る
ポリ袋に入れて保存

洗い方

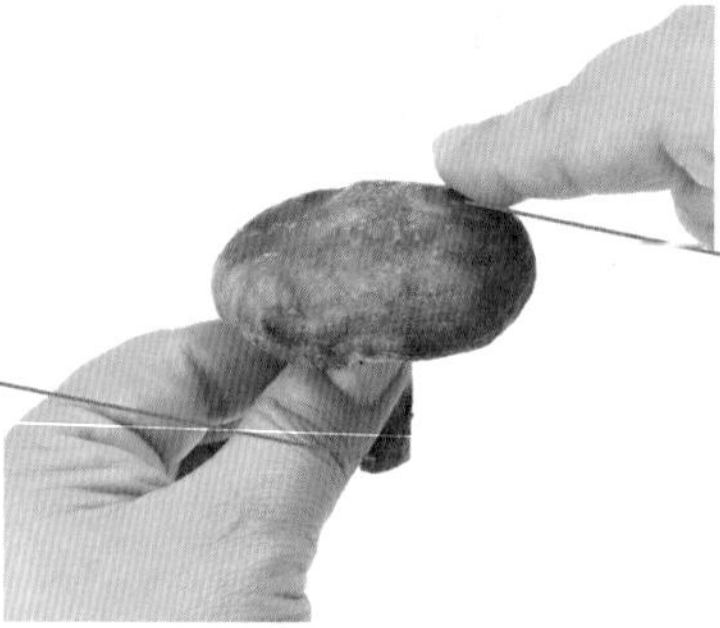

石づきを取る。
汚れが気になるようなら、
軽くふきとるか
さっと水洗いを。
手早く水洗いすれば、
風味は失われない

カサの裏のひだの
部分にほこりが入って
いることがあるので、
カサの上から
軽くたたいて落とす

切り方

飾り切り

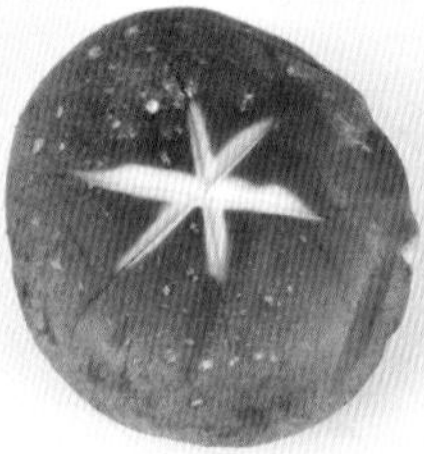

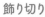

飾り切りは包丁を寝かせて斜めに切り込みを入れ、米印になるように3カ所切る。

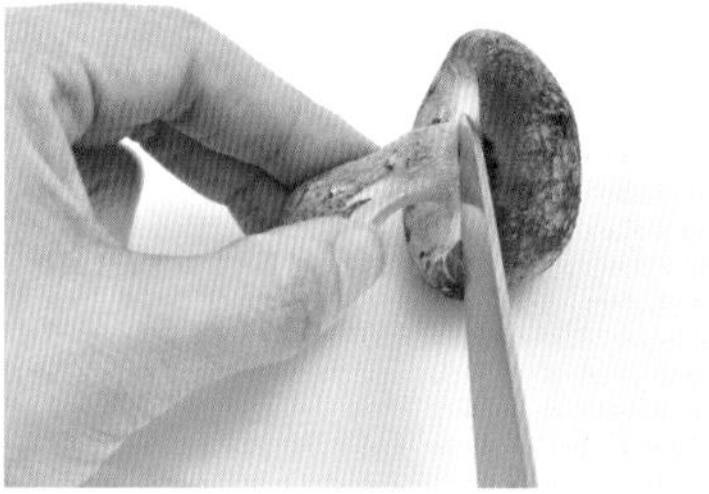

カサと軸に切り分ける。根元の石づきを切り落とす。軸は薄切りにして調理に。

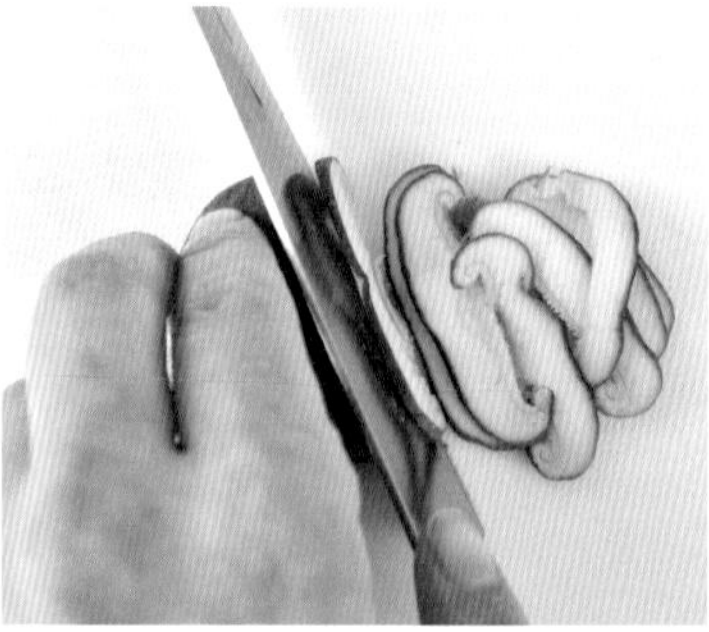

薄切りは、カサの裏を下にして、端から数mm幅に切る。

飾り切りは見栄えだけでなく味も染みやすく時短にも

薄切りだけでなく、包丁の刃を斜めに寝かせながら、手前に引いてそぐように切る「そぎ切り」も。飾り切りすると熱が通りやすく、味も染み込みやすい。煮物やお鍋にも大活躍。

調理前に天日干しすると ビタミンDの効力アップ

生しいたけに含まれるエルゴステロールは、日に当たることでビタミンDに変化。料理に使う前に天日干しすれば、効果が増す。ビタミンDは油に溶けやすい脂溶性なので、炒め物など油を使った調理法がおすすめ。

おすすめの組み合わせ

※1つの料理でなくても、1回の食事でとれたらOK。

●にんじん、ブロッコリー

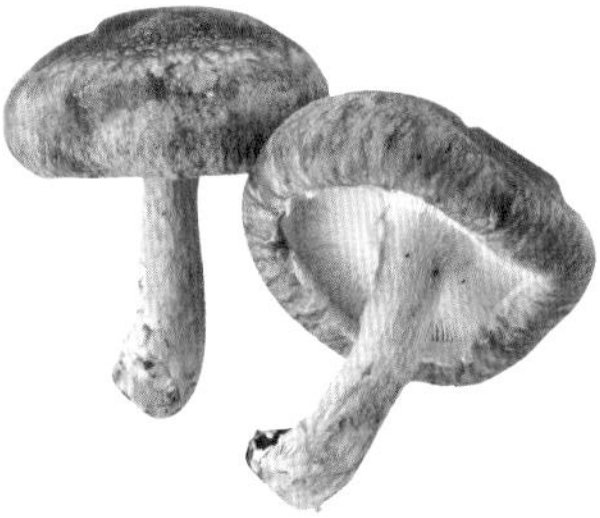

＋

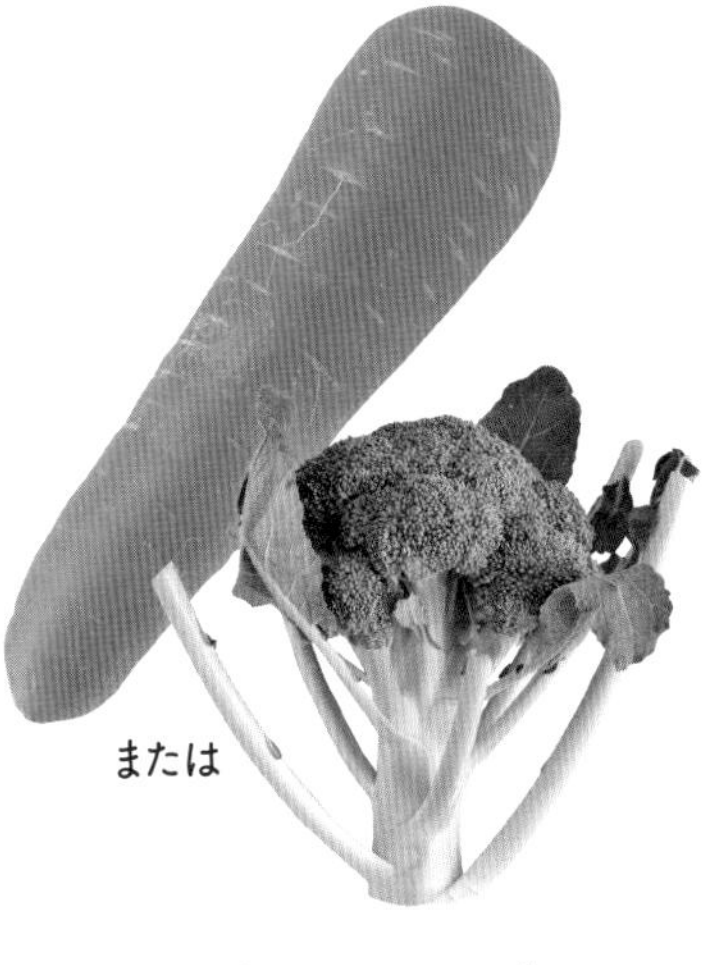

β-カロテンが豊富なにんじんやブロッコリーと組み合わせ、炒め物やバター焼きに。具だくさんのスープも栄養素を逃さず摂れる。がん予防に。

●高野豆腐、チーズ、干しえび

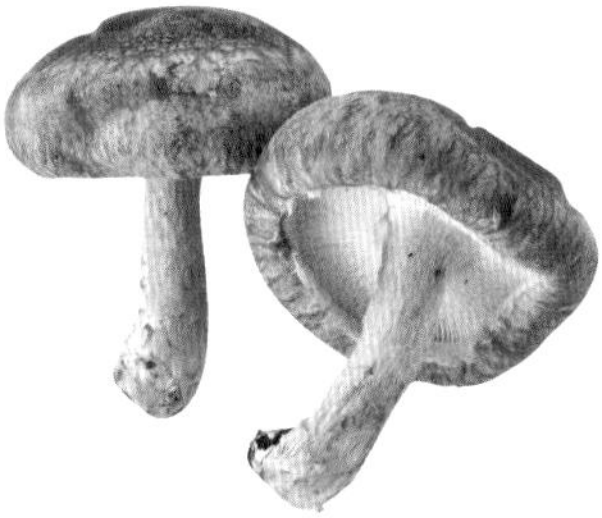

＋

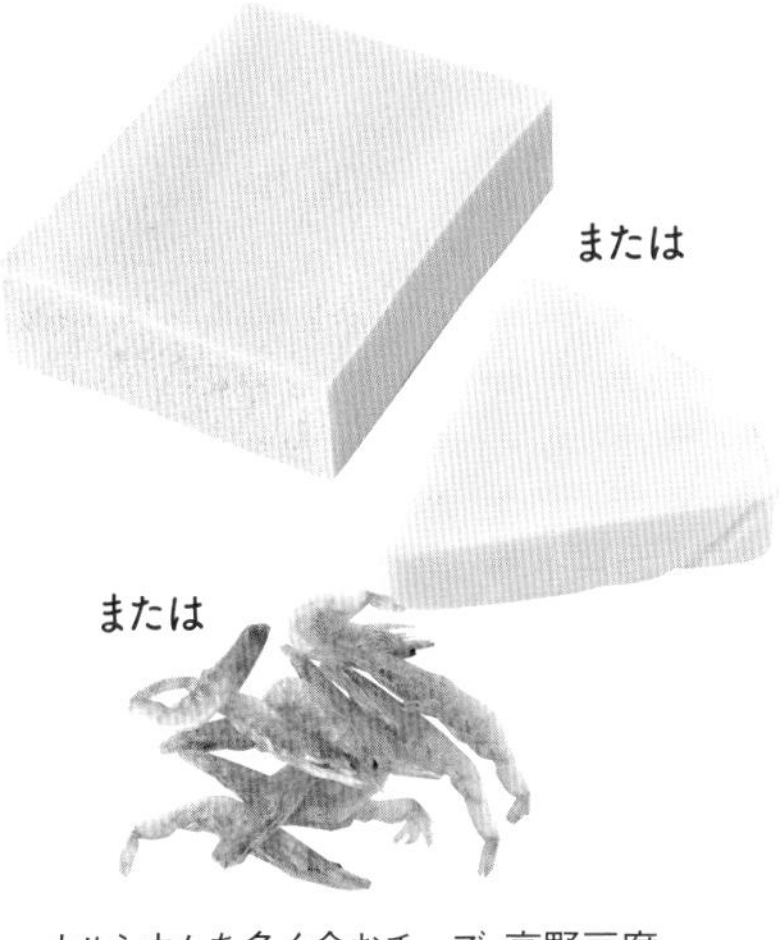

カルシウムを多く含むチーズ、高野豆腐、干しえびや小魚などを加えることで、カルシウムの吸収率を上げる。イライラ防止に効果的。高野豆腐の煮物に。

しめじ

占地

秋

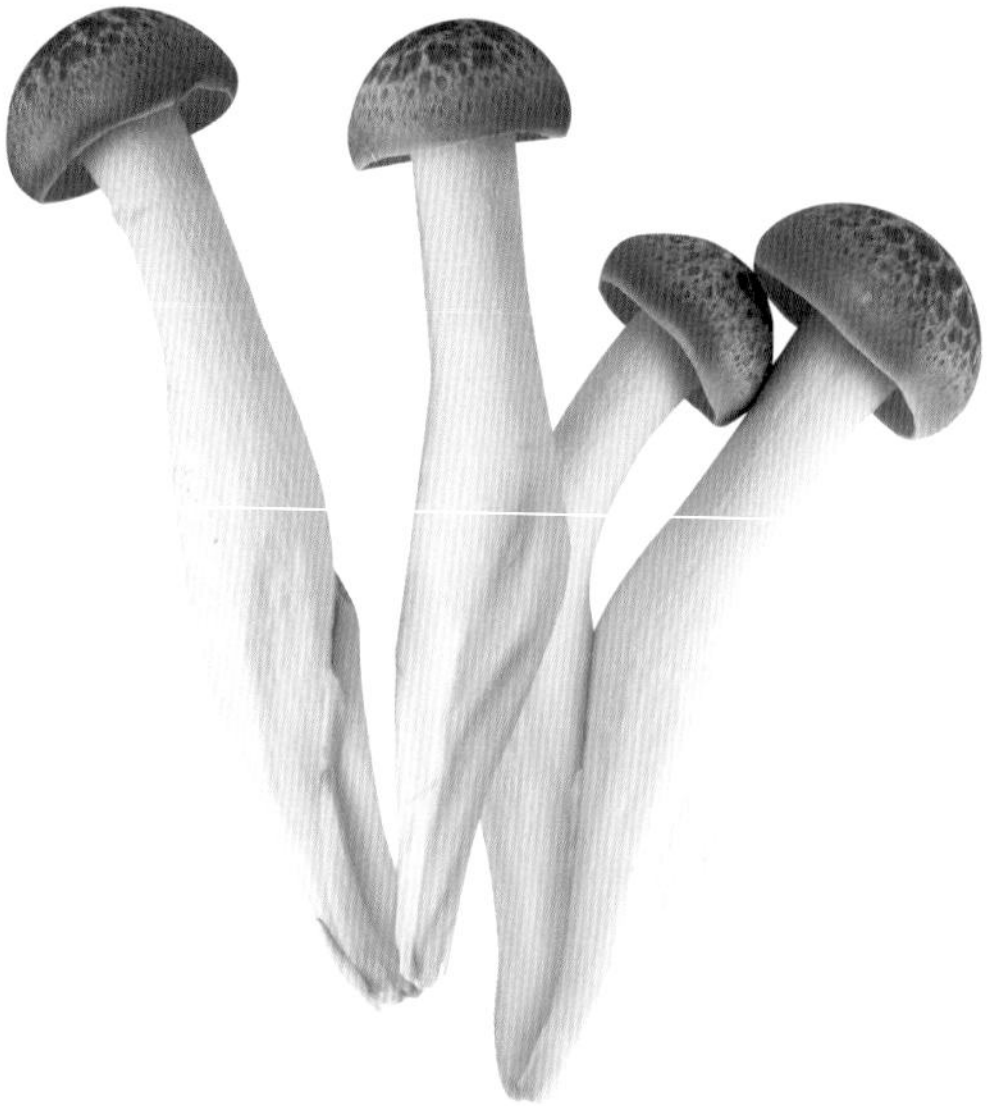

主な効用

きのこ類には比較的多く含むビタミンDが豊富。カルシウムやリンの吸収を高め、体内のカルシウム濃度を調整。

- がん予防
- 骨粗しょう症の予防
- 整腸作用
- 高血圧の予防・改善

主な栄養素

しめじには数種類あり、下記の成分表示はほんしめじの数値。市販品の主流を占めるぶなしめじとは別品種。

※可食部100g当たりの栄養素の量。カッコ内は成人女性の1日の推奨量または目安量で各年齢層別の最大値。

ビタミンB_2	●●●●	0.28mg（1.2mg）
ビタミンB_6	●●	0.19mg（1.2mg）
ビタミンD	●	0.6μg（5.5μg）
カリウム	●●	310mg（2,000mg）
食物繊維	●	1.9（18g）
糖質		0.9g

貴重な天然のしめじはビタミンDを生かす

天然のしめじ（ほんしめじ）とは、広葉樹やアカマツの混交林に自生する野生種のこと。市販されている主流の「ぶなしめじ」とは別の品種です。「しめじ」という名で販売されているものの大半は、ひらたけの一種である「しろたもぎたけ」というものの栽培種です。天然の「しめじ」「ほんしめじ」は、年々少なくなってきています。

天然のしめじはビタミンDが豊富で、カルシウムの吸収をサポートし、骨や歯の形成に働きます。カルシウムは吸収率が高くないので、ビタミンDを一緒に摂りましょう。カルシウムが豊富な牛乳やチーズなどの乳製品と相性がよく、グラタンやシチューは、しめじの旨味とよくなじみます。

しめじ

選び方

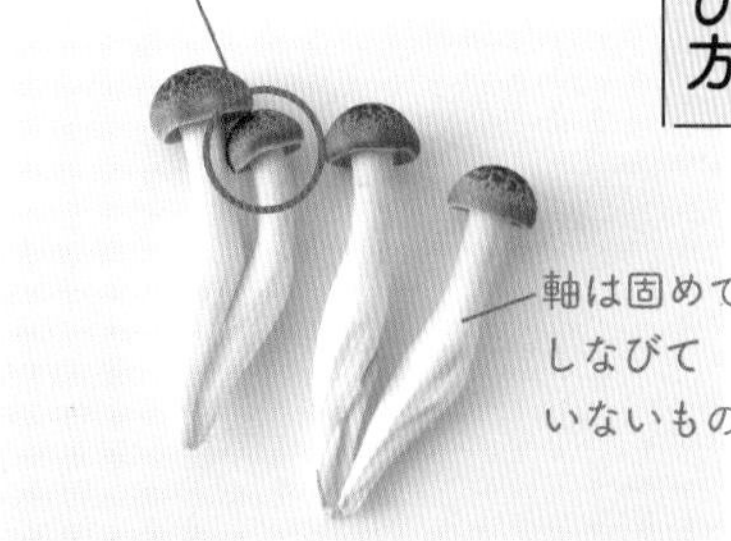

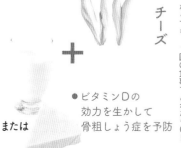

かさは小ぶりで
しまっているもの
軸は固めで
しなびて
いないもの

かさの色が濃く、ハリのあるものが新鮮。
かさが開きすぎているものは避ける。

下処理・切り方

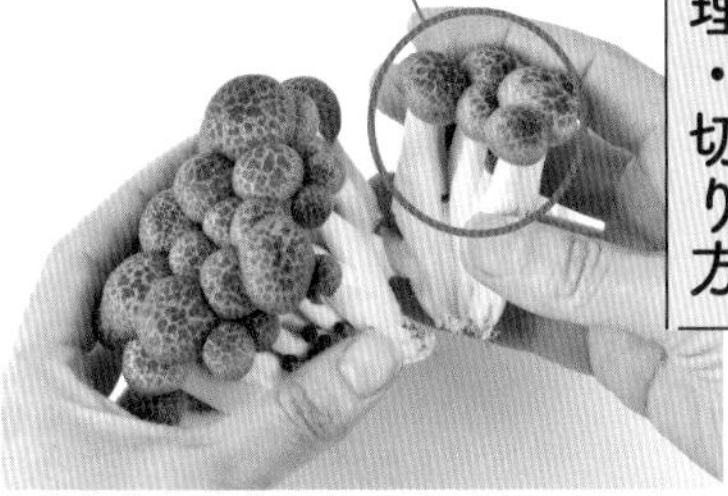

手で小株に分けて
ほぐす

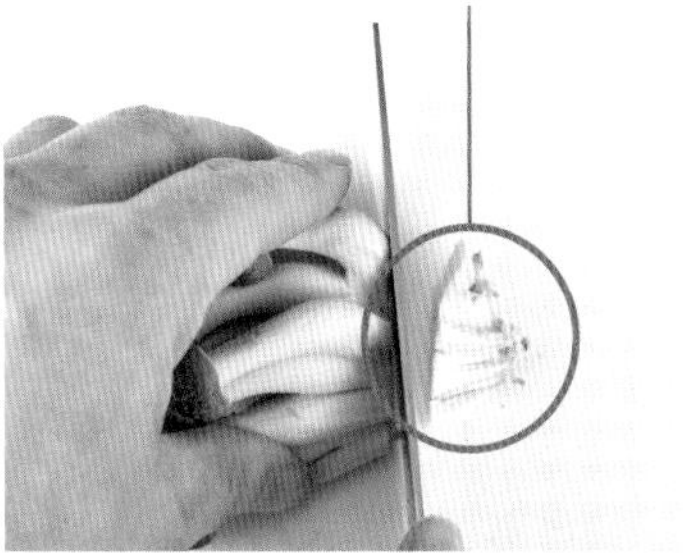

石づきを包丁で
切り落とす

手で小株に分けてから、包丁で石づき（軸の下の部分）を切り落とす。

保存方法

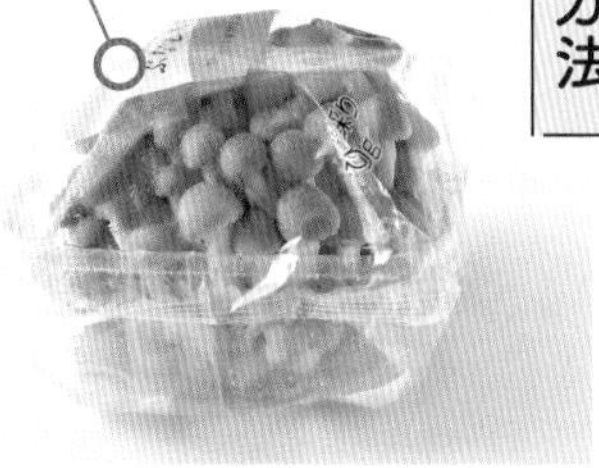

袋やパックに入ったまま
冷蔵庫で保存可能

冷凍する場合は、塩少々を加えたお湯にさっとくぐらせてから冷凍する。

おすすめの組み合わせ

※1つの料理でなくても、1回の食事でとれたらOK。

●牛乳、チーズ

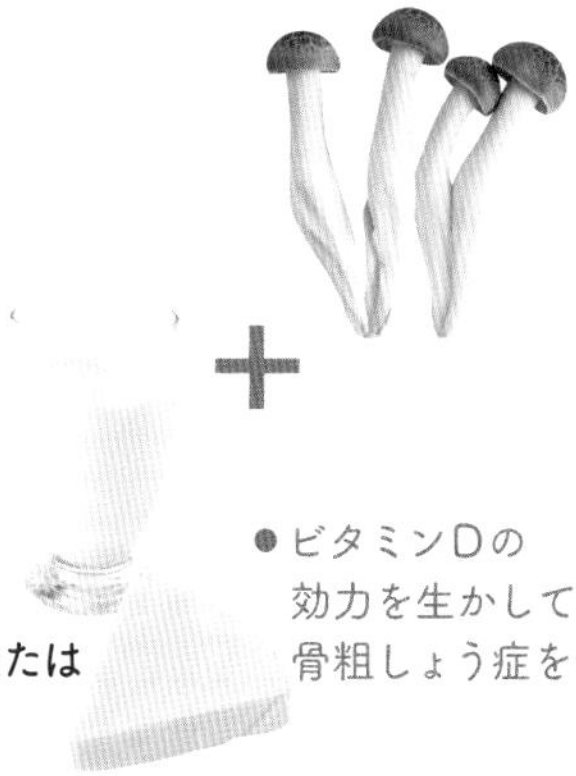

●チーズ焼きに
●ビタミンDの
効力を生かして
骨粗しょう症を予防
または

●鶏肉、豆腐

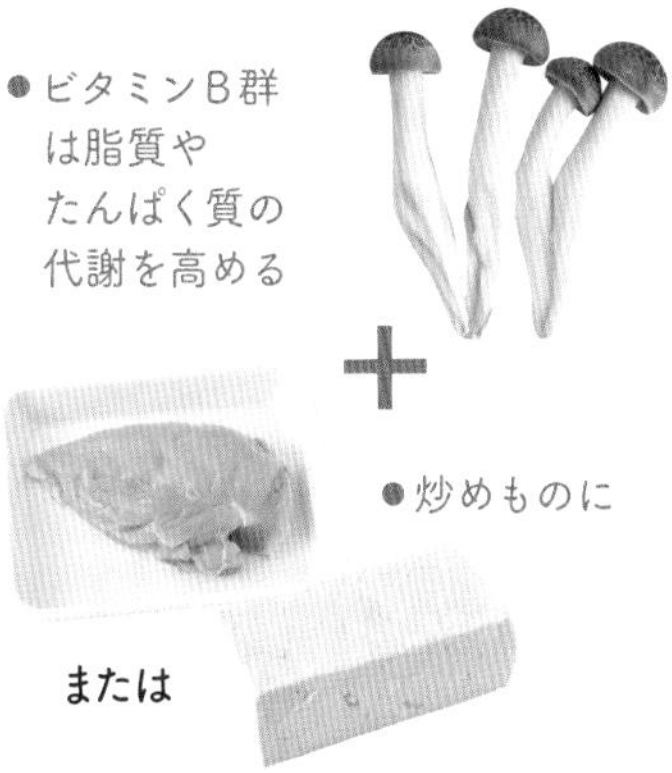

●ビタミンB群
は脂質や
たんぱく質の
代謝を高める
●炒めものに
または

じゃがいも

夏

主な効用

ビタミンCの抗酸化作用は、老化を予防し、またコラーゲンの合成を促進させて美肌に導く。カリウムは血圧を安定させる。

- がん予防
- 高血圧の予防・改善
- 老化の抑制
- 美肌効果

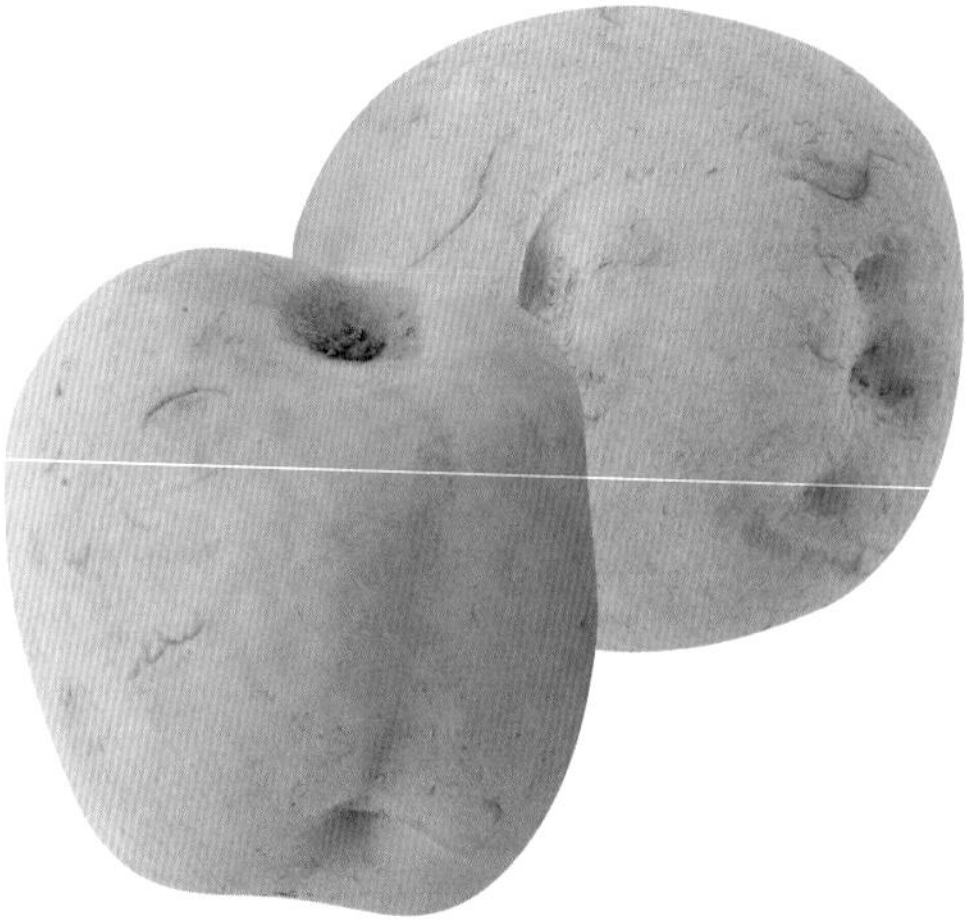

主な栄養素

ビタミンCを多く含み、含有量は食品成分表上、りんごの約9倍。新品種はビタミンC含有量が多い傾向に。

※可食部100g当たりの栄養素の量。カッコ内は成人女性の1日の推奨量または目安量で各年齢層別の最大値。ビタミンAはカロテンのレチノール活性当量、Eはα-トコフェロールの含有量

炭水化物		17.6g
ビタミンB_6	●●	0.18mg（1.2mg）
ビタミンC	●●●●	35mg（100mg）
ナイアシン	●	1.3mg（12mg）
カリウム	●●	410mg（2,000mg）
糖質		16.3g

高い抗酸化作用のある"畑のりんご"

主成分はでんぷんで、ビタミン類も豊富なことから、フランスでは"畑のりんご"と呼ばれています。いも類では糖分やカロリーが少なくて満腹感を得やすいため、ダイエットに最適。豊富に含まれるビタミンCは、でんぷんに包まれていることで、加熱などで壊れにくくなっています。ビタミンCはコラーゲンの合成に必要な栄養素で、美肌効果だけでなく、抗酸化作用により免疫力もアップし、夏風邪や夏バテを防ぎます。また、高血圧予防やむくみ改善につながるカリウムも多く含まれています。

芽の部分や、緑色の皮にはソラニンという有害物質が含まれているので、取り除きましょう。

選び方

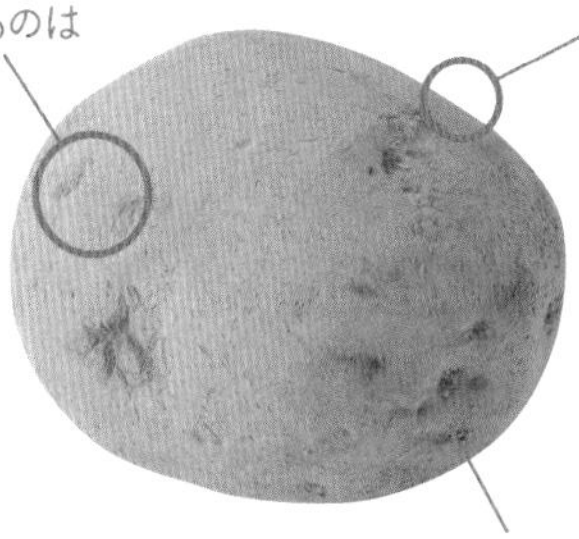

皮が青緑色に変色しているものは避ける

表面に張りがありシワがないもの

新じゃがいもの場合は表面の皮が薄いものを選ぶ

皮は薄く表面がなめらかで全体的に形がふっくらとしており、しっかりとしたかたさがあるものがよい。しなびた感じのやわらかいものは避ける。大きさは、あまり大きすぎず中玉くらいのものがよい。

保存方法

じゃがいも保存はりんごをおともに

紙袋や段ボールなどに入れ、涼しくて日が当たらない場所に置く。長期保存する場合は、りんごを一緒に入れると、りんごから発生するエスチレンガスが発芽を抑えてくれる。

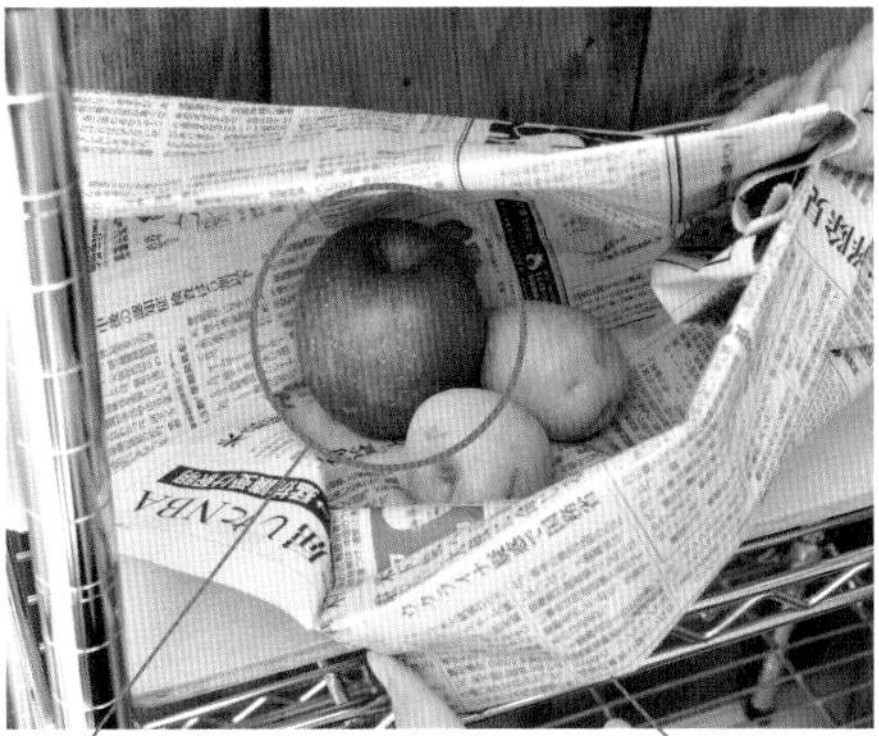

りんごを一緒に入れ新聞紙でくるんだりポリ袋に入れる

日が当たらない場所に置く

紙袋やダンボールにもりんごを一緒に入れる

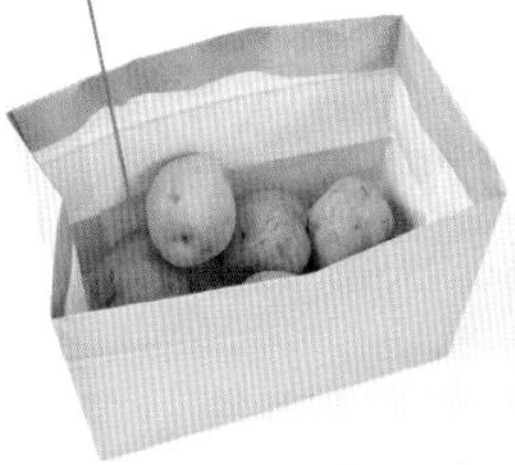

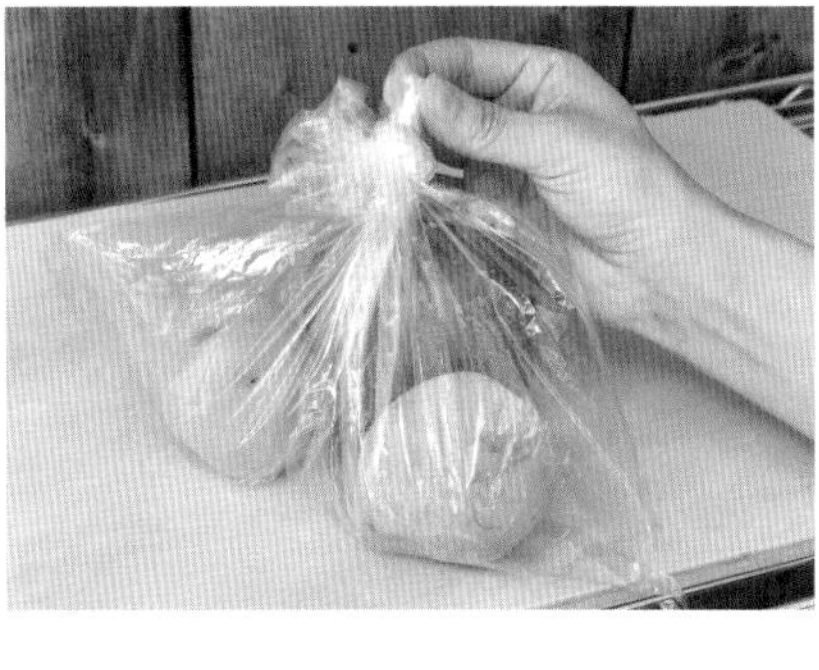

エチレンガスの作用で、じゃがいもは芽が出にくくなるが、ほかの果物を一緒にすると追熟するので注意。

洗い方

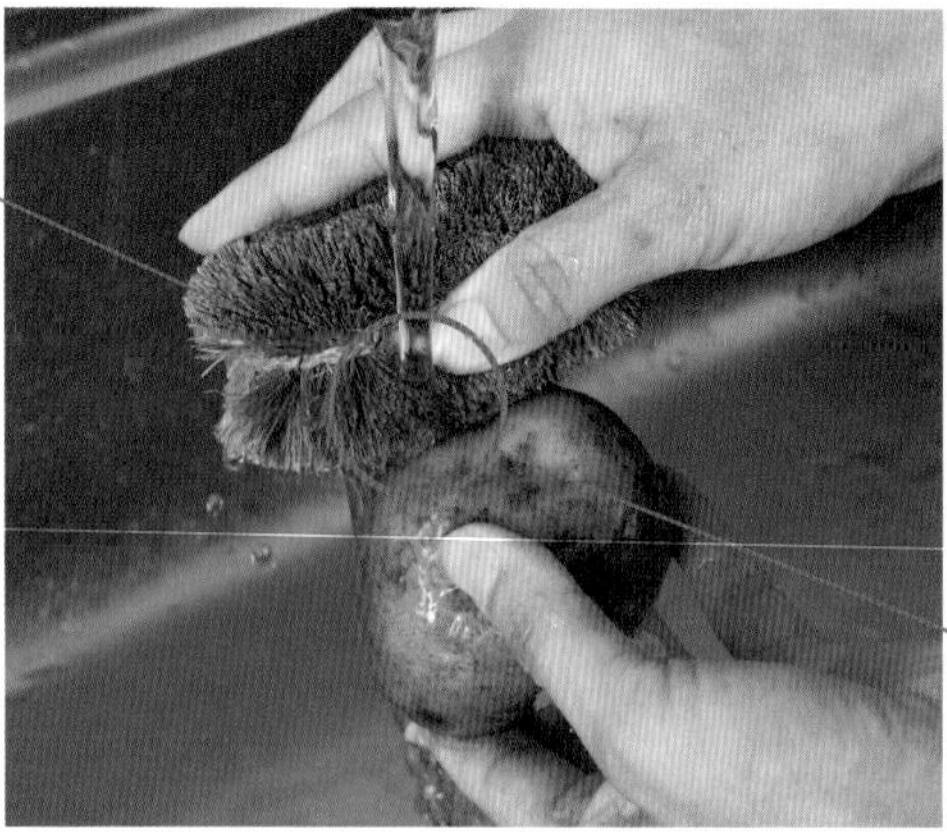

皮ごと使う場合は流水にさらしながらたわしなどで泥を落とす

皮をむく場合は水でざっと洗う

下処理・切り方

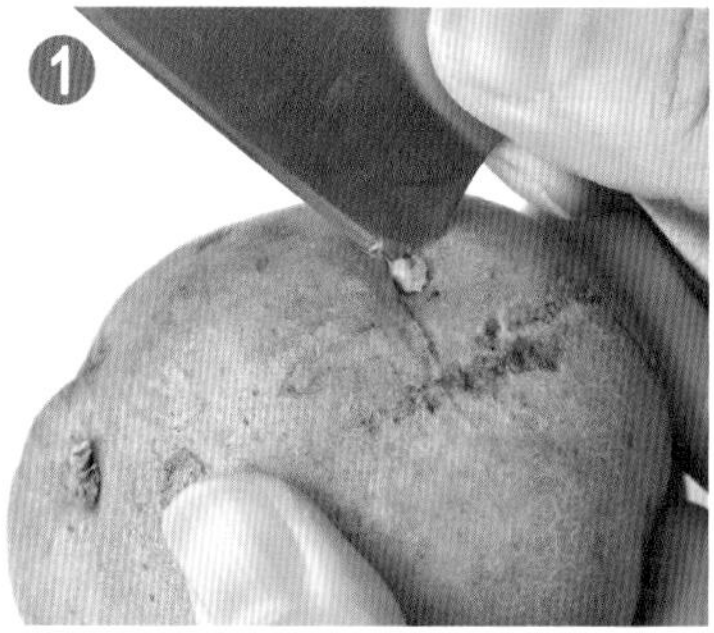

包丁の角を使って、芽をえぐり取る。ピーラーのサイドについた輪を使用しても。

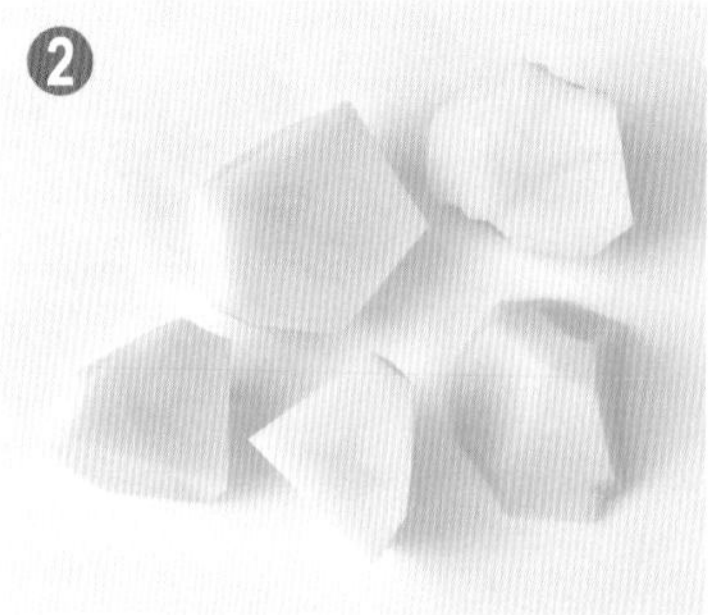

半分に切り、斜めに包丁を入れ、角度を変えながら切る乱切り。大きさをそろえて。

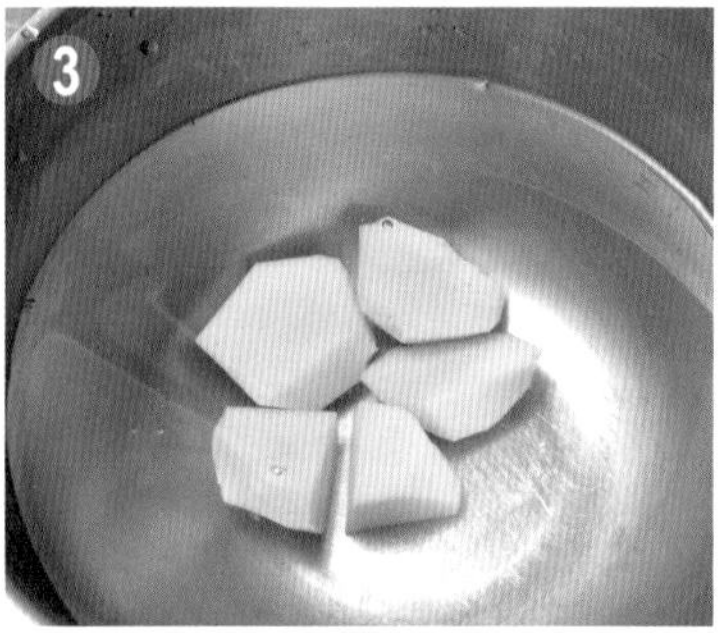

ボウルにためた水に、切ったらすぐにさらしてアクをとる。変色も防ぐ。

包丁が苦手なら ピーラーを活用して

皮むきは、包丁やピーラーで。新じゃがいもの場合は、表面の皮が薄いので、たわしで軽くこすればOK。半月切り、輪切り、せん切りなど料理に合わせて切り方を変えて。

おすすめの組み合わせ

※1つの料理でなくても、1回の食事でとれたらOK。

ビタミンCでレバーの鉄の吸収をサポート

ビタミンCは鉄の吸収率を高める働きがあるので、鉄分の多い食材と調理するとよい。料理に合わせて品種を使い分けてホクホクした男爵は、コロッケやサラダに。煮くずれしにくいメークインは、煮込み料理に。

●豚肉、ベーコン

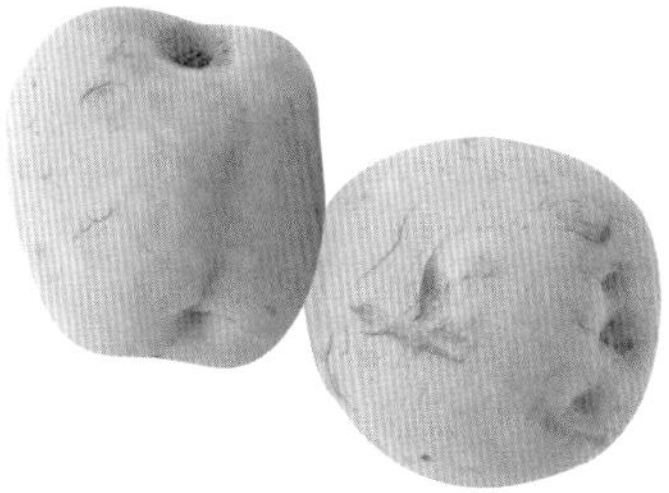

＋

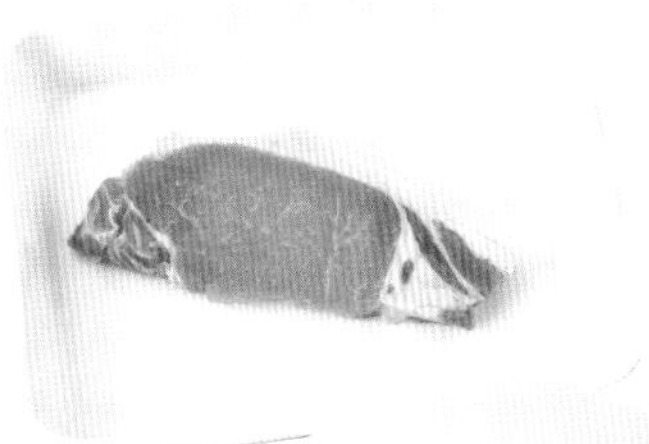

または

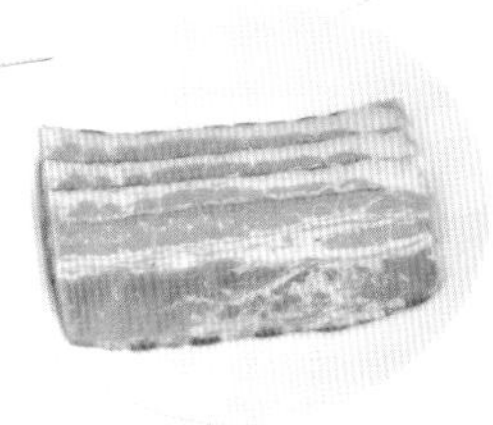

豚肉やベーコンとサッと炒めるだけでも、摂取しにくいビタミンB_1が摂れ、疲労回復に。じゃがいもは乱切りでも輪切りでもせん切りでも。

●豚レバー、鶏レバー、ひじき

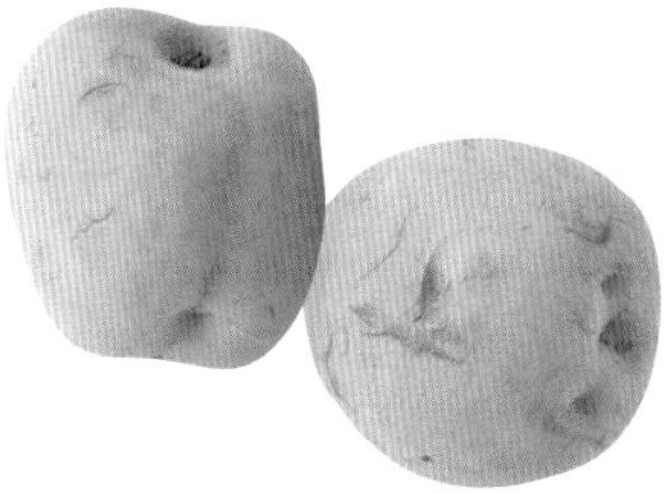

＋

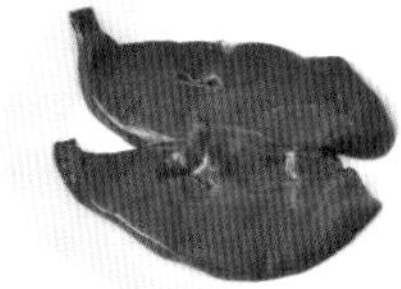

または

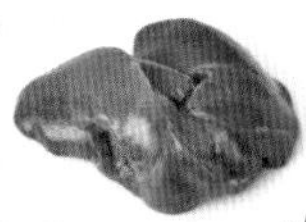

または

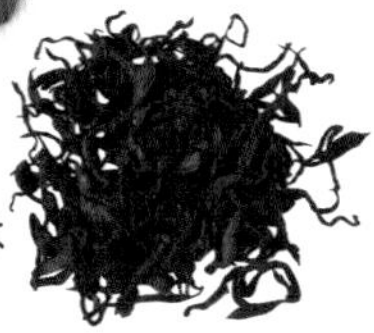

鉄分の多いレバーやひじきと組み合わせて、貧血予防。レバーソテーにじゃがいもを付け合わせたり、ひじきと炊き合わせて。

しゅんぎく

春菊

冬

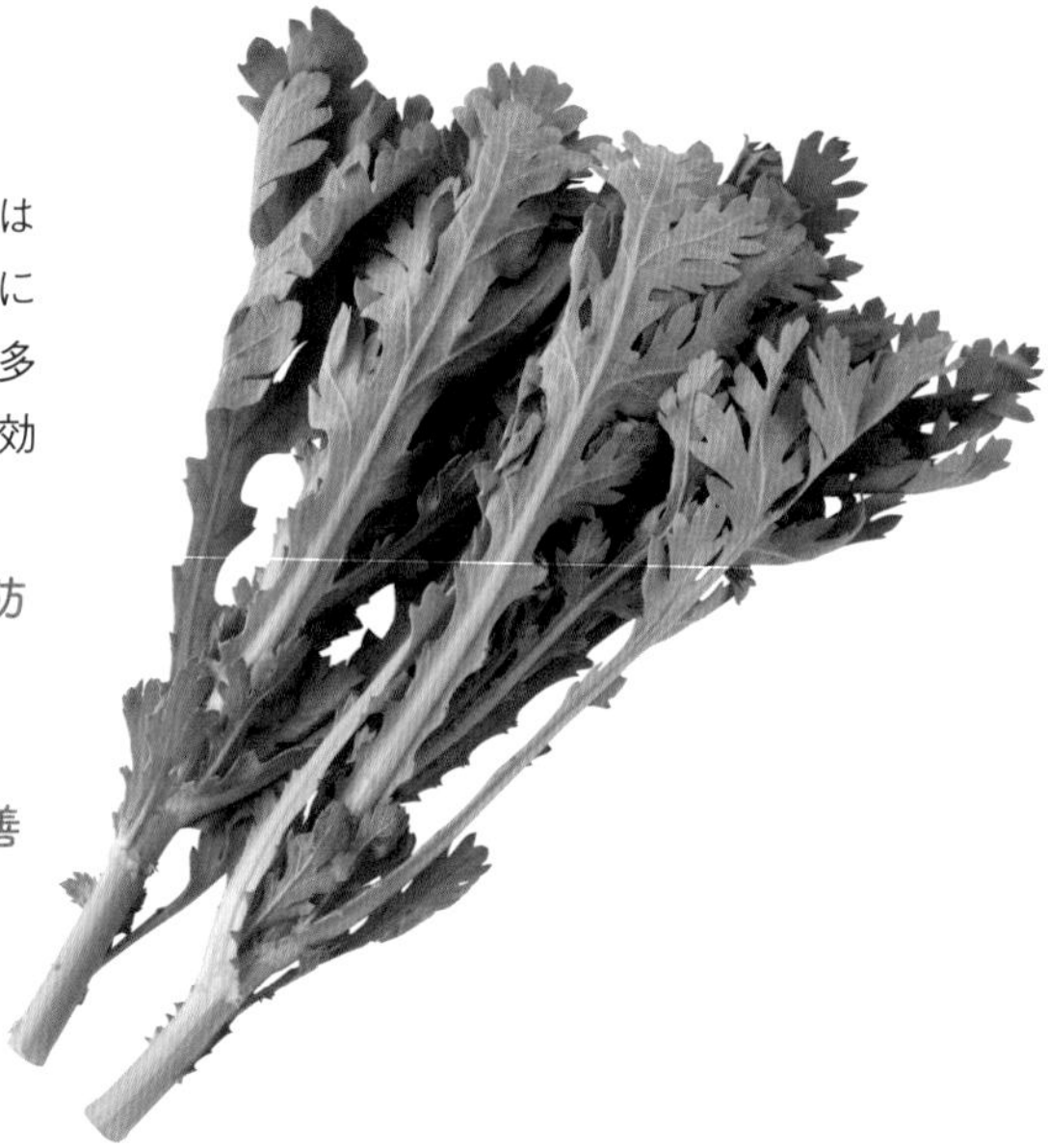

主な効用

カルシウムの含有量は牛乳以上。骨の健康に関与するビタミンKも多く、骨粗しょう症に効果的。

- 骨粗しょう症の予防
- がん予防
- 老化の抑制
- 貧血の予防・改善

主な栄養素

ビタミンA・B群・E、β-カロテン、カルシウム、鉄などに富む。

ビタミンA	●●●●●	380μg（700μg）
ビタミンB_2	●	0.16mg（1.2mg）
ビタミンE	●●●	1.7mg（6.0mg）
カリウム	●●	460mg（2,000mg）
カルシウム	●●	120mg（650mg）
糖質		0.7g

※可食部100g当たりの栄養素の量。カッコ内は成人女性の1日の推奨量または目安量で各年齢層別の最大値。ビタミンAはカロテンのレチノール活性当量、Eはα-トコフェロールの含有量

カルシウムやビタミンKで骨粗しょう症対策

鍋ものによく使われる春菊は、代表的な冬の緑黄色野菜。関西では「菊菜」と呼ばれています。

骨の形成に必要なカルシウム、ビタミンKも多いので、骨粗しょう症の予防に。また、鉄の含有量も多く、貧血予防に役立ちます。

β-カロテンは、ほうれんそうやこまつなより多く、ビタミンB_2・E、葉酸も豊富。葉酸は熱に弱い水溶性なので、生食がおすすめです。サラダには、葉先のやわらかい部分を。レモンとオリーブオイルのドレッシングをかけたり、グレープフルーツとサラダ仕立てにして、ビタミンCを摂取。肉や魚料理の添え野菜にすると、たんぱく質も摂れ、鉄の吸収率も高まります。

選び方

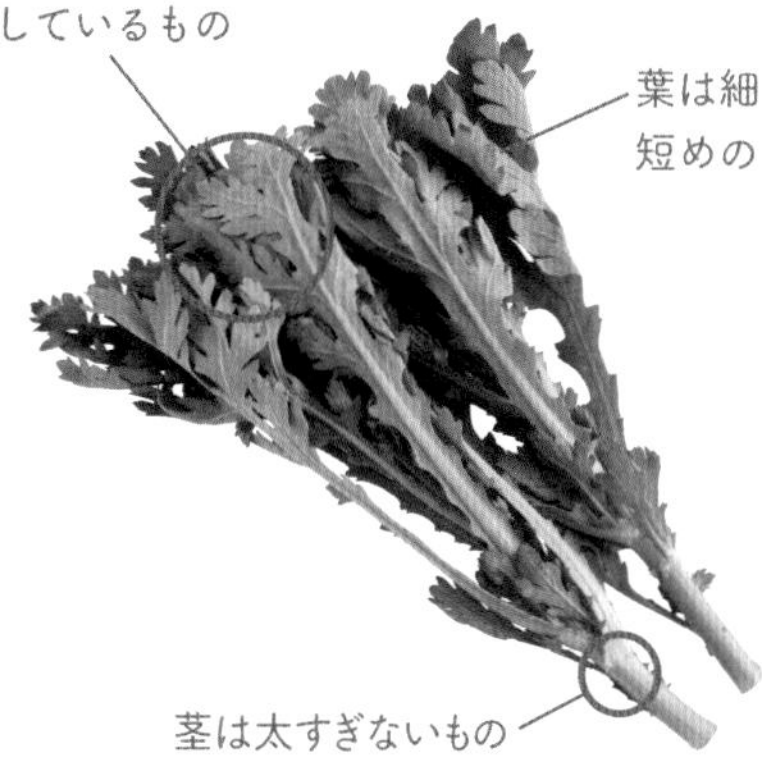
色が濃く
密生しているもの
葉は細くて
短めのものを選ぶ
茎は太すぎないもの

全体的に濃い緑色で、みずみずしいものが新鮮。葉が密生していて、張りのあるものを選ぶ。茎は細めのほうが食べやすい。生で食べる場合は、葉が小さめで、切れ込みが細かくてやわらかいものがよい。

保存方法

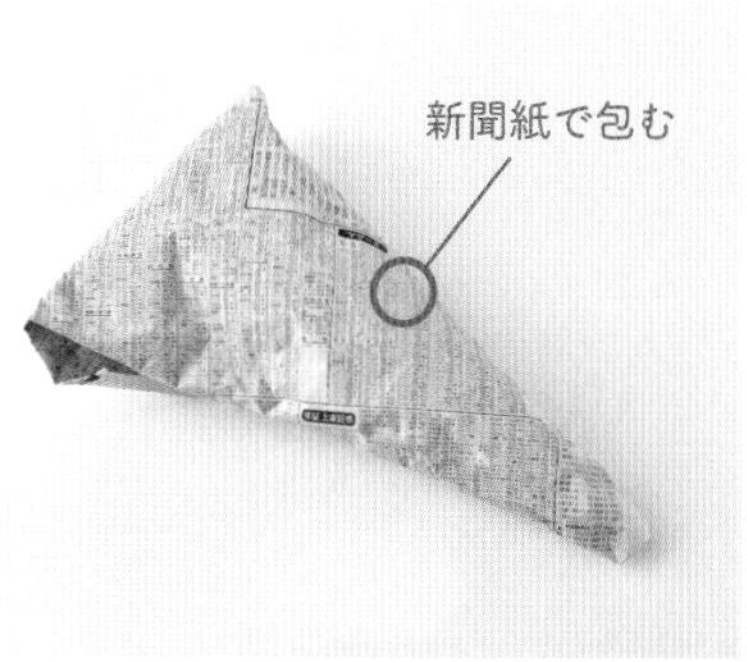
新聞紙で包む

新鮮なうちにサッとゆでて水けを絞り冷凍

新聞紙で包み、ポリ袋に入れて冷蔵庫の野菜室に入れておくと、比較的長持ちする。すぐ使わない場合は、かためにゆでて水けをしっかり絞ってから冷凍を。

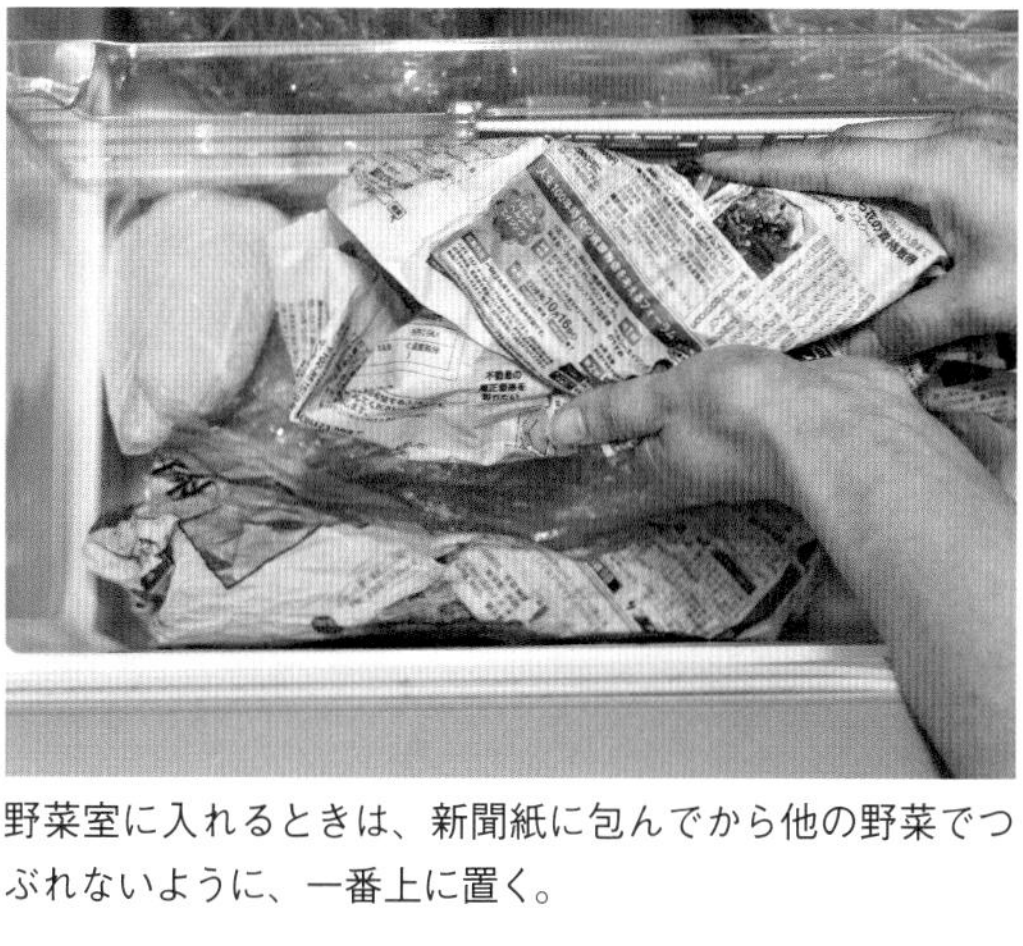
野菜室に入れる
ときは他の
野菜の上に

野菜室に入れるときは、新聞紙に包んでから他の野菜でつぶれないように、一番上に置く。

洗い方

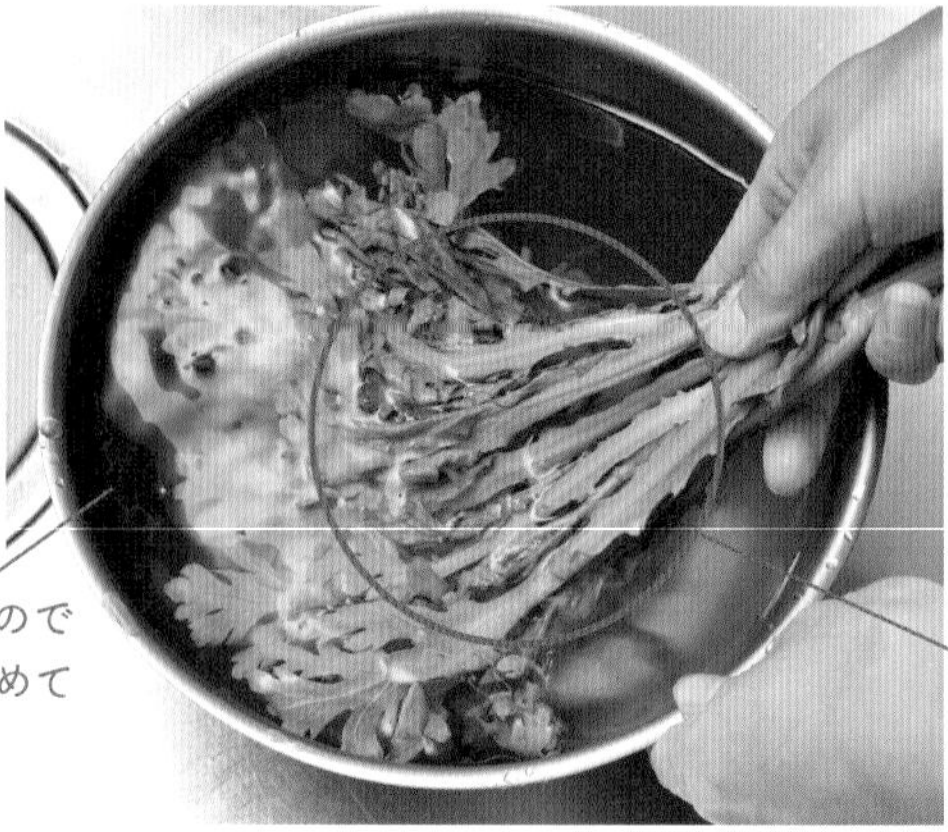

葉は洗いにくいので
ボウルに水をためて
洗う

よくふり洗いして
汚れを落とす

下処理・切り方

アク抜きの必要な、茎は長めに加熱する

春菊はアクが少ないので、下ゆでしないで、お浸しや鍋物に使えます。根元はかたいので、3cm程度切り落とす。茎が太いため、茎と葉の部分は分けて加熱する。

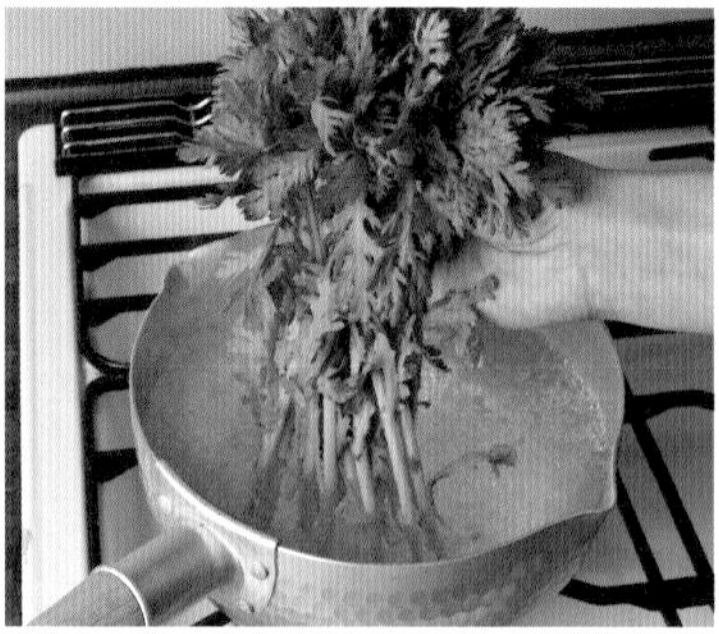

たっぷりのお湯に茎から入れてゆでる。
30秒程してしんなりしたら、葉をゆでる。

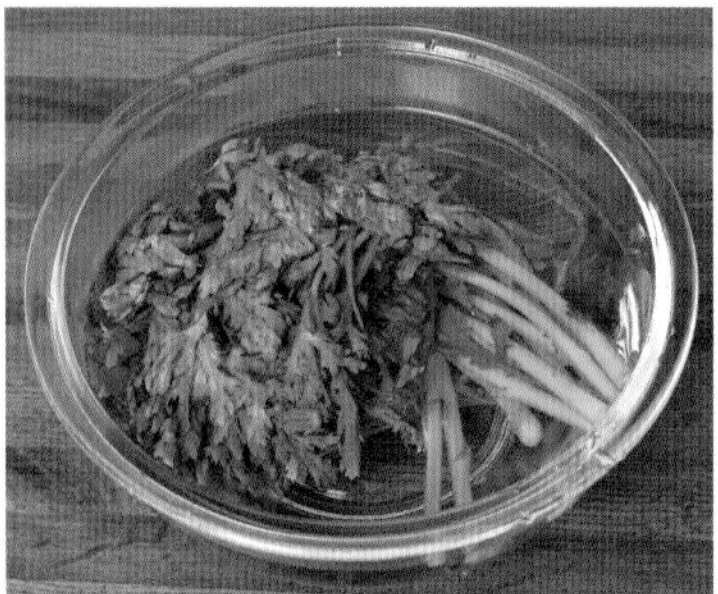

葉がしんなりして色が変わったら、冷水に取って色止めをする。

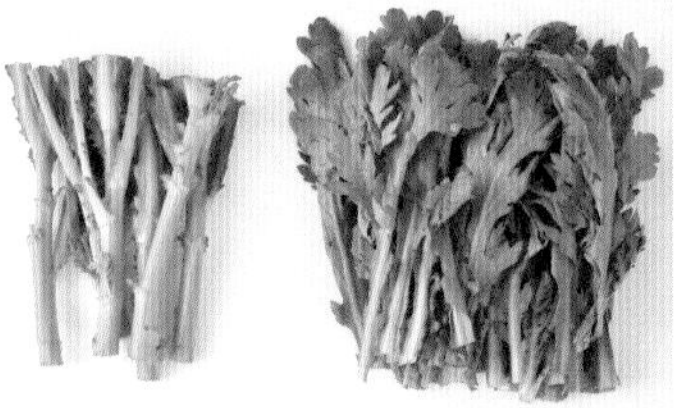

サラダなど生で食べるときは、やわらかい葉先だけを使う。手でちぎってもOK。

おすすめの組み合わせ

※1つの料理でなくても、1回の食事でとれたらOK。

足りないビタミンCやたんぱく質と一緒に

しゅんぎくはビタミンCが少なめ。ビタミンCを補うことで、β-カロテンやビタミンEの抗酸化力がアップ。また、ビタミンCだけでなく、肉・魚介類などのたんぱく質と一緒に摂ると、鉄の吸収が高くなる。

●グレープフルーツ

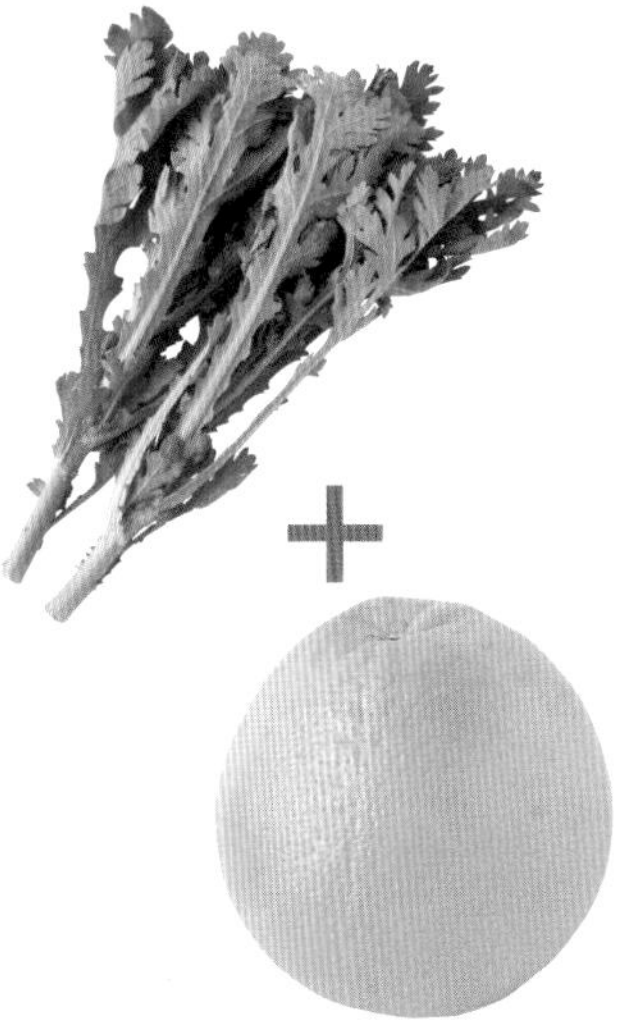

ビタミンCをグレープフルーツで補う。ジュースもおすすめ。抗酸化力アップ。

●しょうが

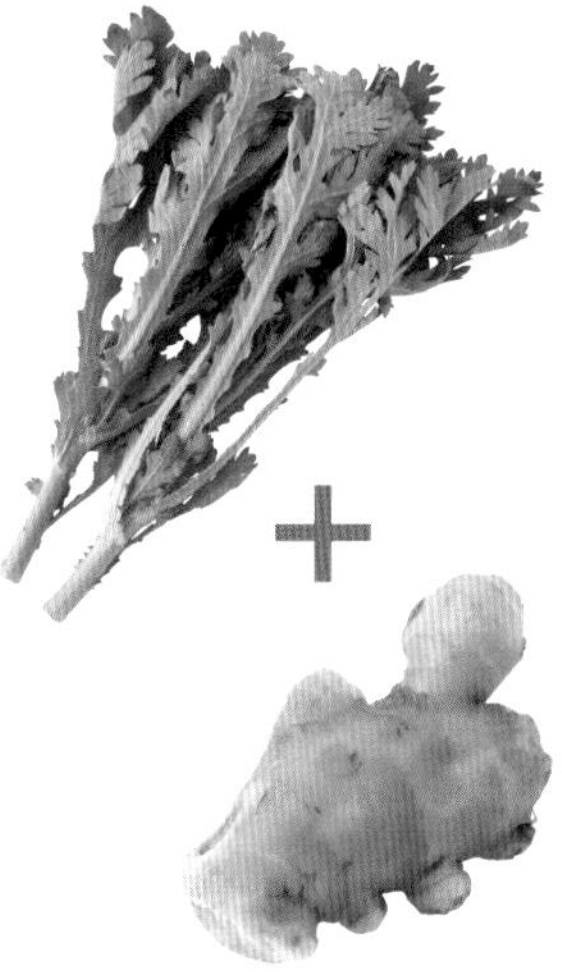

体を温める働きのあるしょうがと合わせると、風邪対策に。炒めものに。

●ごま、くるみ

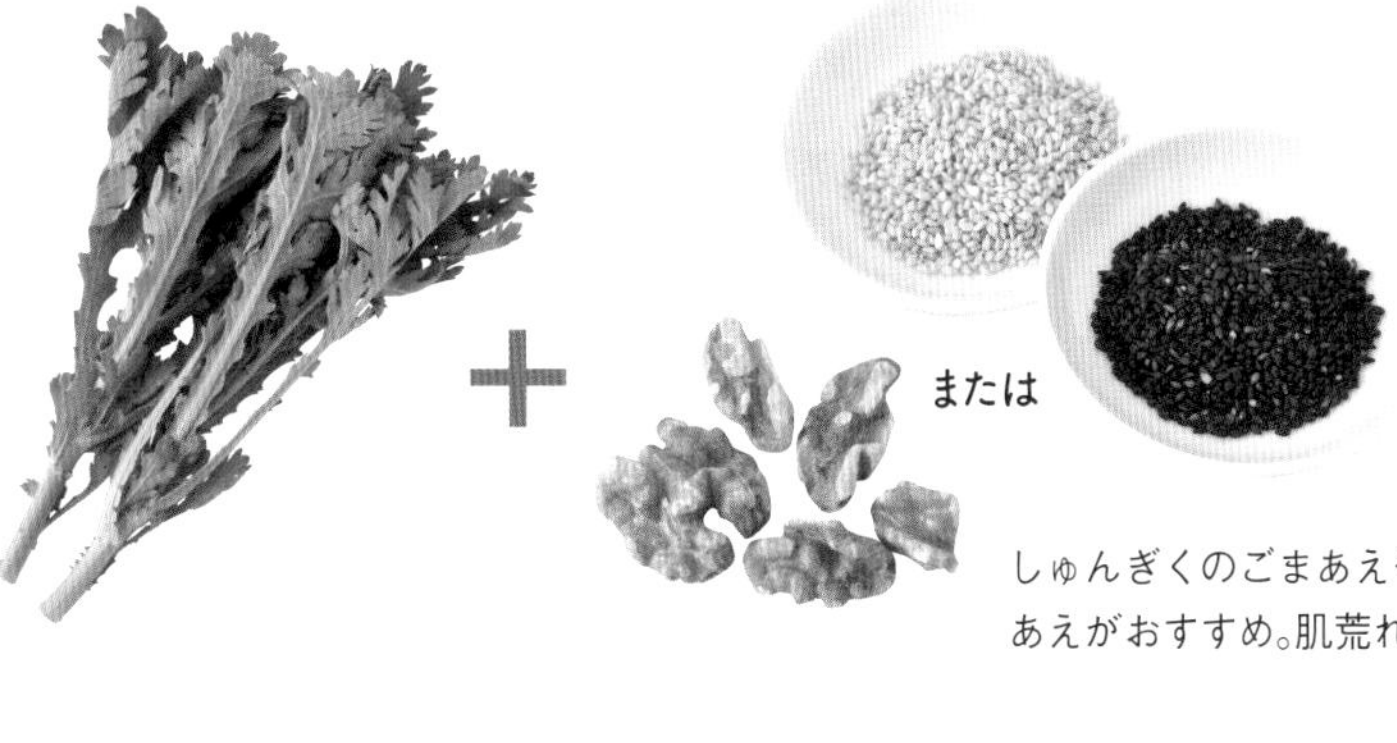

しゅんぎくのごまあえやくるみあえがおすすめ。肌荒れ防止に。

しょうが

生姜

夏

主な効用

辛味成分のショウガオールが免疫力を高める。血中コレステロ　ルの改善にも効果を発揮。抗菌、抗酸化作用も強い。

- がん予防
- 風邪や感染症の予防
- 冷え性の改善
- 食欲の増進

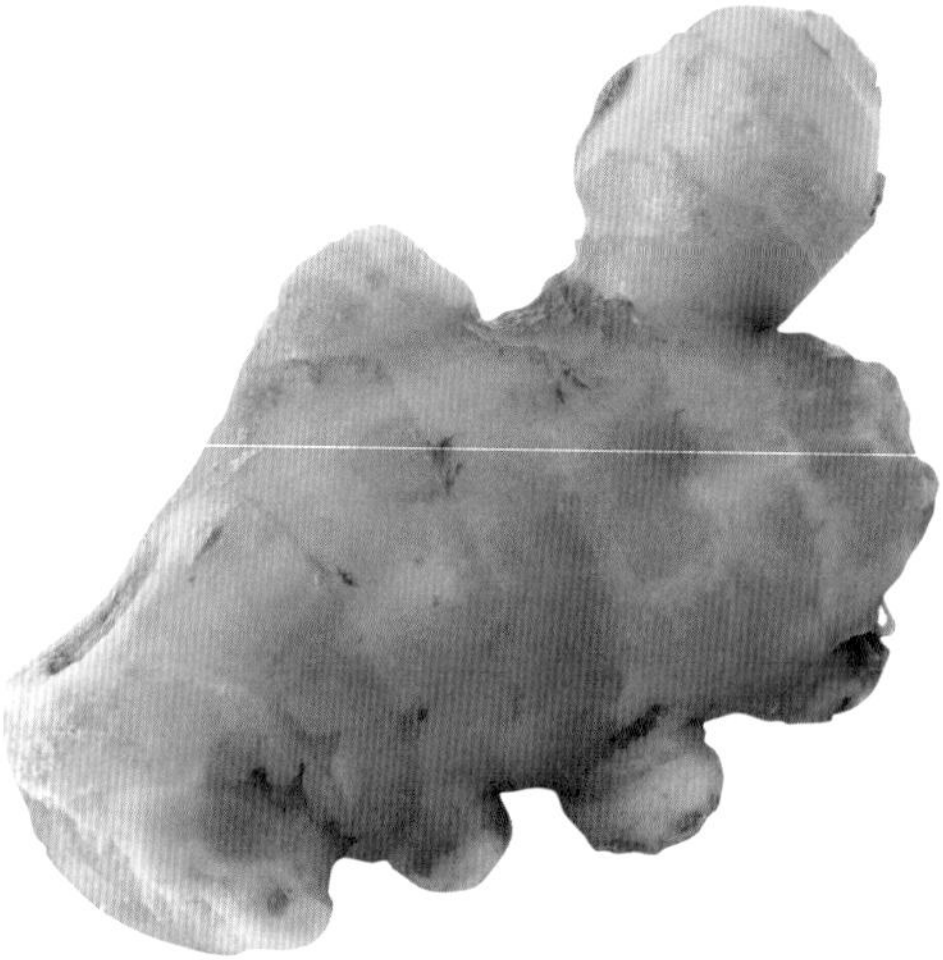

主な栄養素

辛味成分に含まれるショウガオールやジンゲロールなどがさまざまな薬効をも つ。

※可食部100g当たりの栄養素の量。カッコ内は成人女性の1日の推奨量または目安量で各年齢層別の最大値。ビタミンAはカロテンのレチノール活性当量、Eはα-トコフェロールの含有量

ビタミンB6	● 0.13mg（1.2mg）
ビタミンC	0.1mg（6.0mg）
カリウム	● 270mg（2,000mg）
マンガン	●●●●●●●●●● 5.01mg（3.5mg）
食物繊維	● 2.1g（18g）
糖質	4.5g

血行を促進して体を温める

独特の辛味や香り成分により、薬効豊かな香辛野菜。辛味の主成分はジンゲロールで、熱を加えるとショウガオールに変化します。加熱後はもちろん、生でも、血行を促進して体を温め、発汗を促す作用があります。体温維持効果があるので、風邪や冷え性に。ショウガオールの抗菌作用、抗酸化作用は、がん予防に期待されています。

香り成分のジンギベレンやシトロネラールには、胃腸の機能を高める働きがあるとされ、漢方薬としても使われています。独特の香りが胃液の分泌を促すので、食欲を高めます。

香り成分は細かくするほど、薬効が生かされます。生の場合は、すりおろして。炒めものなどは、細かく刻んで。

選び方

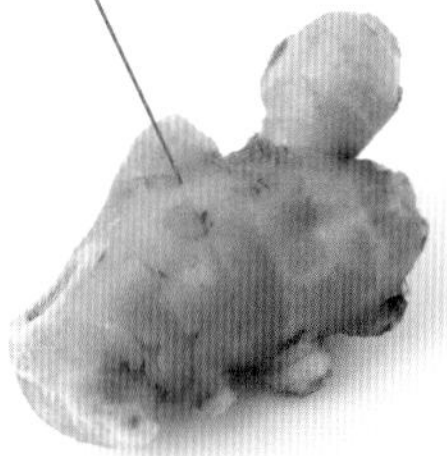
実が固くしまっている

皮に傷がなくて、ふっくらとしているもの、表面が乾きすぎていないものを選ぶ。

下処理

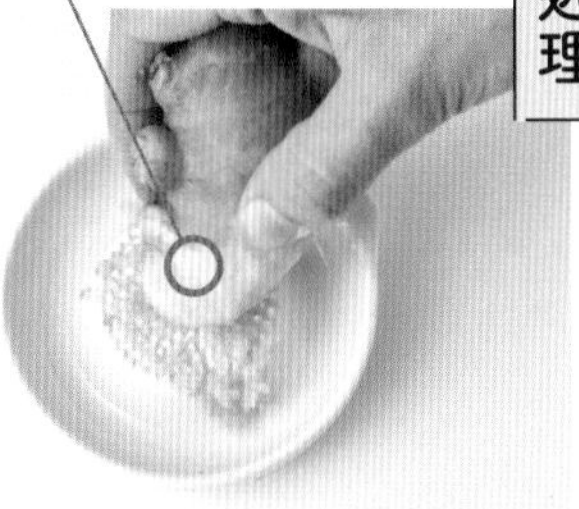
皮を薄くむいてから
すりおろし

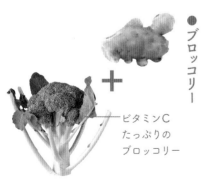

皮は、包丁の背やスプーンでこそげとる。繊維に対して垂直にすりおろす。

保存方法

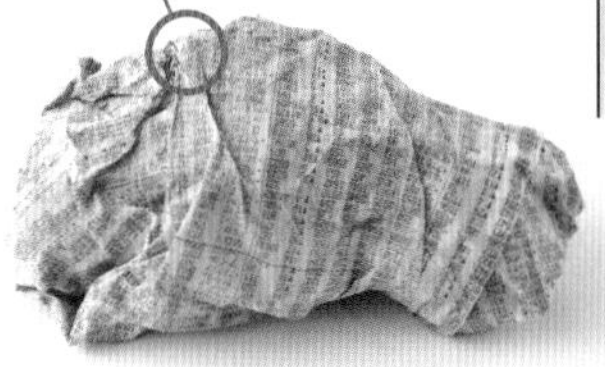
湿らせた新聞紙に
包んで室内保管

乾燥すると繊維が多くなるので、湿らせた新聞紙に包む。冷凍はすりおろして。

切り方

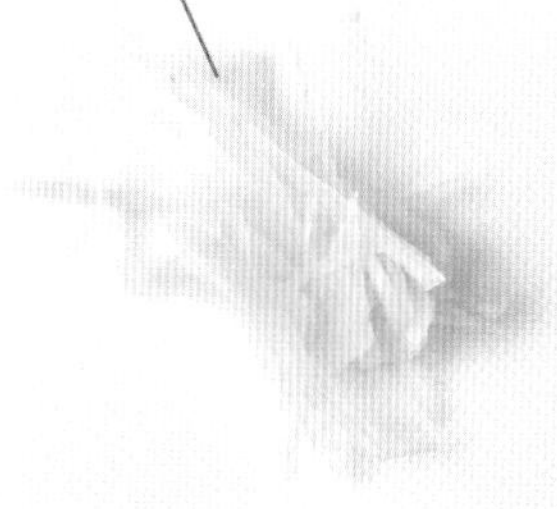
薄切りにしてから
せん切りに

皮を薄くむいたら、繊維の方向に薄切り。数mmずらして重ね、端から細く切る。

おすすめの組み合わせ

※1つの料理でなくても、1回の食事でとれたらOK。

●豚肉、鶏肉

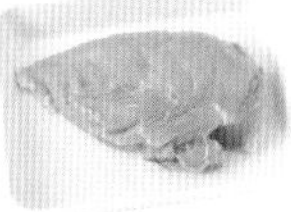
または
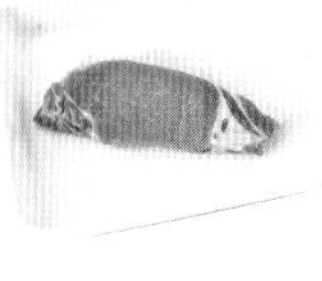

●しょうが焼きに

●生のしょうがに含まれる酵素が肉のたんぱく質を分解して肉をやわらかく

●ブロッコリー

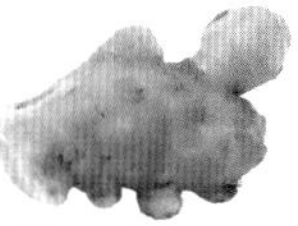

ビタミンC
たっぷりの
ブロッコリー

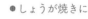

●食欲が高まり、風邪予防に効く

●炒めものに

セロリー

冬

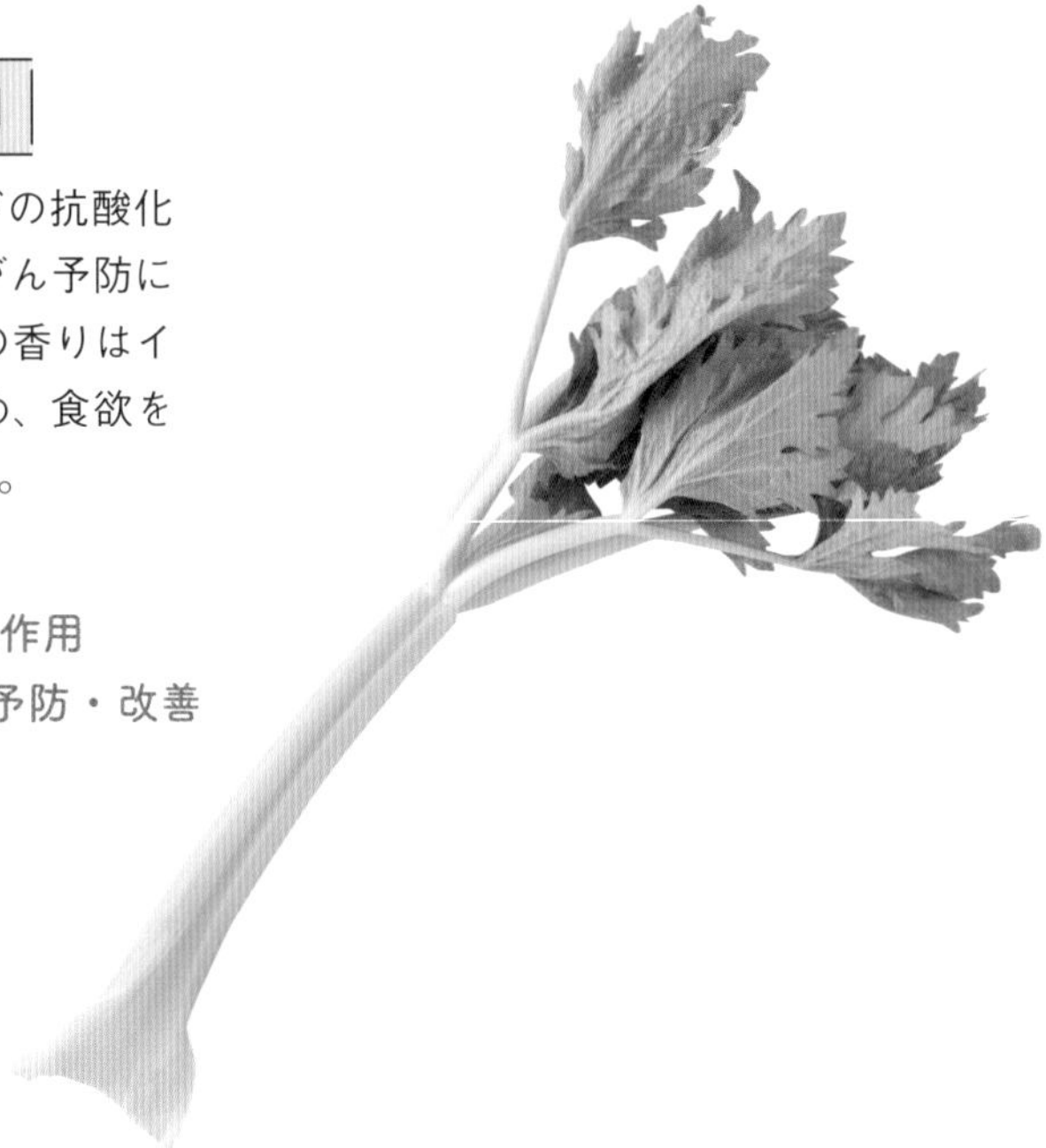

主な効用

フラボノイドの抗酸化作用には、がん予防に働く。独特の香りはイライラを鎮め、食欲をアップさせる。

- がん予防
- 抗ストレス作用
- 高血圧の予防・改善
- 疲労回復

主な栄養素

イライラを抑えるセロリ特有の香り成分、セリ科の野菜に多いフラボノイドなど機能性成分が含まれる。

※可食部100g当たりの栄養素の量。カッコ内は成人女性の1日の推奨量または目安量で各年齢層別の最大値。

ビタミンC	●	7mg（100mg）
葉酸	●	29μg（240μg）
カリウム	●●	410mg（2,000mg）
食物繊維	●	1.5g（18g）
糖質		2.1g

イライラを鎮めて食欲アップ

香り成分に薬用植物としての効用をもつ香辛野菜。特有の香りのもとは、香気成分のアピインで、イライラを抑える働きがあります。また、胃液の分泌を促し、食欲を刺激する効果も。

血糖値の上昇を抑制し、糖尿病を予防する水溶性の食物繊維も含有。カリウムを多く含み、過剰なナトリウムの一部を体外へ排出。高血圧を予防するほか、利尿が促進されるので、腎臓病の予防にも。微量ながらビタミンB_2・B_1、葉酸などのB群、Cが含まれます。

葉は、β-カロテンが豊富。葉に含まれる香り成分ピラジンには、血栓を防ぎ、血液サラサラ効果があります。切ったセロリーを、短時間冷水につけると、シャキッとした歯ざわりに。

選び方

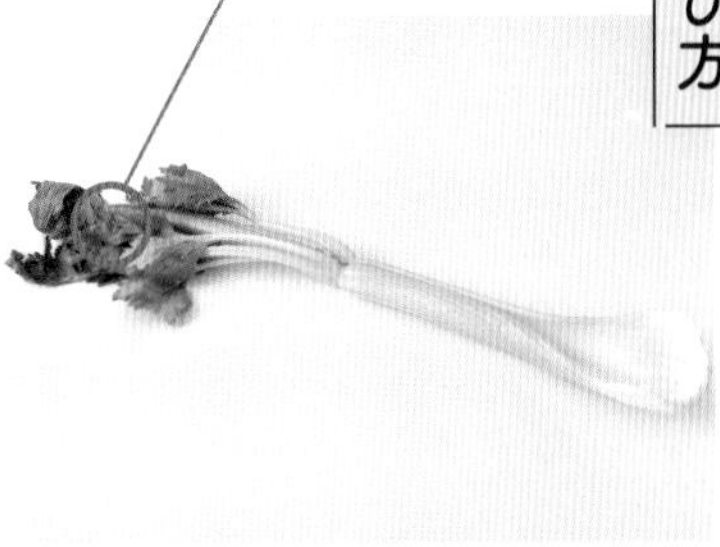
葉の緑色が
鮮やかなもの

表面に張りとつやがあるものがよい。鮮度が落ちてくると、葉は黄色がかってくる。

保存方法

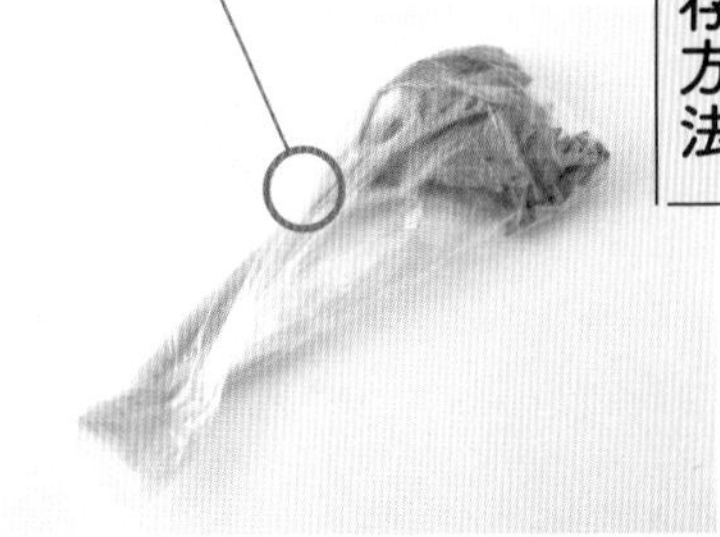
購入時の包装の上から
ラップやポリ袋で包む

傷みやすいので洗わずに、購入時のままラップやポリ袋で覆って野菜室へ。

下処理

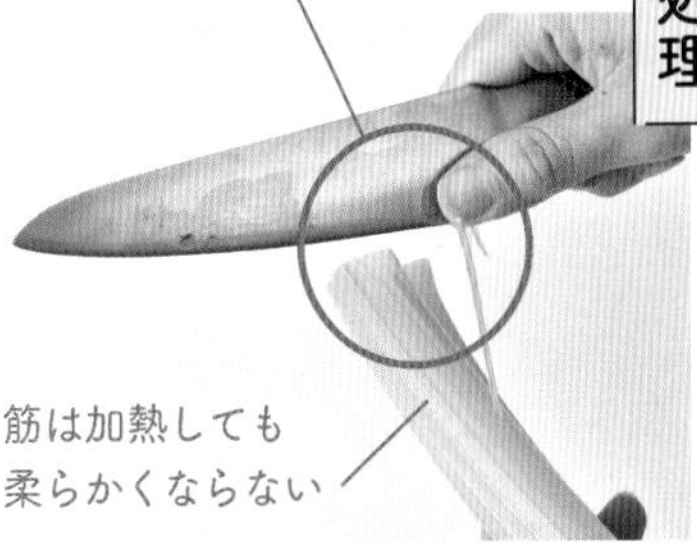
茎の筋を
包丁で取る
筋は加熱しても
柔らかくならない

茎の切り口に包丁を入れ、手前に向かって引くように筋を取る。ピーラーでも可。

切り方

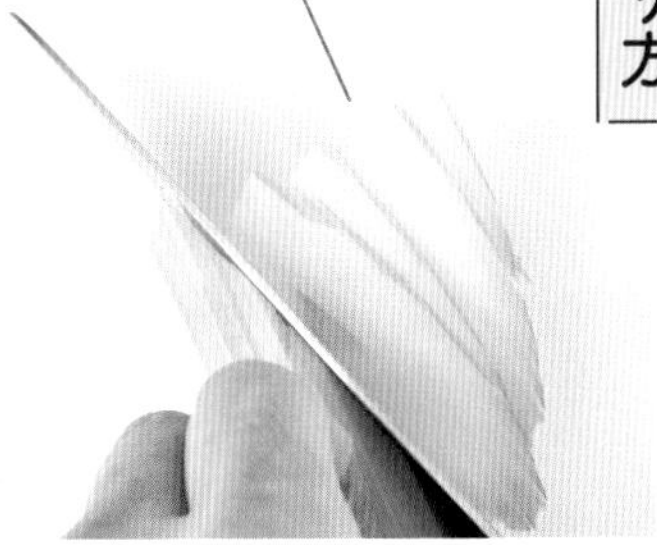
サラダには
斜め薄切り

斜めに包丁を入れ、薄く切る。繊維が切れるので、筋を取らなくてもOK。

おすすめの組み合わせ

※1つの料理でなくても、1回の食事でとれたらOK。

●パプリカ（赤・黄）、カリフワラー、ブロッコリー、桜えび

- ビタミンCやカルシウムと合わせて抗ストレス作用アップ
- 炒め物に

または
または
または
カルシウムが豊富

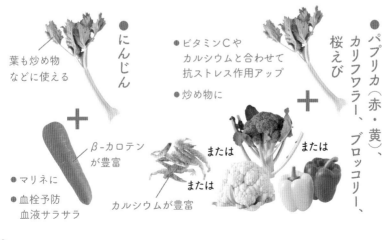

●にんじん

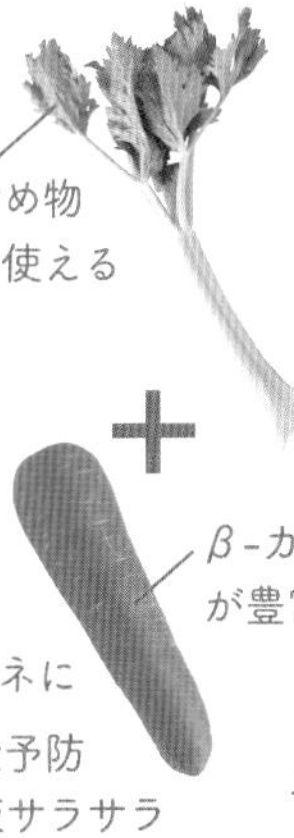
葉も炒め物
などに使える
β-カロテン
が豊富

- マリネに
- 血栓予防
血液サラサラ

だいこん

大根

冬

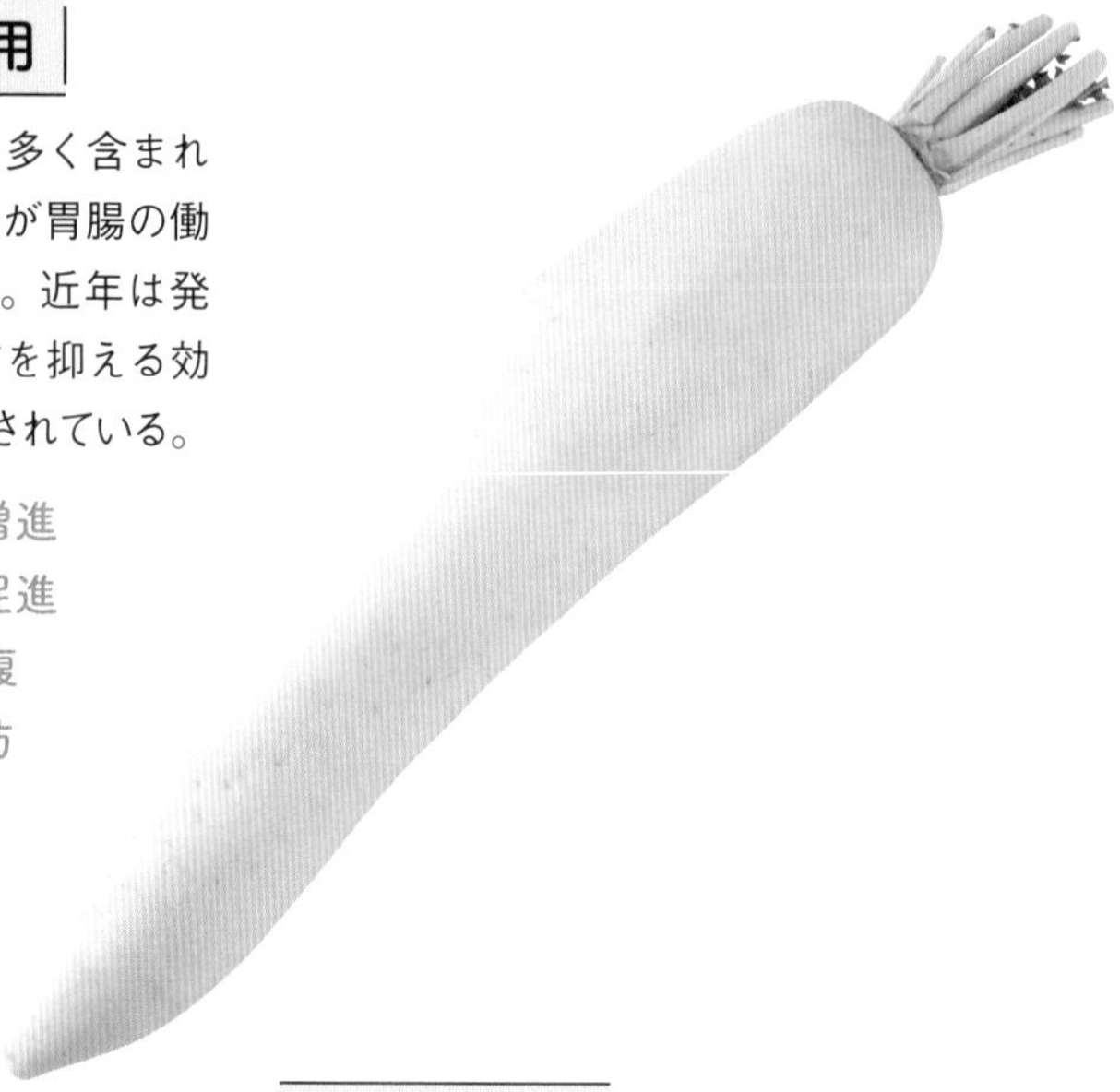

主な効用

根の部分に多く含まれる消化酵素が胃腸の働きを整える。近年は発がん性物質を抑える効用でも注目されている。

- 食欲の増進
- 消化の促進
- 疲労回復
- がん予防

主な栄養素

右の成分表示は皮つきの根の数値。葉の栄養素はビタミン、ミネラルともに根より優秀。

ビタミンC	● 12mg（100mg）
パントテン酸	0.12mg（5mg）
葉酸	● 34μg（240μg）
カリウム	● 230mg（2,000mg）
食物繊維	● 1.4g（18g）
糖質	2.7g

※可食部100g当たりの栄養素の量。カッコ内は成人女性の1日の推奨量または目安量で各年齢層別の最大値

消化を助ける酵素で胃のトラブルを予防

だいこんの根は、胃腸の働きを助ける酵素を含んでいます。でんぷん分解酵素ジアスターゼ（別名アミラーゼ）は、でんぷんの消化を促し、胃もたれを防ぎ、胃炎や胃潰瘍を予防。さらに、辛味成分であるアリルからし油には、胃液の分泌を高める作用があります。まさにだいこんは「天然の胃腸薬」といえるでしょう。

また、ビタミンCや食物繊維を豊富に含み、コレステロールの上昇の抑制や大腸がん予防、女性にうれしい美肌効果も。酵素やビタミンCは、酸や熱に弱いので、大根おろしにすると効率よく摂取できます。

葉にはβ-カロテン・ビタミンC、食物繊維などが豊富に含まれています。

選び方

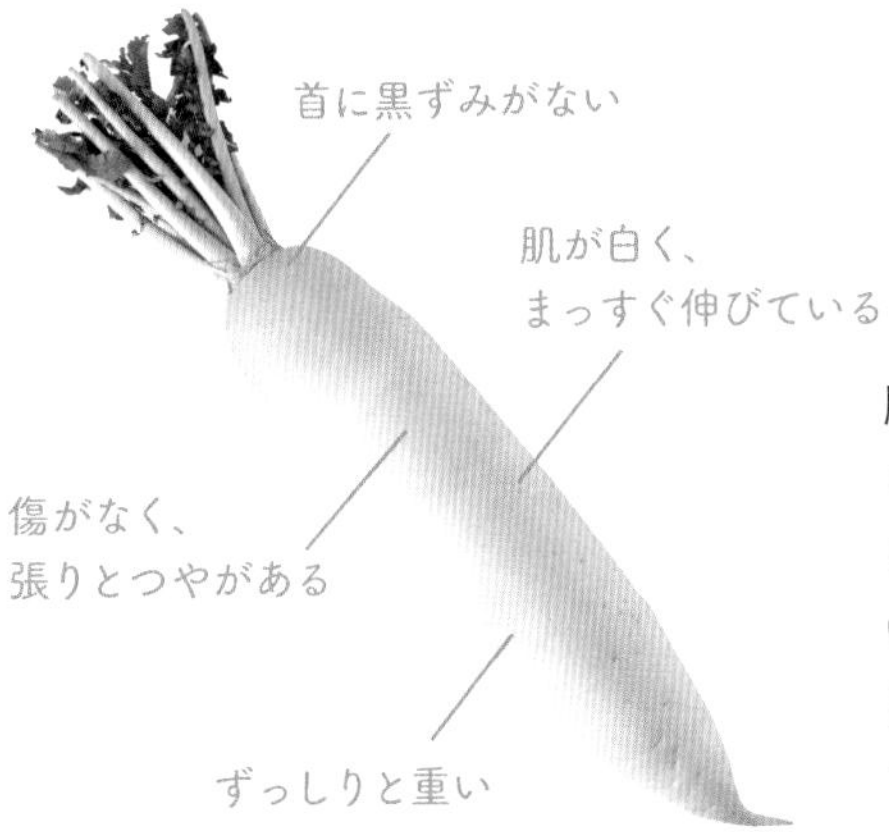
首に黒ずみがない
肌が白く、
まっすぐ伸びている
傷がなく、
張りとつやがある
ずっしりと重い

肌が白くてつやがあり、触るとかたく張りがあるもの、持ったときずっしりと重いものが良質。葉がついている場合は、鮮やかな緑色でピンとしているもの、放射線状に伸びていているものを選ぶ。

保存方法

❶

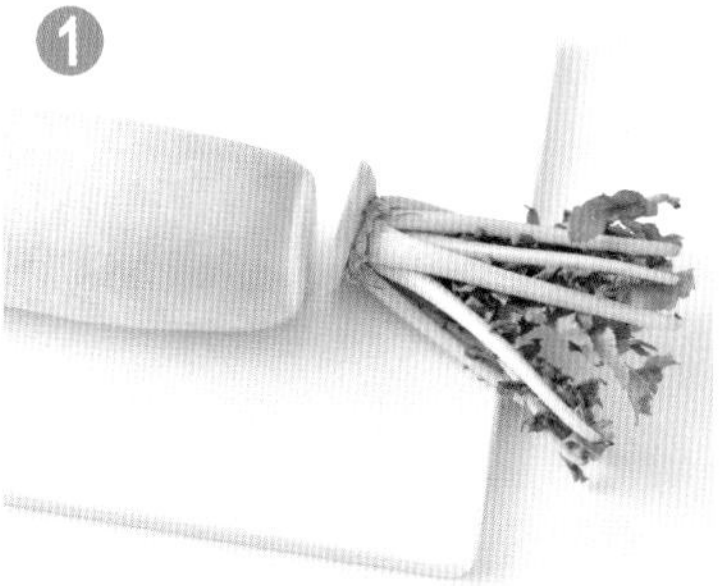

葉が根の養分を吸い、スカスカになってしまうので切り離す。

❷

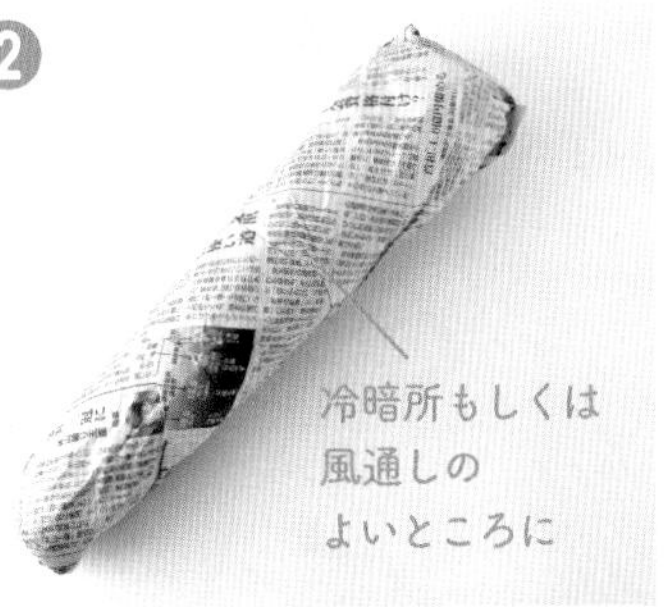
冷暗所もしくは
風通しの
よいところに

湿気から守るために、根をまるごと新聞紙で包む。

葉と根は切り離し、根は冷暗所で保存

まるごとの場合は葉と根を切り離し、新聞紙に包んで冷暗所で保存。切り分けた場合、根は切り口を湿らせたペーパータオル（または新聞紙）で包み、ラップに包んで冷蔵庫へ。

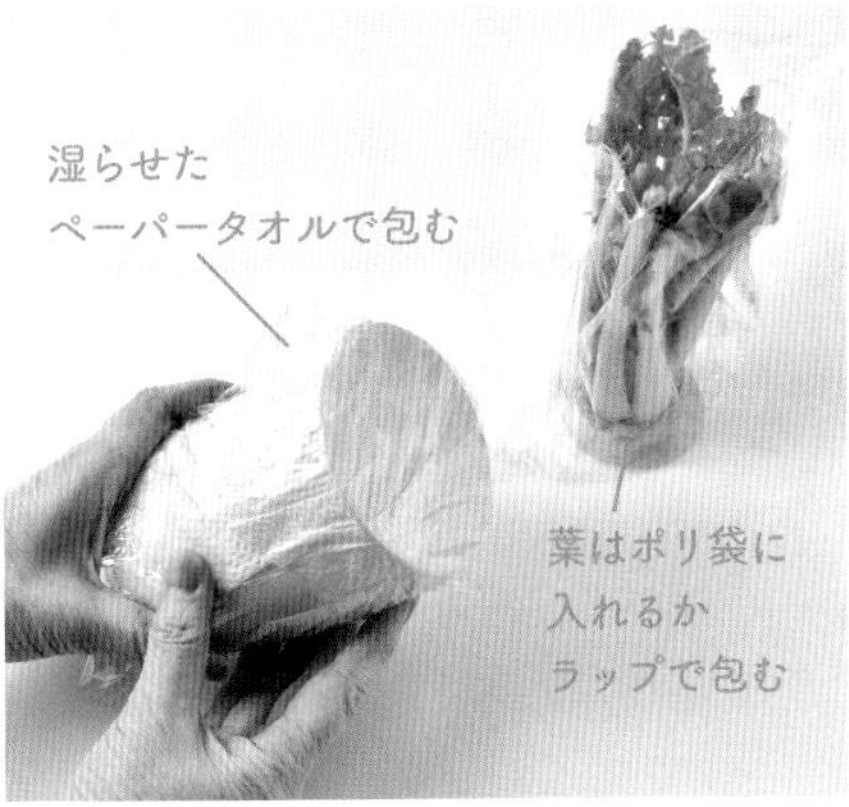
湿らせた
ペーパータオルで包む
葉はポリ袋に
入れるか
ラップで包む

洗い方

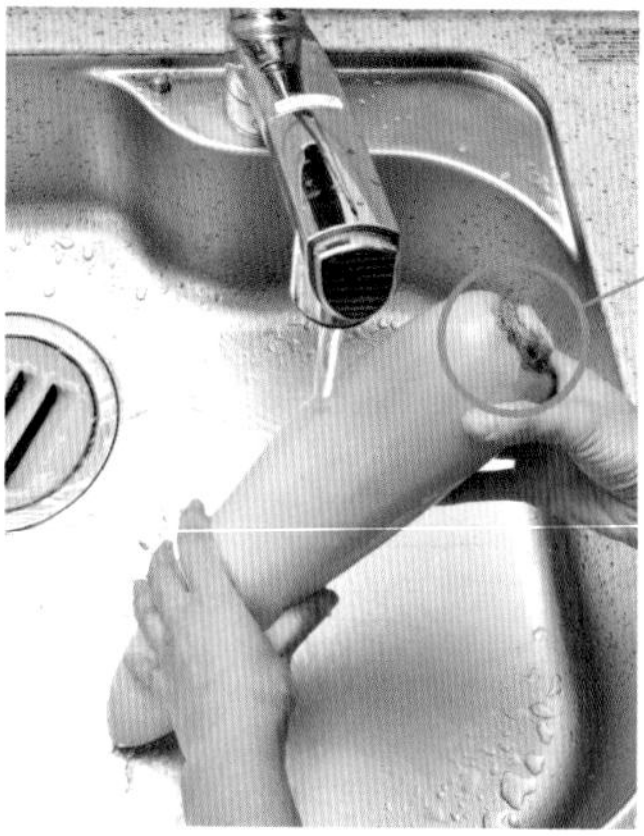

流水でよく洗い、泥などをしっかり落とす

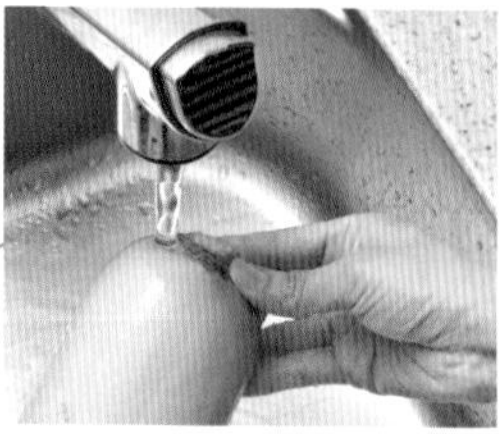

葉と根の間は汚れが残りやすいので、よく洗う。

切り方

❶

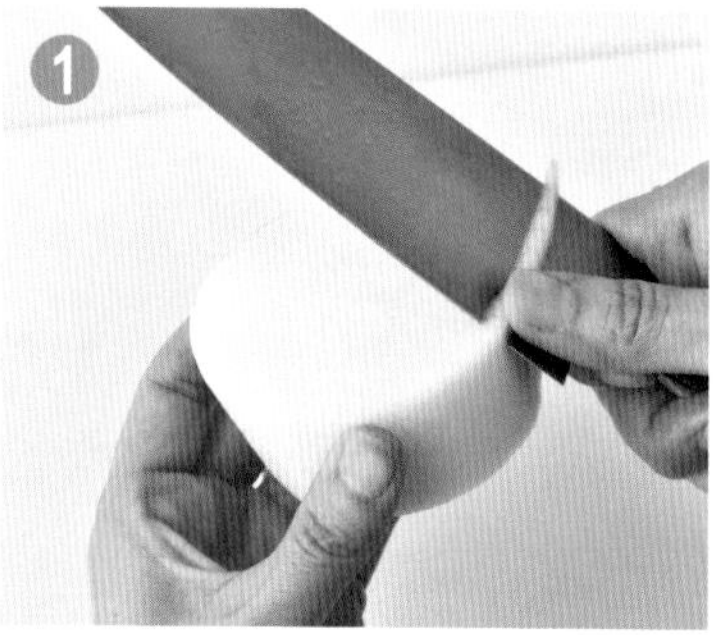

煮物にするときは、角をくるりとむいて面取りをすると煮崩れしない。

❷

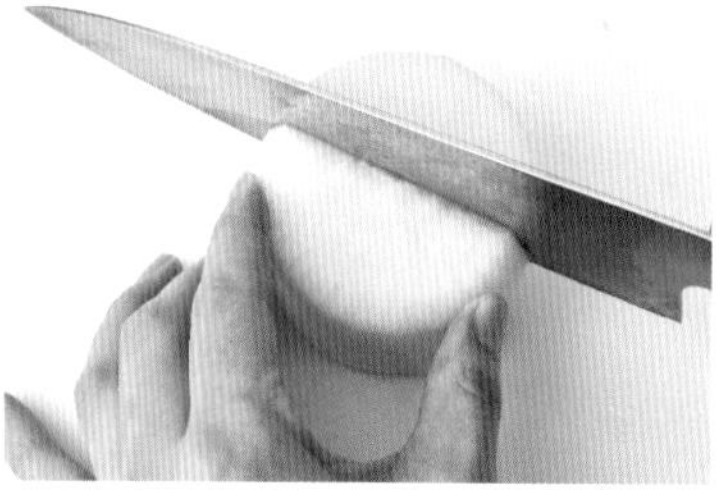

厚みの1/3を目安に十文字の切込みを入れると、火の通りが均一で早い。

面取りで煮崩れ防止。隠し包丁を入れる

ふろふき大根やおでんなどの煮物にする場合は、面取りをし、隠し包丁を入れる。だいこんの皮の近くはとくにビタミンCが多いので、皮もきんぴらなどに利用したい。

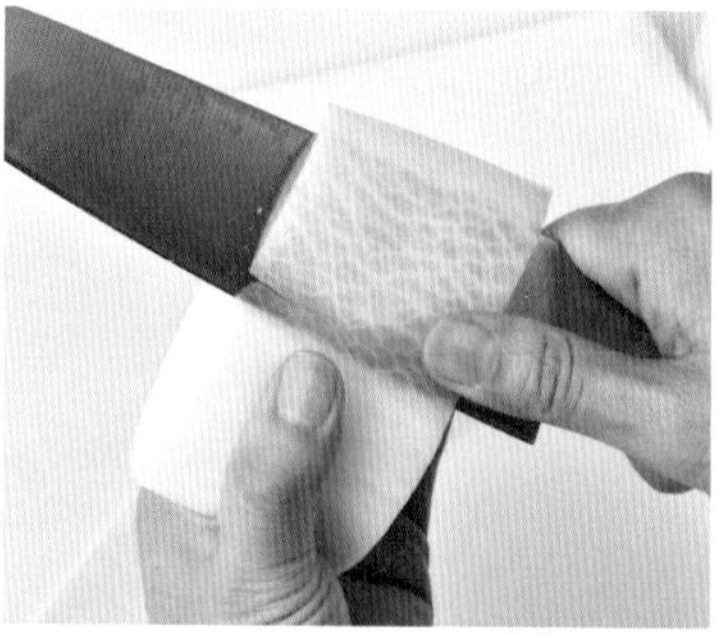

かつらむきは、だいこんを手で回しながら包丁に親指を添えて薄くむく。

おすすめの組み合わせ

※1つの料理でなくても、1回の食事でとれたらOK。

焼き魚には だいこんおろしを添えて。根菜たっぷりの煮物も

焼き魚にだいこんおろしを添えると、ビタミンCが焦げた皮の発がん物質を解毒してくれる。おろしにはジアスターゼの多い根の下のほうを。上のほうはごぼう、にんじんなどの根菜と煮物にするのがおすすめ。食物繊維がたっぷりとれる。

●りんご、ごぼう

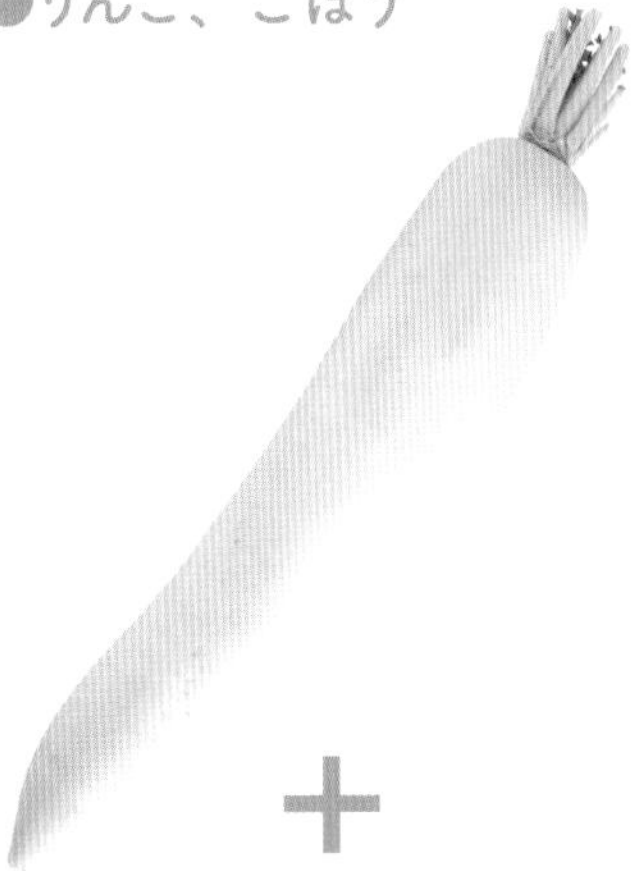

＋

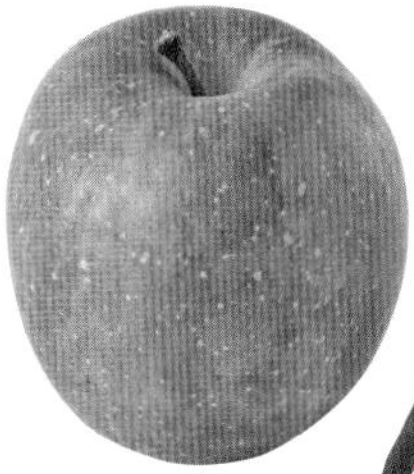

または

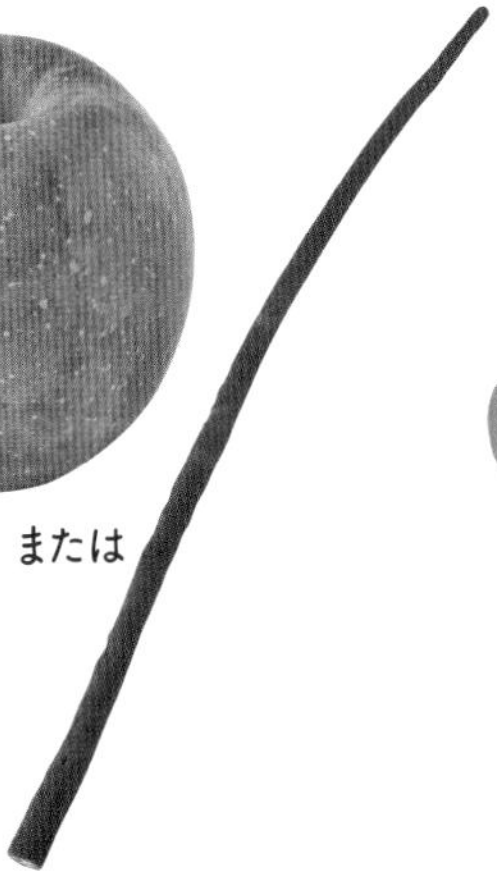

食物繊維の働きで、コレステロールの吸収を阻害する効果が増強。だいこんとごぼうは煮物や汁物に、りんごはデザートに。

●なす、ほうれん草

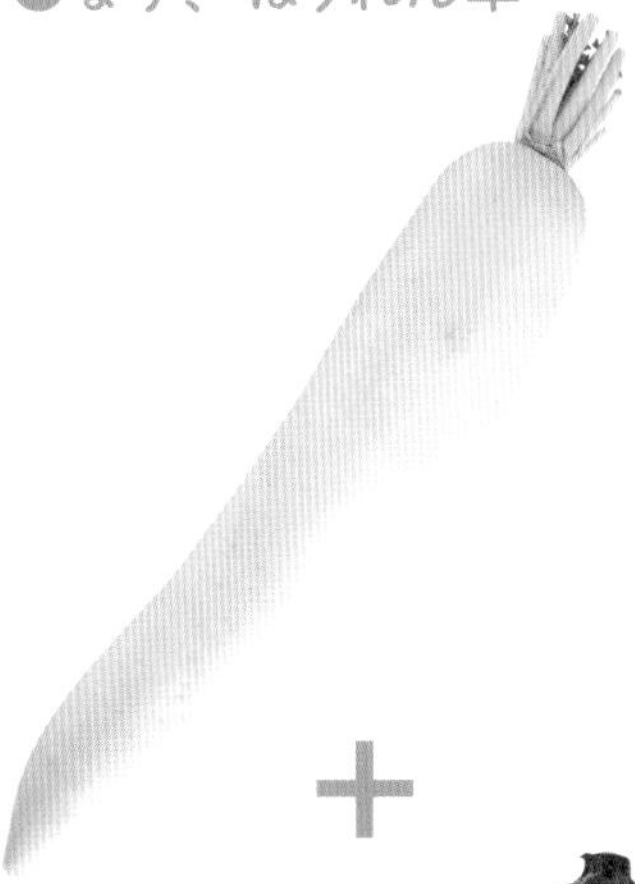

＋

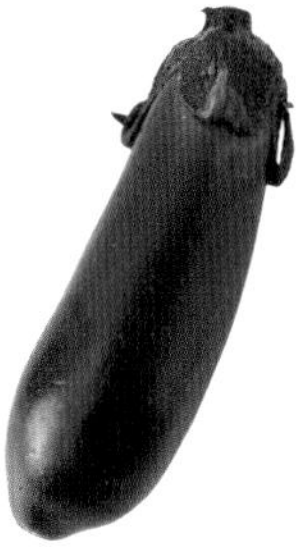

または

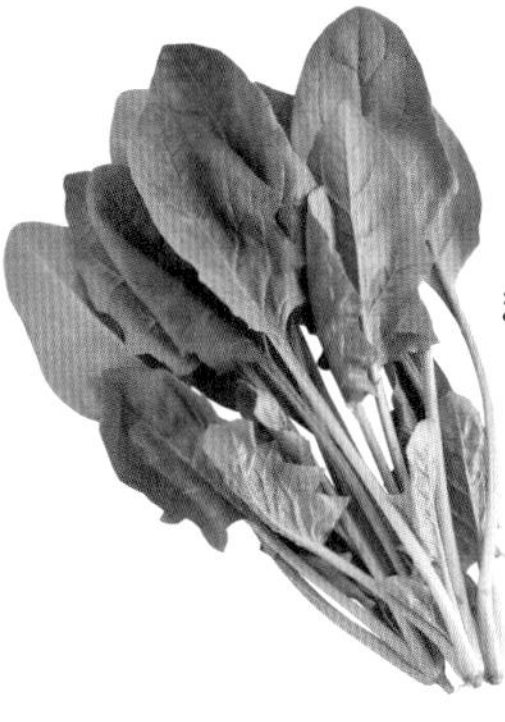

抗酸化作用のある野菜と組み合わせると糖尿病やがん予防に効果的。なすは揚げびたしにしてだいこんおろしを添えて。ほうれん草はおろしあえに。

たまねぎ

玉葱

春

主な効用

香味成分の硫化アリルを含み、その作用によってストレスや冷え性、不眠などの症状に効果がある。

- 動脈硬化の予防
- コレステロールの上昇抑制
- 糖尿病の症状改善
- 疲労回復

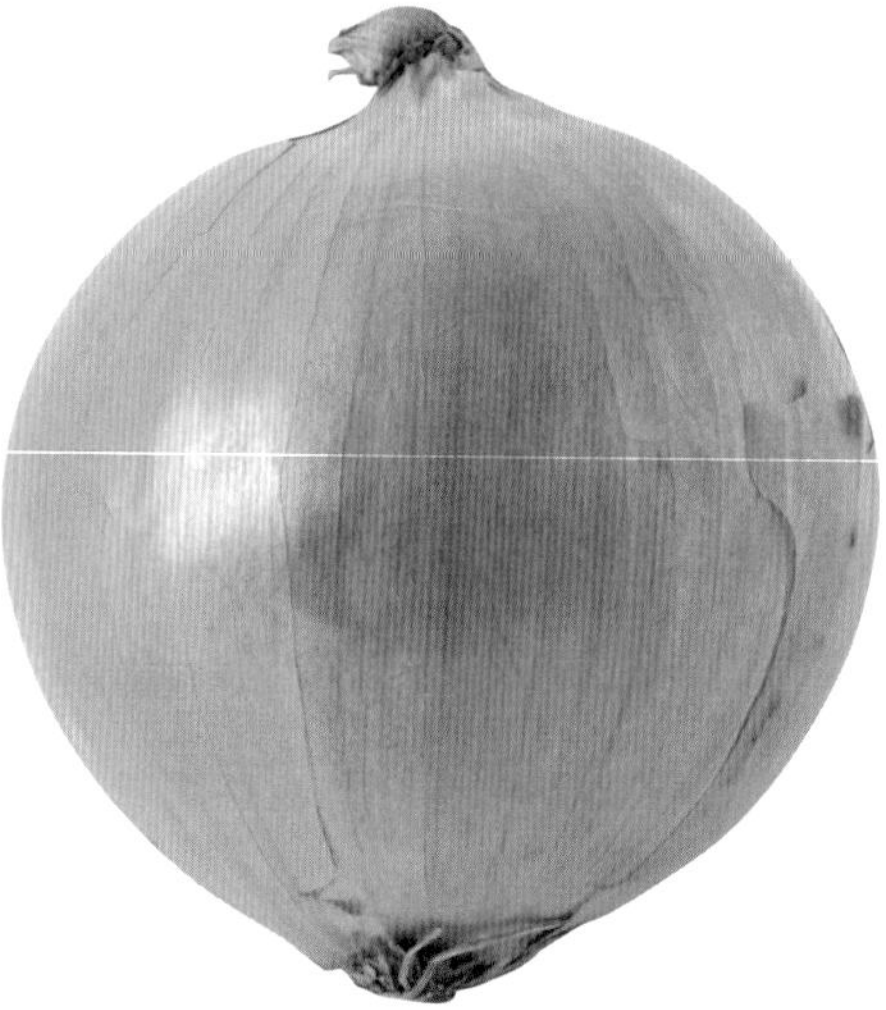

主な栄養素

たまねぎ自体の栄養素は多くないが、消化吸収や生活習慣病予防に役立つ成分を含む。

ビタミンB_6	● 0.16mg（1.2mg）
ビタミンC	● 8mg（100mg）
カリウム	● 150mg（2,000mg）
リン	33mg（800mg）
食物繊維	● 1.6mg（18g）
糖質	7.2g

※可食部100g当たりの栄養素の量。カッコ内は成人女性の1日の推奨量または目安量で各年齢層別の最大値

香味成分に健康効果がたっぷり

たまねぎを切ると涙が出る原因は、硫化アリルという香味成分が目や鼻の粘膜を刺激するから。調理をする側にとって悩ましい成分ですが、体のなかではとても有効な働きをします。

硫化アリルの一種であるアリシンが体内でビタミンB_1と結合してアリチアミンになり、吸収を高めます。ビタミンB_1は炭水化物の代謝を促し、神経機能を正常に保つ働きがあるので、不足すると疲労がたまり、食欲不振やイライラの原因に。

さらに、たまねぎは抗酸化作用のあるポリフェノールを含んでいるので、血液をサラサラにして動脈硬化を予防したり、がん予防や老化予防などにも役立ちます。

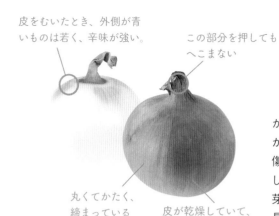

選び方

皮をむいたとき、外側が青いものは若く、辛味が強い。

この部分を押してもへこまない

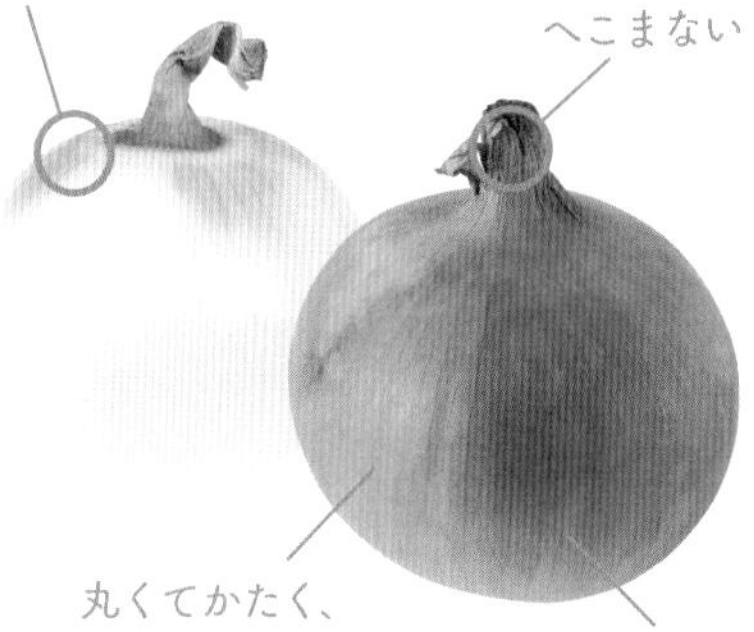

丸くてかたく、締まっている

皮が乾燥していて、つやがある

かたく締まったものは、水分をしっかり保っていて味もよい。中心から傷んでくるので、上の部分を軽く押してへこんでいないものを選んで。芽が伸びているものや、ひげ根が長いものは避けたい。

保存方法

蒸れに弱いのでネットに入れて吊るすか、かごなどに入れて風通しがよい冷暗所で保存を。使いかけは切り口をラップできっちり覆い、冷蔵庫の野菜室へ。

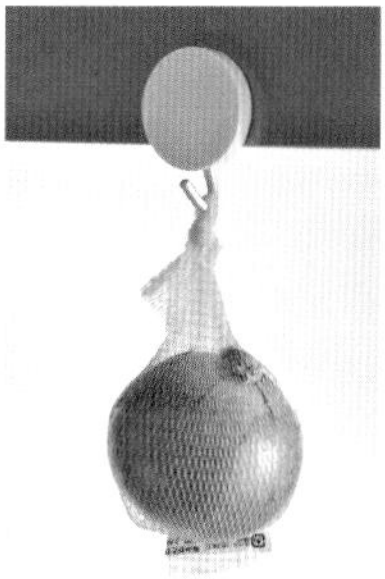

みかんのネットやストッキングなどを利用しても。

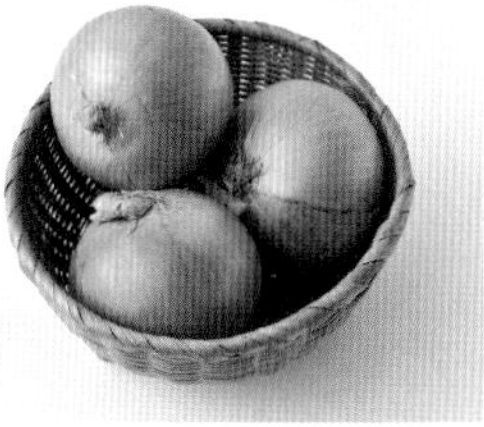

かごに入れると風通しがよく蒸れを防げる。

傷みやすい新たまねぎは新聞紙で包む

新たまねぎは通年のたまねぎよりも水分が多く傷みやすいので、新聞紙で包み、風通しの良い冷暗所で。

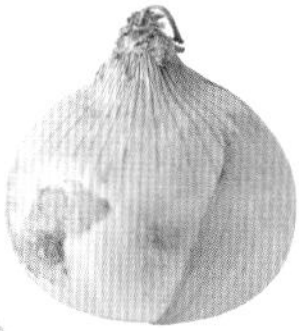

新たまねぎは春先に出荷される早取りのたまねぎ。辛味が少なくてみずみずしく、生で食べるのに適している。

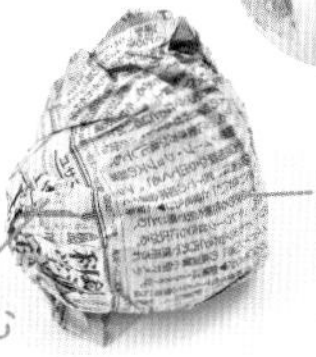

1個ずつ包む

扁平な形をしたものもあるので、新聞紙をくしゃくしゃにすると包みやすい

洗い方

皮がパサパサして
むきづらいときは、
洗いながらむいても

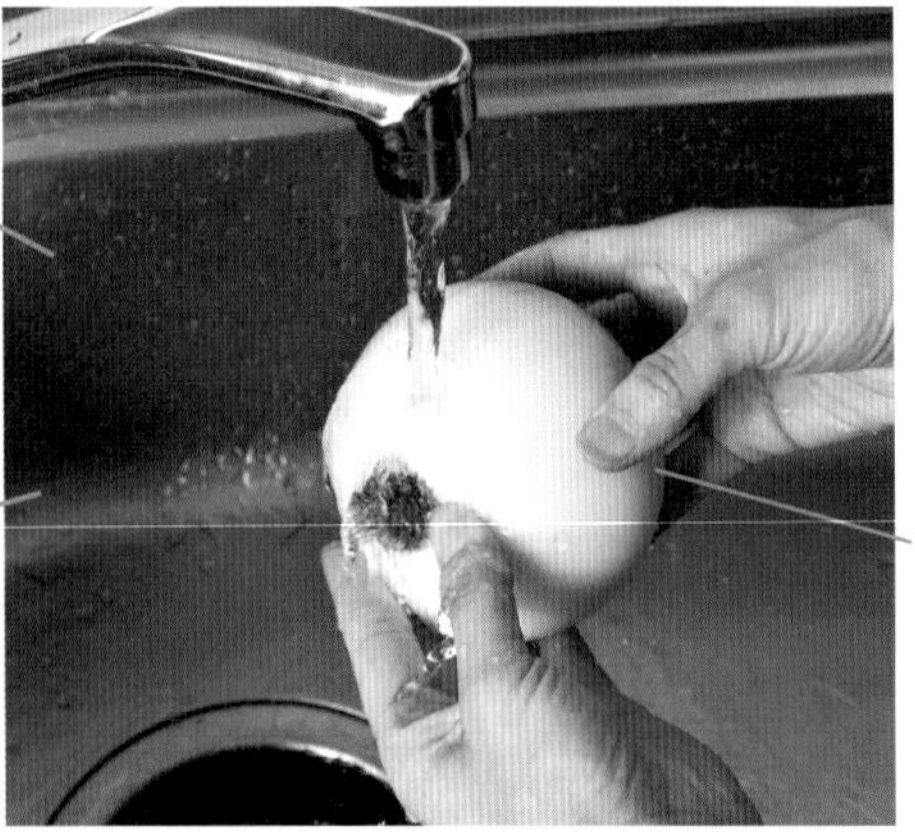

土がついていれば皮ごと洗い、きれいなら皮をむいてから軽く洗う。

切り方

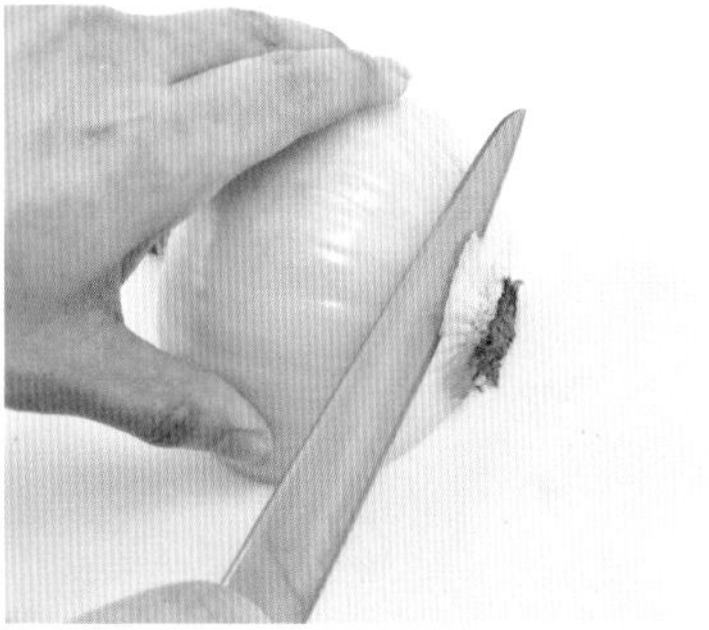

えぐみの素になるので、半分に切って根を取り除く。

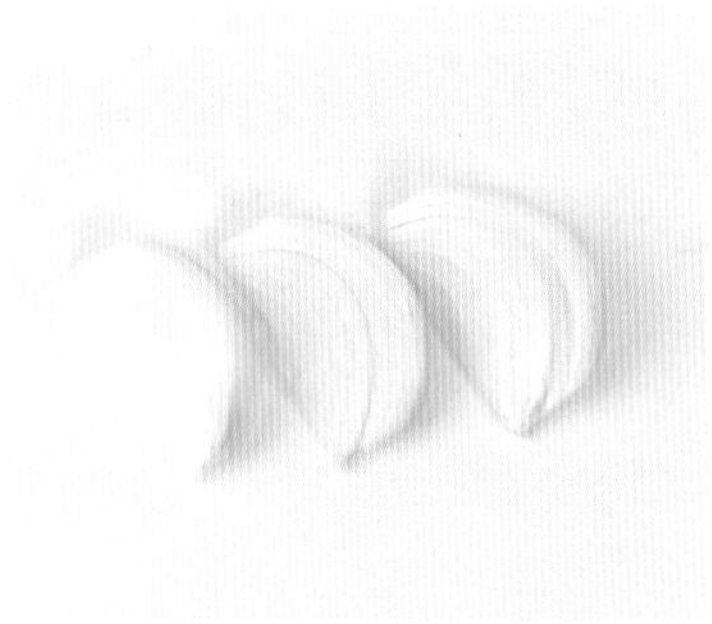

くし形切りは、縦半分にして切り口を下にし、放射線状に4〜5等分する。

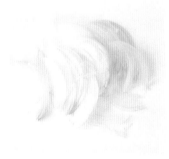

繊維に沿って端から薄く切る。サラダや煮込み料理、炒め物に。

繊維に沿って切ると辛味が抑えられる

たまねぎの繊維に沿って切ると、刺激が少なく、辛味も抑えられる。

くし形切りは、加熱ムラができないよう、大きさをそろえて切るのがポイント。じっくり火を通すとたまねぎにうまみが出る。

おすすめの組み合わせ

※1つの料理でなくても、1回の食事でとれたらOK。

ビタミンC・Eの豊富な食材で抗酸化力を強化

抗酸化作用のあるβ-カロテン、ビタミンC・Eを多く含む食材と一緒にとれば、抗酸化力がさらにアップ。生で食べるときは、水にさらし過ぎると硫化リアルが水に溶け出てしまうので注意して。

●豚肉、鶏レバー

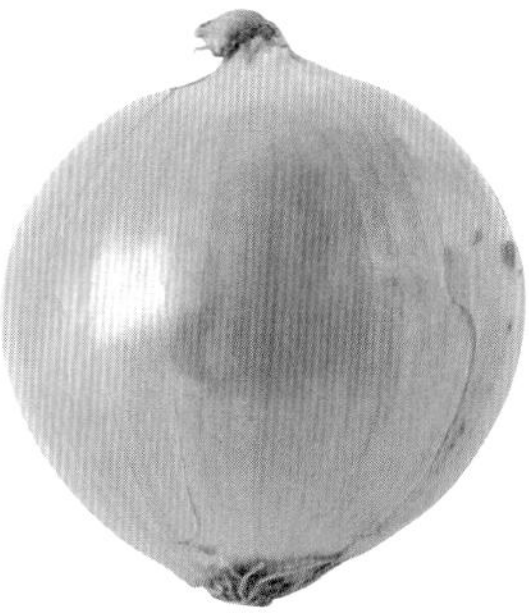

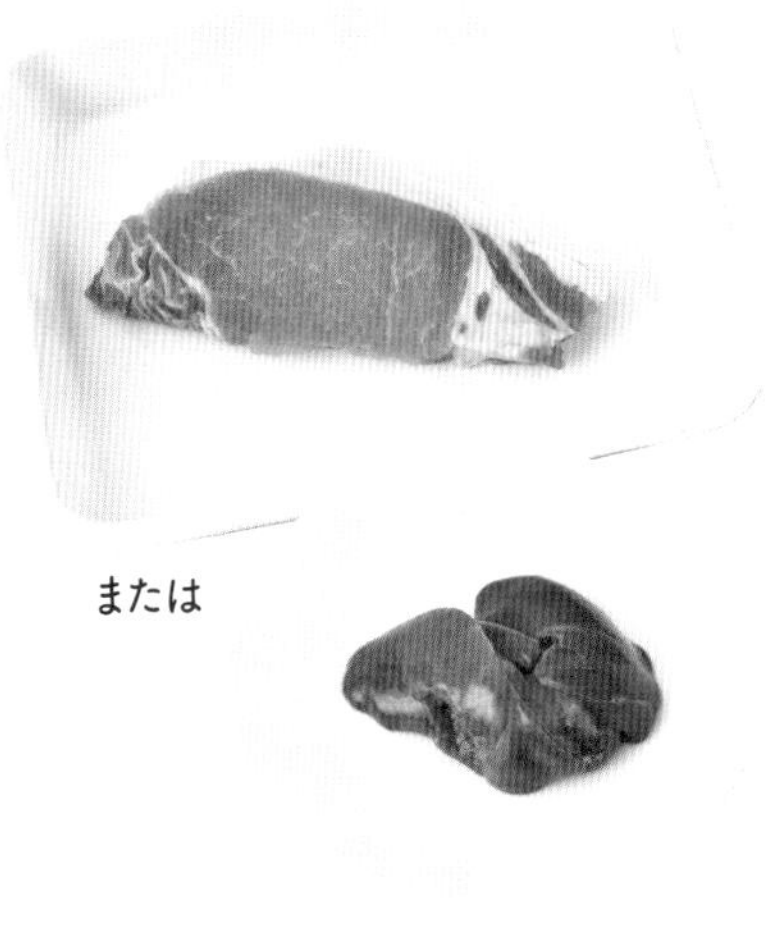

または

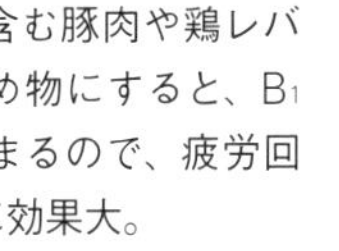

ビタミンB_1を多く含む豚肉や鶏レバーとたまねぎを炒め物にすると、B_1の吸収がさらに高まるので、疲労回復やストレス解消に効果大。

●トマト、パプリカ

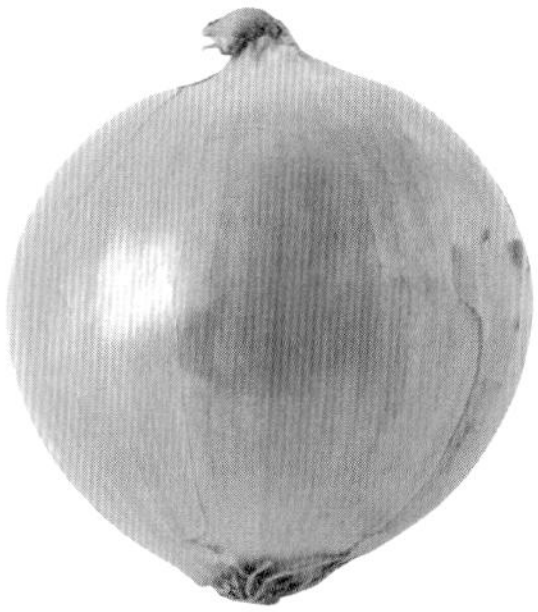

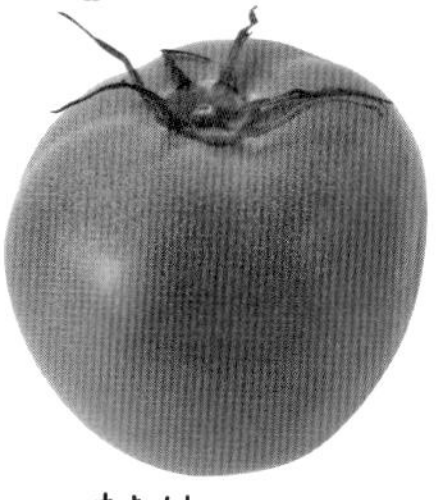

または

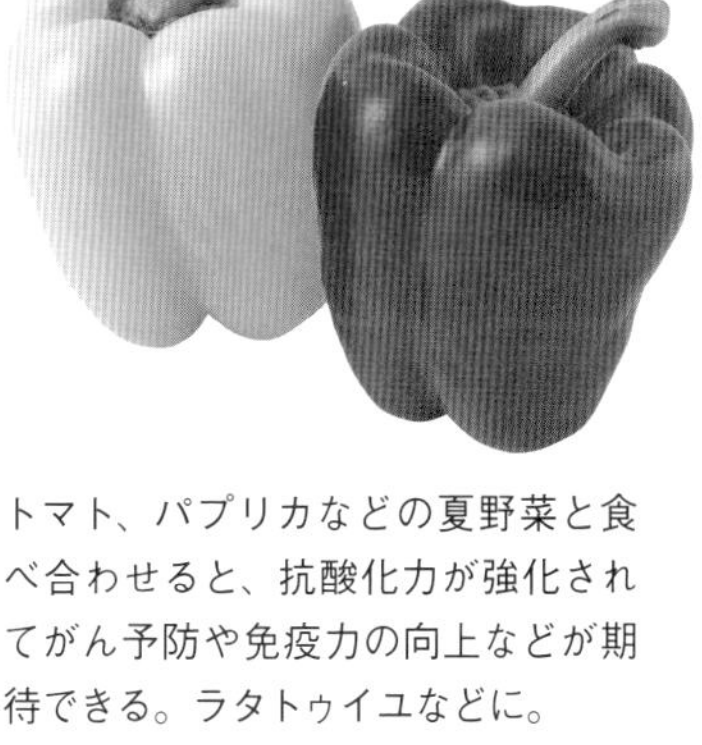

トマト、パプリカなどの夏野菜と食べ合わせると、抗酸化力が強化されてがん予防や免疫力の向上などが期待できる。ラタトゥイユなどに。

とうもろこし

夏

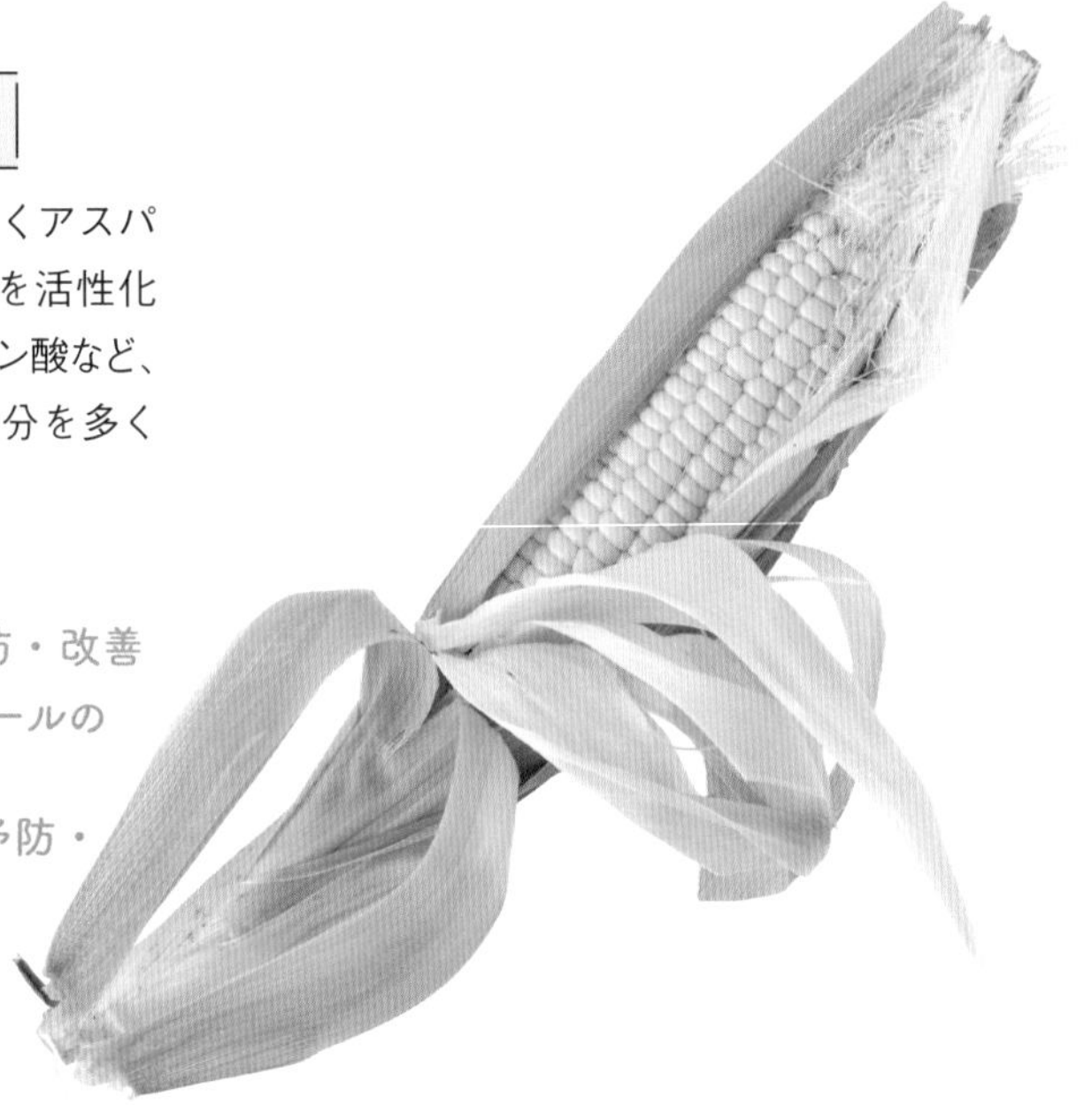

主な効用

疲労回復に効くアスパラギン酸、脳を活性化させるグルタミン酸など、注目の栄養成分を多く含む。

- 疲労回復
- 便秘の予防・改善
- コレステロールの上昇抑制
- 高血圧の予防・改善

主な栄養素

スイートコーン（未熟・生）の数値。胚芽の部分にビタミン、ミネラルが多い。

ビタミンB_1	● 0.15mg（1.1mg）
ビタミンB_2	● 0.1mg（1.2mg）
ビタミンB_6	● 0.14mg（1.2mg）
カリウム	● 290mg（2,000mg）
食物繊維	●● 3g（18g）
糖質	13.8g

※可食部100g当たりの栄養素の量。カッコ内は成人女性の1日の推奨量または目安量で各年齢層別の最大値

腸内環境を整え、便秘改善に有効

穀物としての乾燥コーンと、野菜としてのスイートコーン（未熟）があります。スイートコーンは、野菜のなかではカロリーが高く、糖質、たんぱく質を多く含有。胚芽の部分には、ビタミンB_1・B_2・E、カリウム、リンなどさまざまな栄養素が詰まっています。

なかでも注目されるのは、たんぱく質を構成するアミノ酸。疲労回復効果が高く、美肌をつくるアスパラギン酸、脳の機能を活性化させるグルタミン酸、免疫機能を向上させるアラニンなどが含まれています。

粒皮の部分には、水に溶けない不溶性食物繊維が多く含まれ、排泄を促して便秘を防ぎ、腸内環境を正常に整えることで大腸がんの予防にも有効です。

選び方

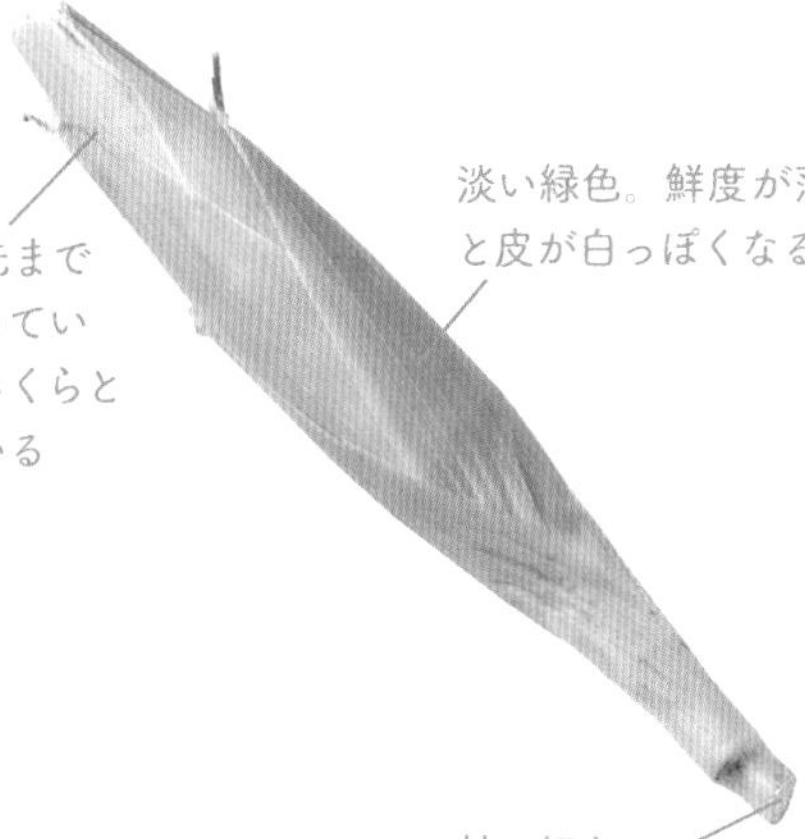
実が先まで詰まっていてふっくらとしている
淡い緑色。鮮度が落ちると皮が白っぽくなる
軸の切り口が白っぽい

皮は淡い緑色をしていて筋目が多く入っているものが良質。先端のひげがふさふさしているものほど粒がぎっしりと詰まっている。頭までふっくらとしていて、持ったときに重量感のあるものを選ぶ。

粒につやがあり、大きさがそろっているもの

実が先まで詰まっていて隙間のないもの、粒がしっかりとふくらんでいて、つやがあるものがよい。鮮度が落ちると水分が抜けて粒がへこんでくる。

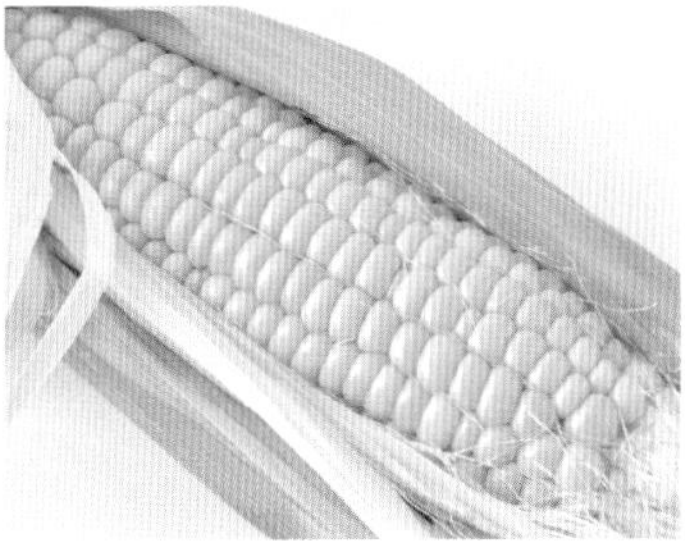

保存方法

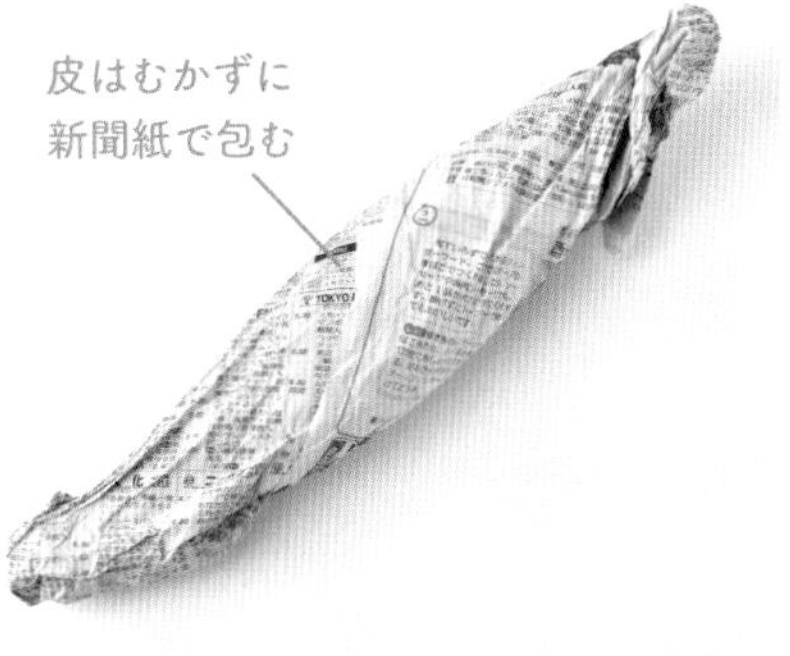
皮はむかずに新聞紙で包む

買ってきたらすぐ調理する

鮮度が落ちやすいので、買ってきたら早めに調理を。すぐに食べないときは、皮つきのまま新聞紙で包んで冷暗所へ。または、ゆでてから冷凍用保存袋に入れて、冷凍する。

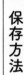

下処理・ゆで方

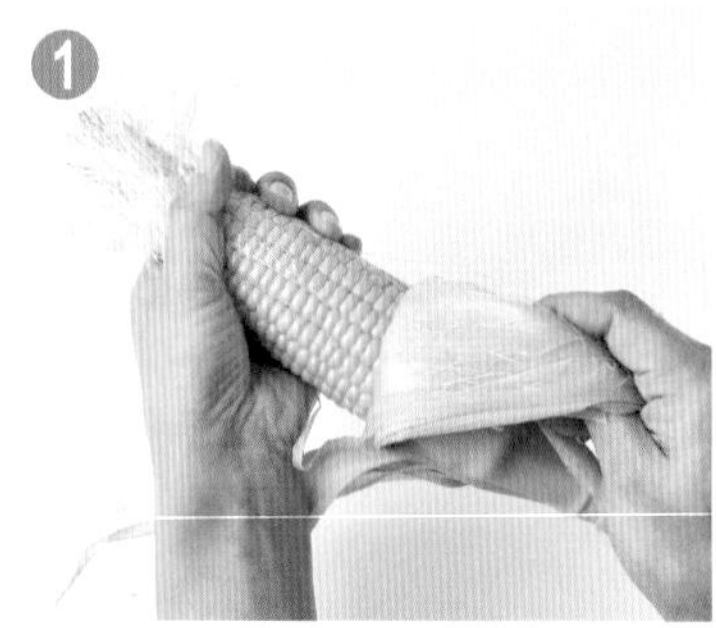

外側の皮を引っ張って取り除き、ひげ根も取り、茎を切り落とす。

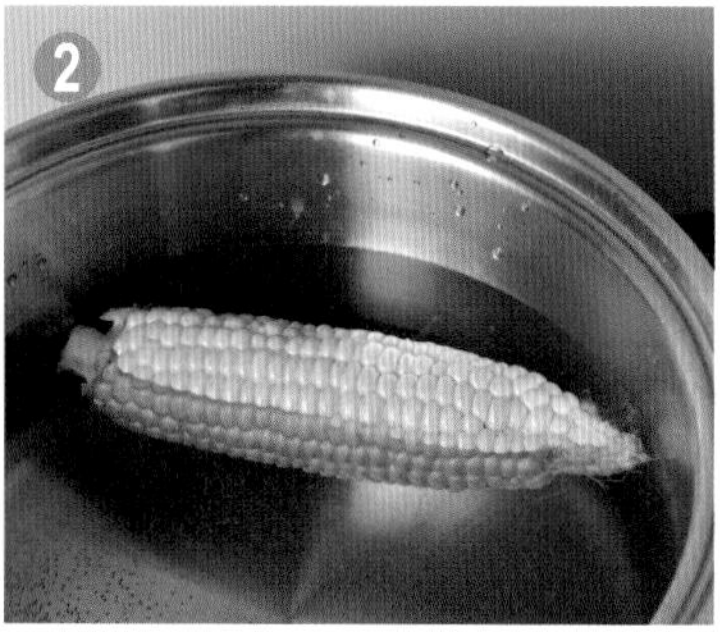

水からゆでる場合は､沸騰させて5～10分。

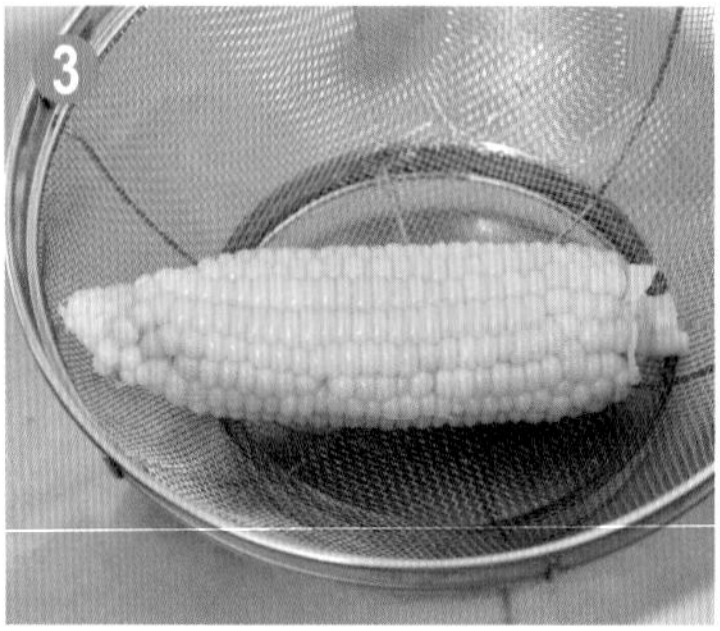

ざる上げて、粗熱をとる。

沸騰した湯か水かで異なる食感に

とうもろこしは沸騰した湯でゆでても、水からゆでてもよい。沸騰した湯でゆでるとシャキシャキした食感になり、水からゆでるとふっくらとジューシーに仕上がる。

切り方

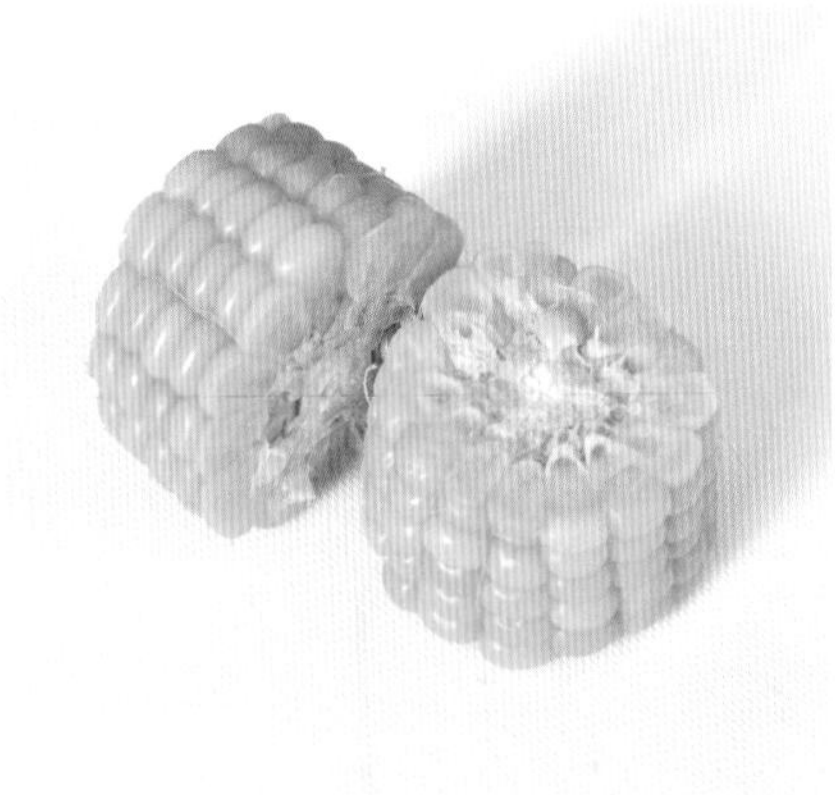

食べやすいサイズの輪切りにする

とうもろこしの芯はかたいので、ゆでてから切ったほうが簡単。つけ合わせにするときは3～4cm幅の輪切りに。実をまとめて取るときは、芯と実の間に包丁を入れてそぎ取る。

コールスローサラダや海藻サラダに加えて腸をきれいに

甘味があるので、コールスローサラダや海藻サラダなどのアクセントになり、食物繊維もとれる。卵との相性もいいので、オムレツの具材にも合う。粒皮はかたく消化に悪いので、冷たい飲み物と一緒にとるのはNG。

おすすめの組み合わせ

※1つの料理でなくても、1回の食事でとれたらOK。

●ごま、かぼちゃ

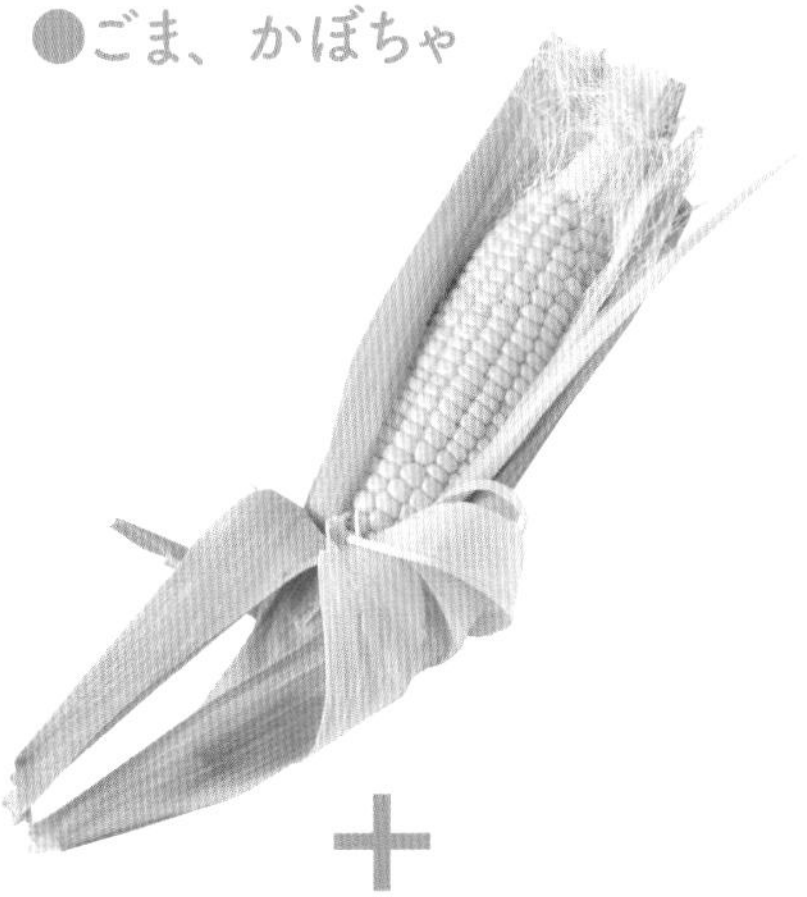

＋

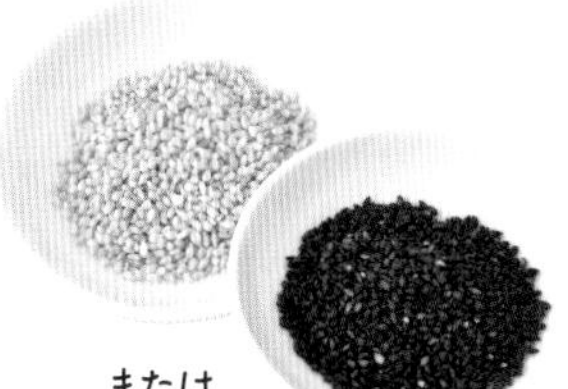

または

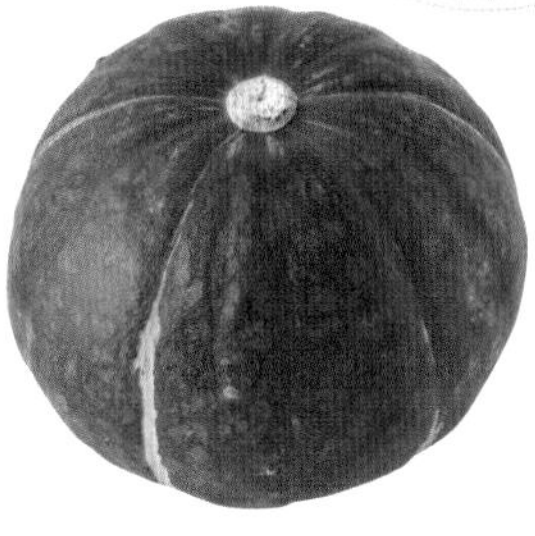

ビタミンEと一緒にとると、アミノ酸と合わせて若返り効果が見込める。コーン入りごはんにごまをかけたり、かぼちゃ入りコーンシチューなどに。

●豚肉、チーズ

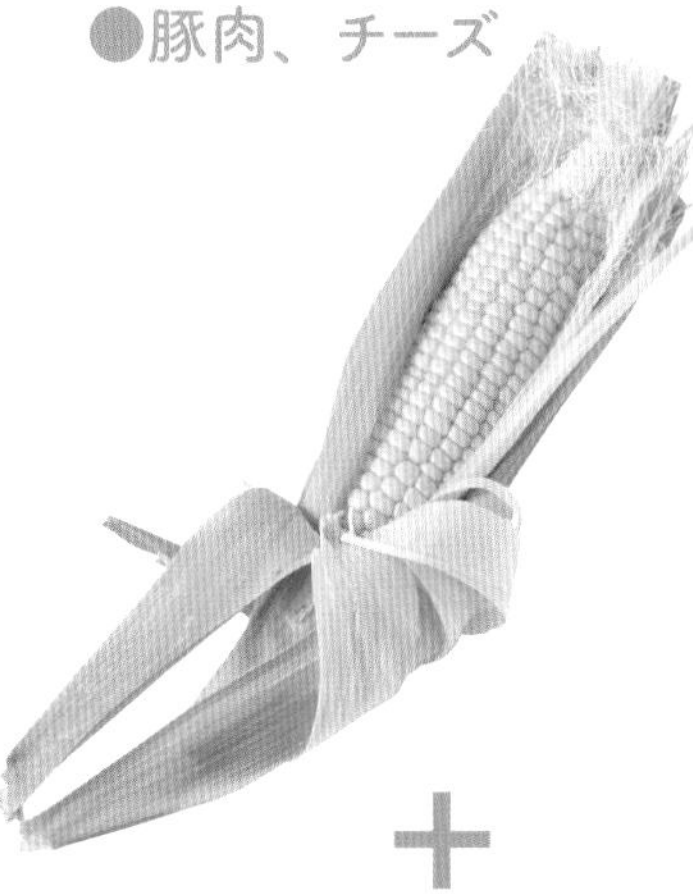

＋

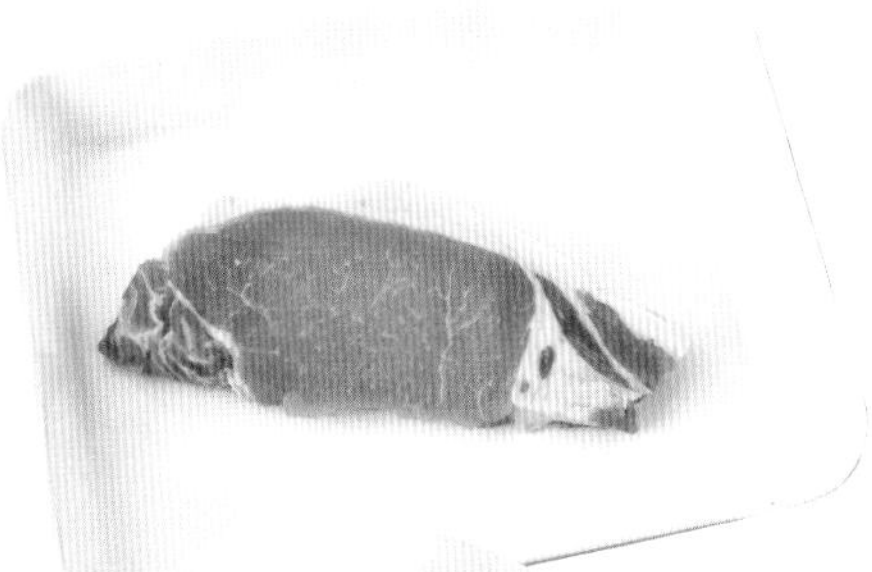

または

とうもろこしに少ない必須アミノ酸のリジンを豚肉やチーズで補う。豚肉のチーズ焼きに、ゆでたコーンやコーンスープを添えて。

トマト

夏

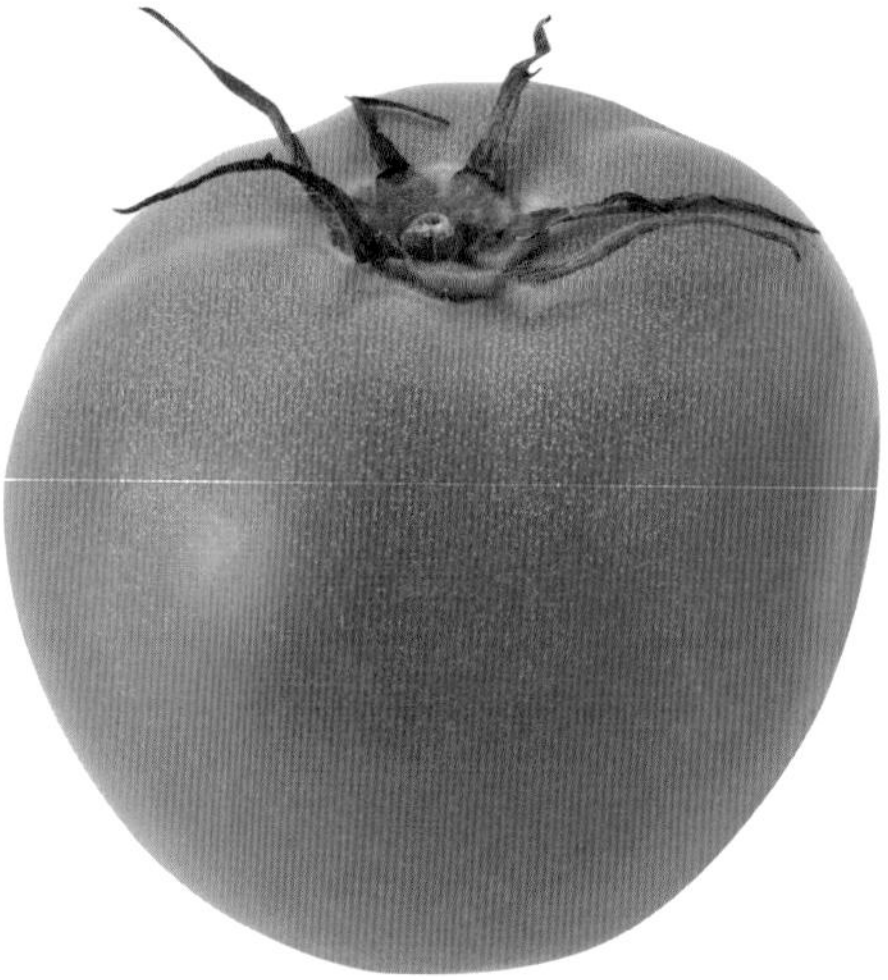

主な効用

ビタミン類のほか、赤色色素のリコピン、クエン酸、ルチンなどの健康成分を含有。美肌効果でも知られている。

- がん予防
- 動脈硬化の予防
- 老化の抑制
- 風邪や感染症の予防

主な栄養素

強い抗酸化力のあるビタミンA・C・Eを含有。皮には食物繊維が多く含まれている。

ビタミンA	45μg（700μg）
ビタミンC	15mg（100mg）
ビタミンE	0.9mg（6.0mg）
葉酸	22μg（240μg）
カリウム	210mg（2,000mg）
糖質	3.7g

※可食部100g当たりの栄養素の量。カッコ内は成人女性の1日の推奨量または目安量で各年齢層別の最大値

赤い色素リコピンの抗酸化作用に注目

真っ赤なトマトは、夏の代表的な野菜のひとつ。赤い色素成分のリコピンは、強い抗酸化作用があることで注目されています。そのパワーは、β-カロテンやビタミンEよりもすぐれ、がんや動脈硬化に高い予防効果をもつことがわかっています。

さらに、血糖値の上昇を抑えたり、食欲を増進させたりする働きのあるクエン酸、脳を活性化させたり、脂肪の蓄積を抑えたりするグルタミン酸、血液をサラサラにする香り成分のピラジンなど、健康効果のある成分がたっぷり。「トマトが赤くなると医者が青くなる」という故事があることも納得できます。生食だけでなく、煮込み料理のソースなど幅広く利用して。

選び方

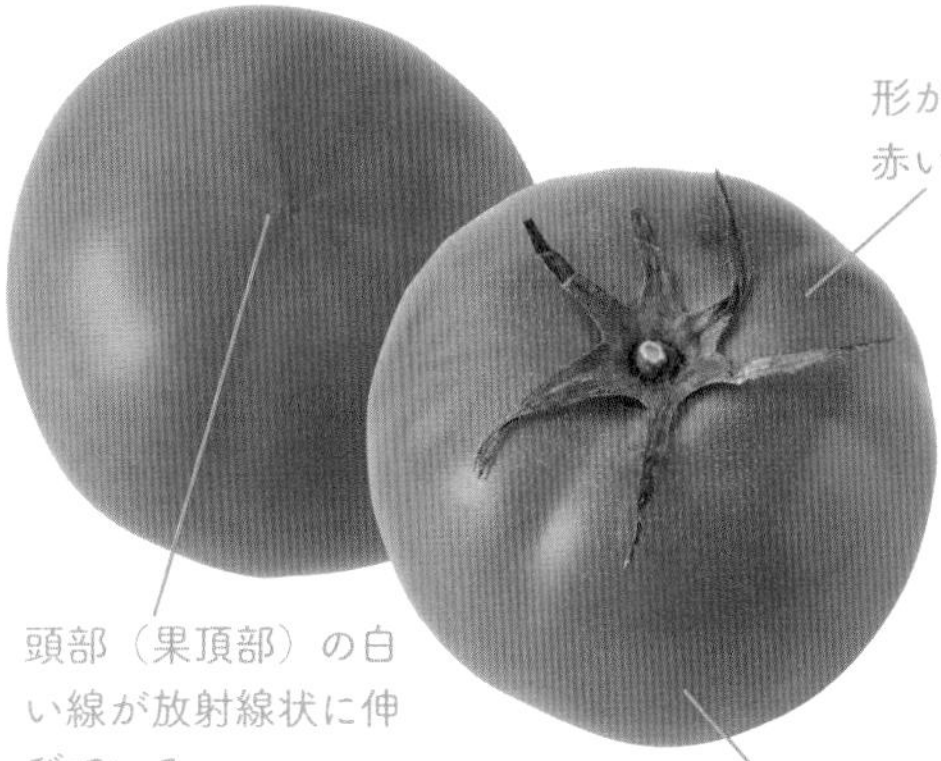
形が丸く、
赤い色が鮮やか
頭部（果頂部）の白
い線が放射線状に伸
びている
ずっしりと
重みがある

全体的に鮮やかな赤色で、色が均一なもの、きれいな丸みを帯びていて、へたが中心にあるものを選ぶ。重みのあるものは糖度が高い。また、果頂部にある白っぽい筋が、くっきりして放射線状の伸びているものはおいしい。

へたが丸まっているものはNG

実よりもヘタのほうが水分の蒸発が早いので、ヘタからしなびてくる。しおれていたり、丸まっていたりするものは鮮度が低下している。

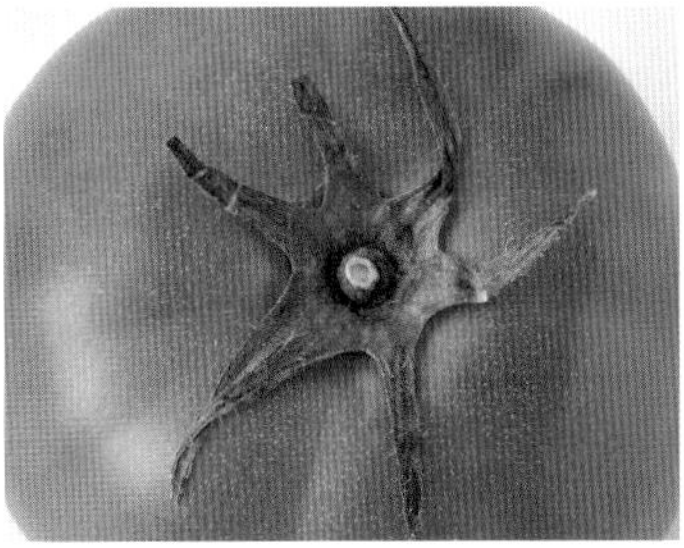

保存方法

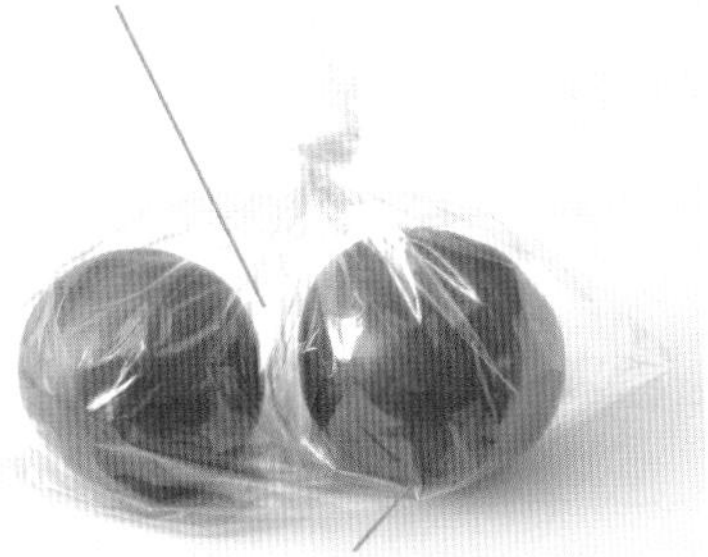
トマト同士をくっつけると
傷みやすいので、少し離す
追熟するのでへたは下に

ヘタを下にして冷蔵庫で保存

ポリ袋に入れ、口を軽く閉じて冷蔵庫へ。青いときは風通しのよい冷暗所で保存してもよい。たくさん手に入ったときは、水煮やトマトソースにして冷凍保存しても。

下処理・皮をむく

皮は湯むきで取り除く

湯むきをするときは、頭部の皮に浅く十文字の切込みを入れる。熱湯に入れて皮にしわが寄ったら、取り出して冷水にとる。手で皮をひっぱるときれいにむける。

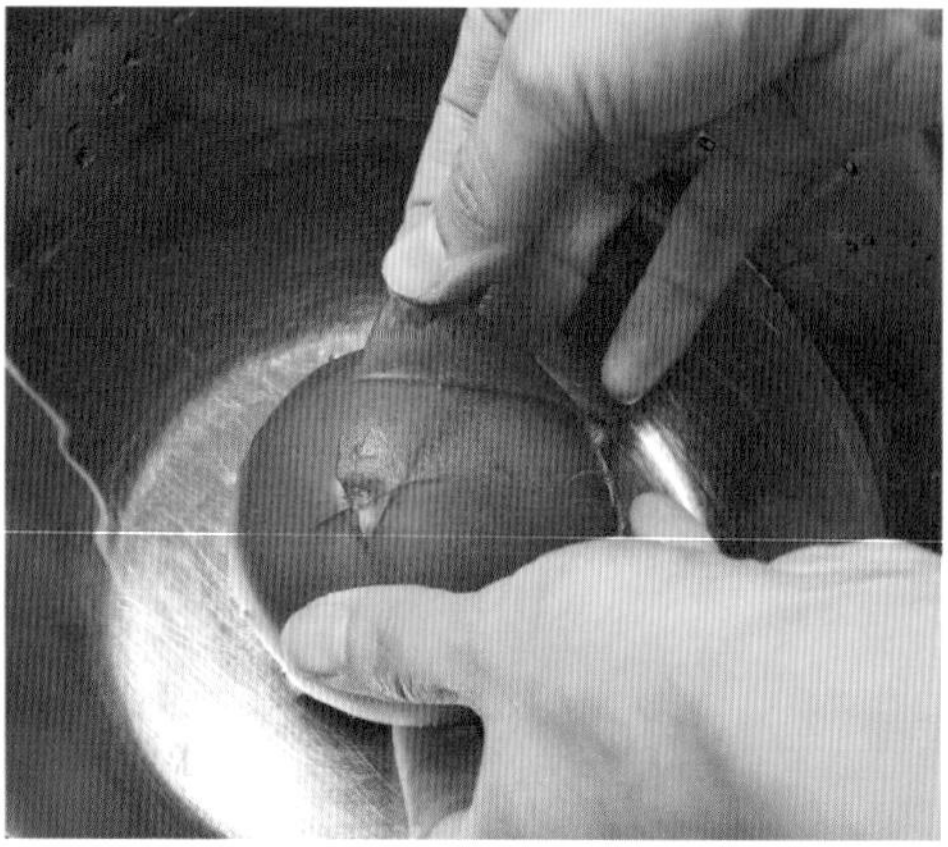

切り方

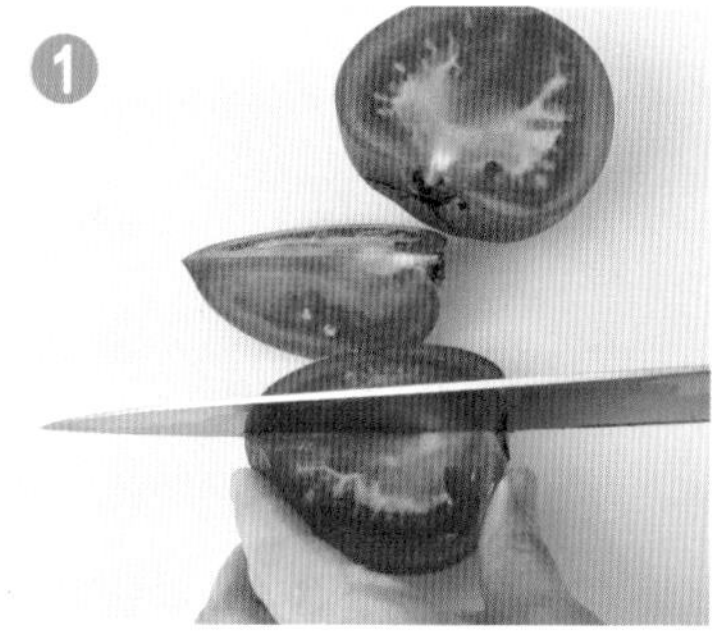

くし形切りは、縦半分に切り、切り口を上にして放射線状に切り分ける。

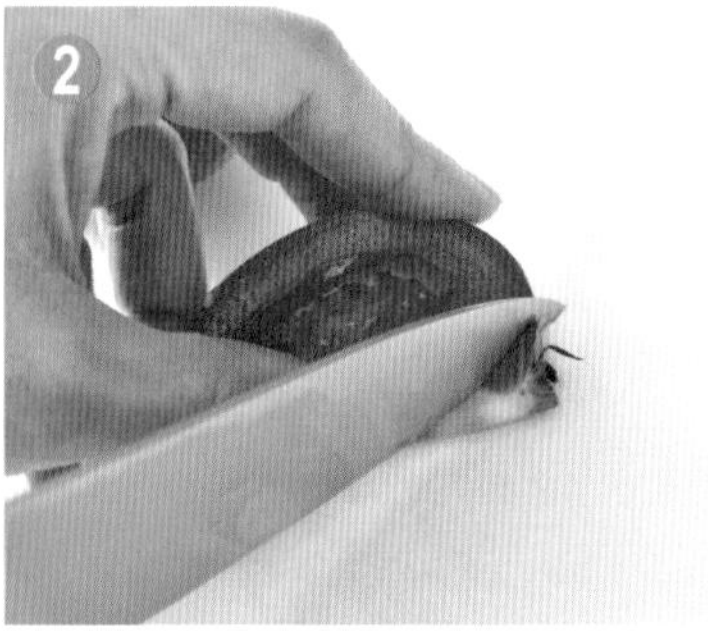

へたを切り落とす（包丁の刃先を使って、先にへたをくり抜いてもよい）。

くし形切りはサラダ、輪切りはソテーに

サラダやつけ合わせにするときは、トマトの筋目の沿って切る、くし形切りが一般的。節目に逆らう輪切りは種がこぼれやすいものの、盛りつけると華やかになる。ソテー、サラダなどに。

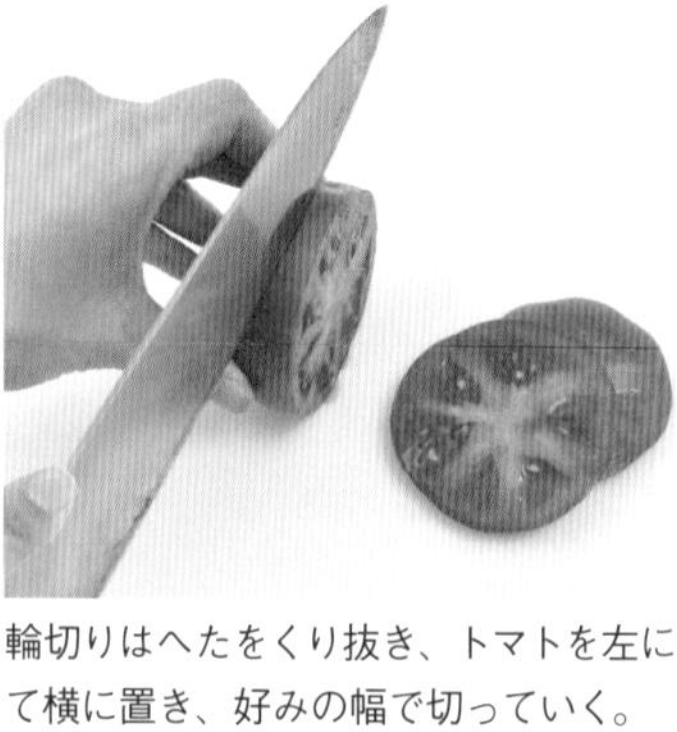

輪切りはへたをくり抜き、トマトを左にして横に置き、好みの幅で切っていく。

おすすめの組み合わせ

※1つの料理でなくても、1回の食事でとれたらOK。

オリーブ油と組み合わせるとリコピンの吸収が高まる

トマトに含まれるβ-カロテンやリコピンは油に溶けやすい性質がある。不飽和脂肪酸を豊富に含むオリーブ油と食べ合わせると、β-カロテンやリコピンの吸収率が高まり、がん予防、動脈硬化予防にさらに有効。

●ピーナッツ、アーモンド

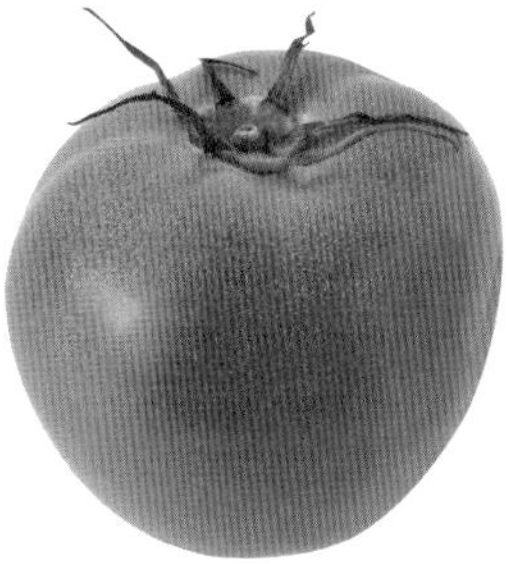

＋

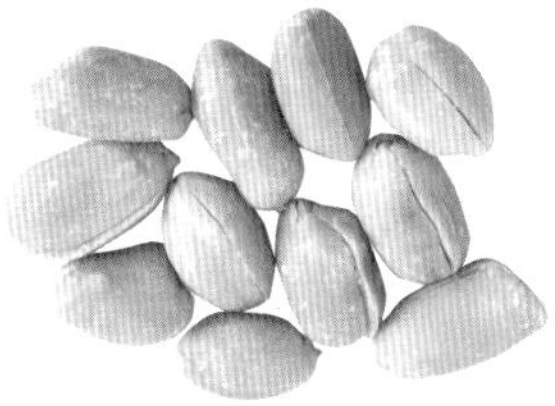

または

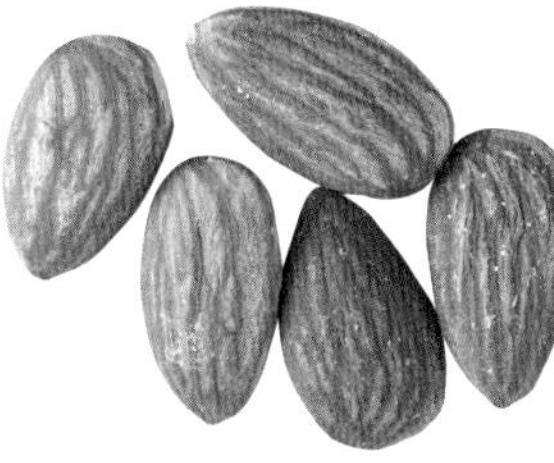

ビタミンEを多く含むピーナッツ、アーモンドを砕いてトマトサラダに。リコピンの抗酸化パワーが高まる。ごまドレッシングも同様の効果が。

●アスパラガス、レモン

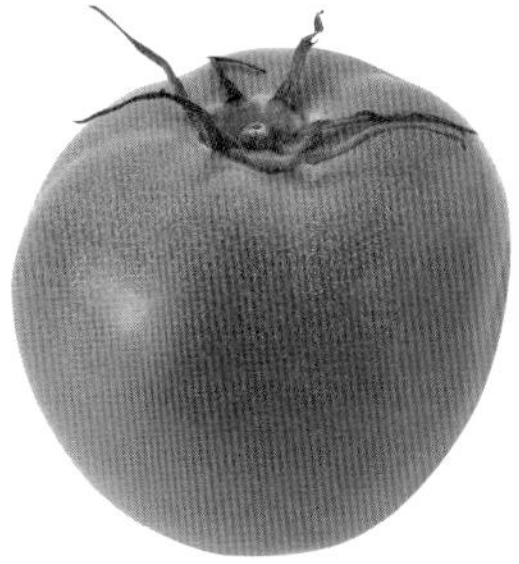

＋

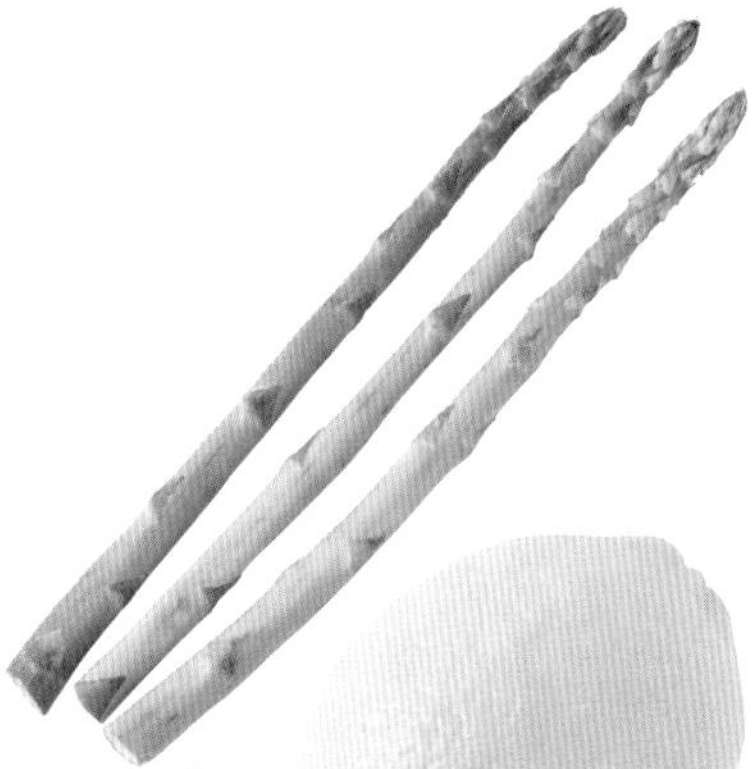

または

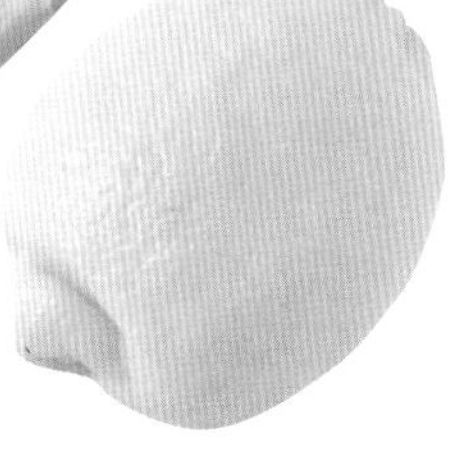

アスパラガスやレモンは、ビタミンCの体内活性を高めるケセルチンを含む。トマトとサラダにしてレモン汁をかければ、美肌効果がアップ。

ながいも

長芋

秋

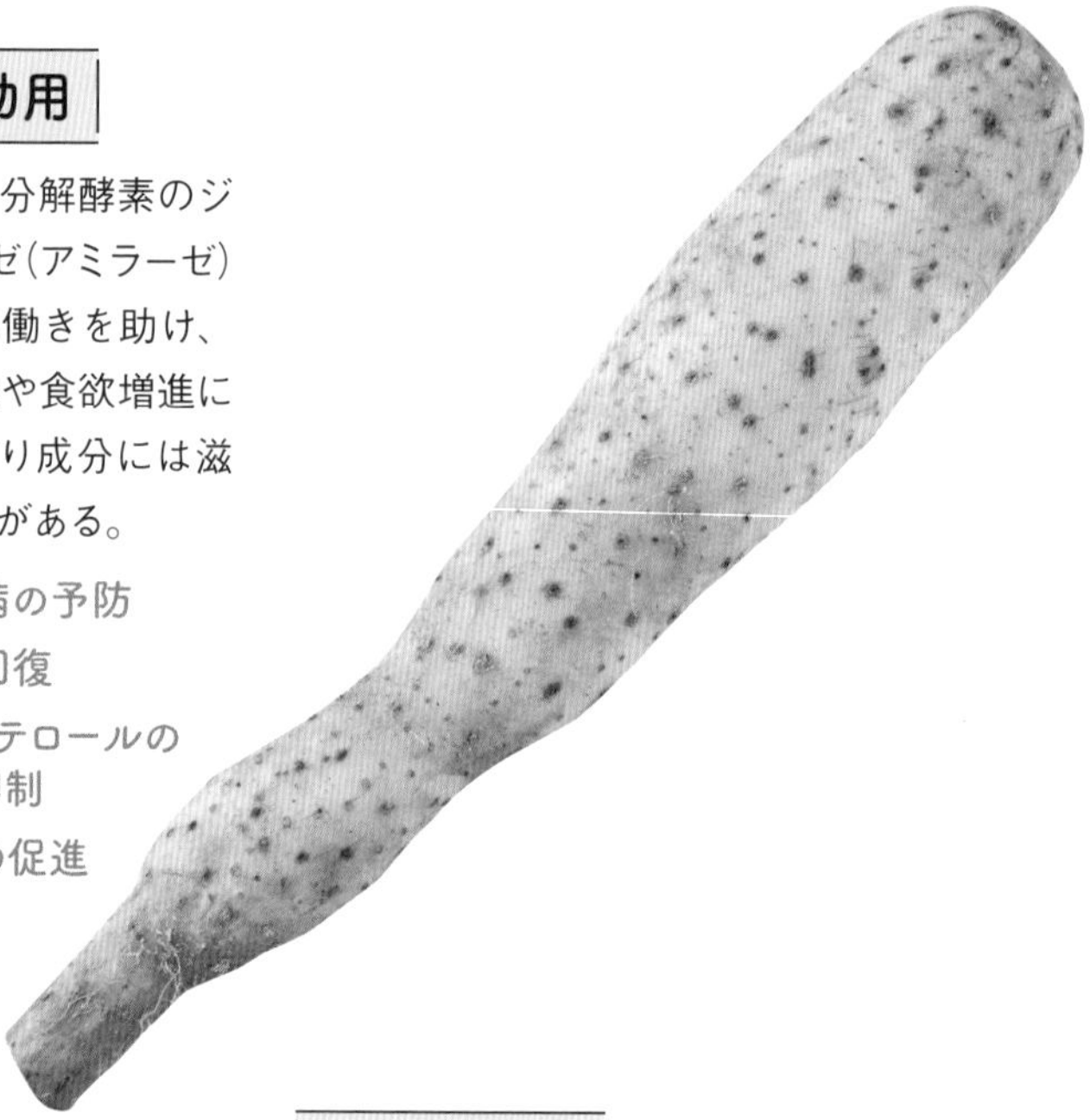

主な効用

でんぷん分解酵素のジアスターゼ(アミラーゼ)が胃腸の働きを助け、消化促進や食欲増進に作用。粘り成分には滋養強効果がある。

- 糖尿病の予防
- 疲労回復
- コレステロールの上昇抑制
- 消化の促進

主な栄養素

カリウムが豊富。また、水溶性食物繊維のなかに、粘り成分のムチンやペクチンが含まれる。

ビタミンB_1	● 0.1mg(1.1mg)
パントテン酸	● 0.61mg (5mg)
カリウム	●● 430mg (2,000mg)
食物繊維	● 1g (18g)
糖質	12.9g

※可食部100g当たりの栄養素の量。カッコ内は成人女性の1日の推奨量または目安量で各年齢層別の最大値

ネバネバ成分が消化を助ける

水分が多く、さっぱりした味わい。

主成分はでんぷんですが、ビタミンB群、C、カリウム、食物繊維などをバランスよく含んでいます。

また、でんぷん消化酵素のジアスターゼを豊富に含んでいるので、ながいも自体消化がよいうえに、一緒にとった食品に含まれるでんぷんの分解・吸収も助けます。ジアスターゼは熱に弱いので、生でおろしたり、刻んだりたいたりして利用しましょう。

ぬめりの成分であるムチンには、たんぱく質の分解・吸収を促したり、粘膜を保護したりする働きがあり、滋養強壮効果も。もうひとつの粘り成分のデオスコランは血糖値の上昇を抑える効果があるといわれています。

洗い方

手で皮をこすりながら、
汚れを落とす。

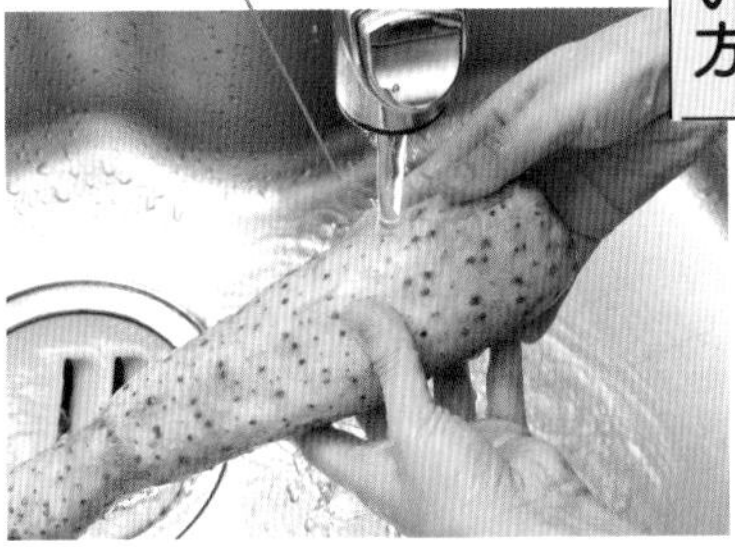

表面におがくずなどがついていることがあるので流水で取り除く。

選び方

皮に張りがあり、でこぼこや傷がないもの。

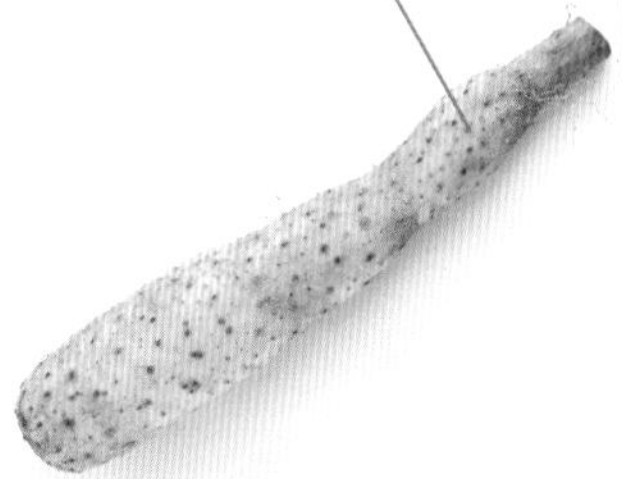

持ったときに重量感があるもの。ヒゲ根やヒゲ根跡が多いほうが、粘りがある。

切り方

皮が薄くぬめりがあるので、
すべらないように注意。

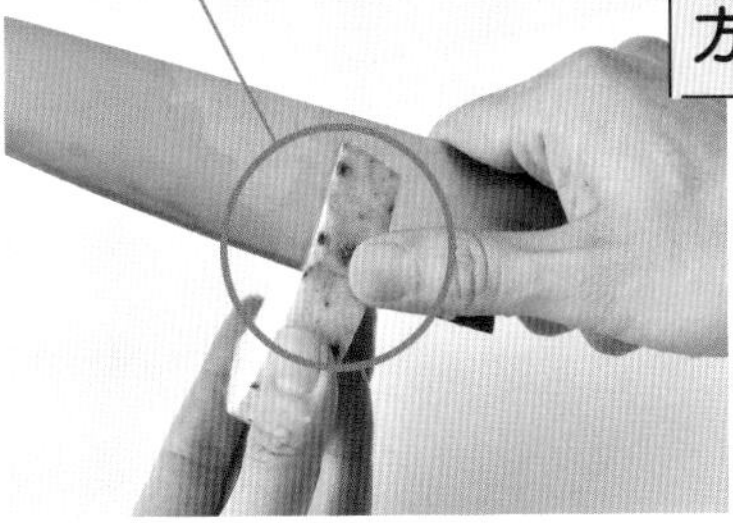

輪切りにしてから皮をむいたほうが手のかゆみを抑えられる。ソテーなどに。

保存方法

乾燥を嫌うのでそのまま新聞紙で包む。

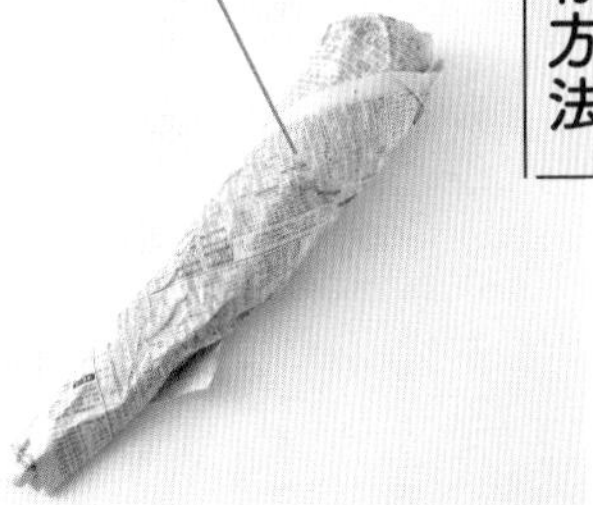

冷暗所か冷蔵庫で保存。すりおろしたものを保存袋に入れて冷凍しても。

おすすめの組み合わせ

※1つの料理でなくても、1回の食事でとれたらOK。

●まぐろの赤身

●ストレスの緩和
●やまかけに

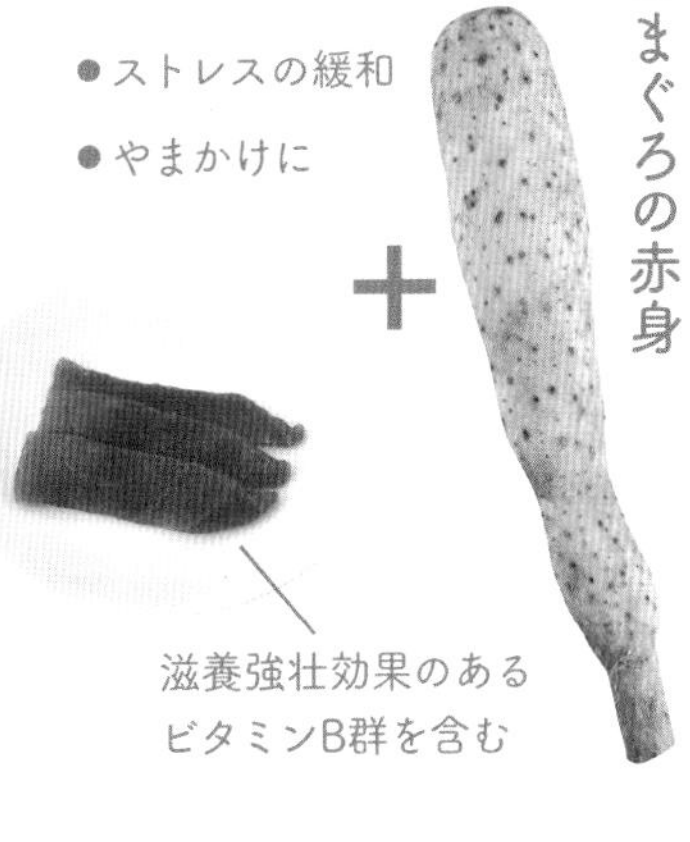

滋養強壮効果のある
ビタミンB群を含む

●れんこん

●胃潰瘍や感染症の予防
●とろろあえに

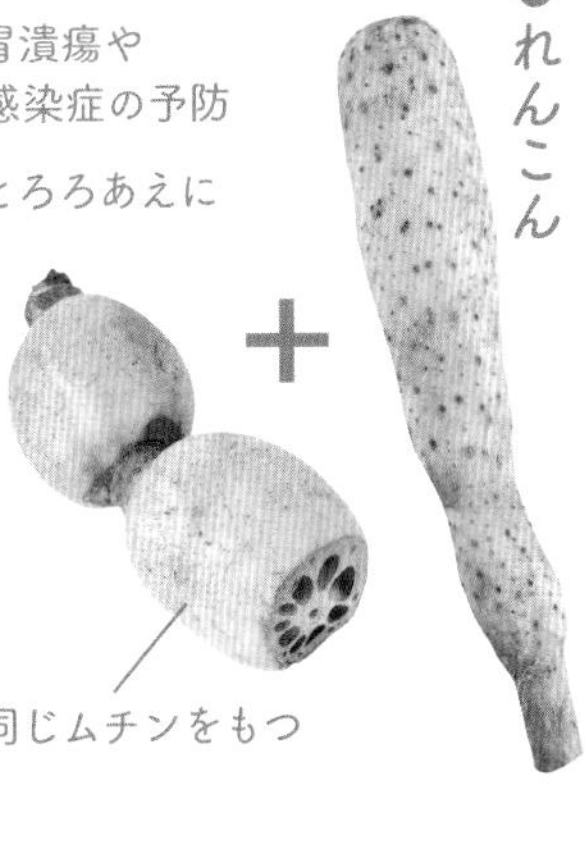

同じムチンをもつ

なす

茄子

夏

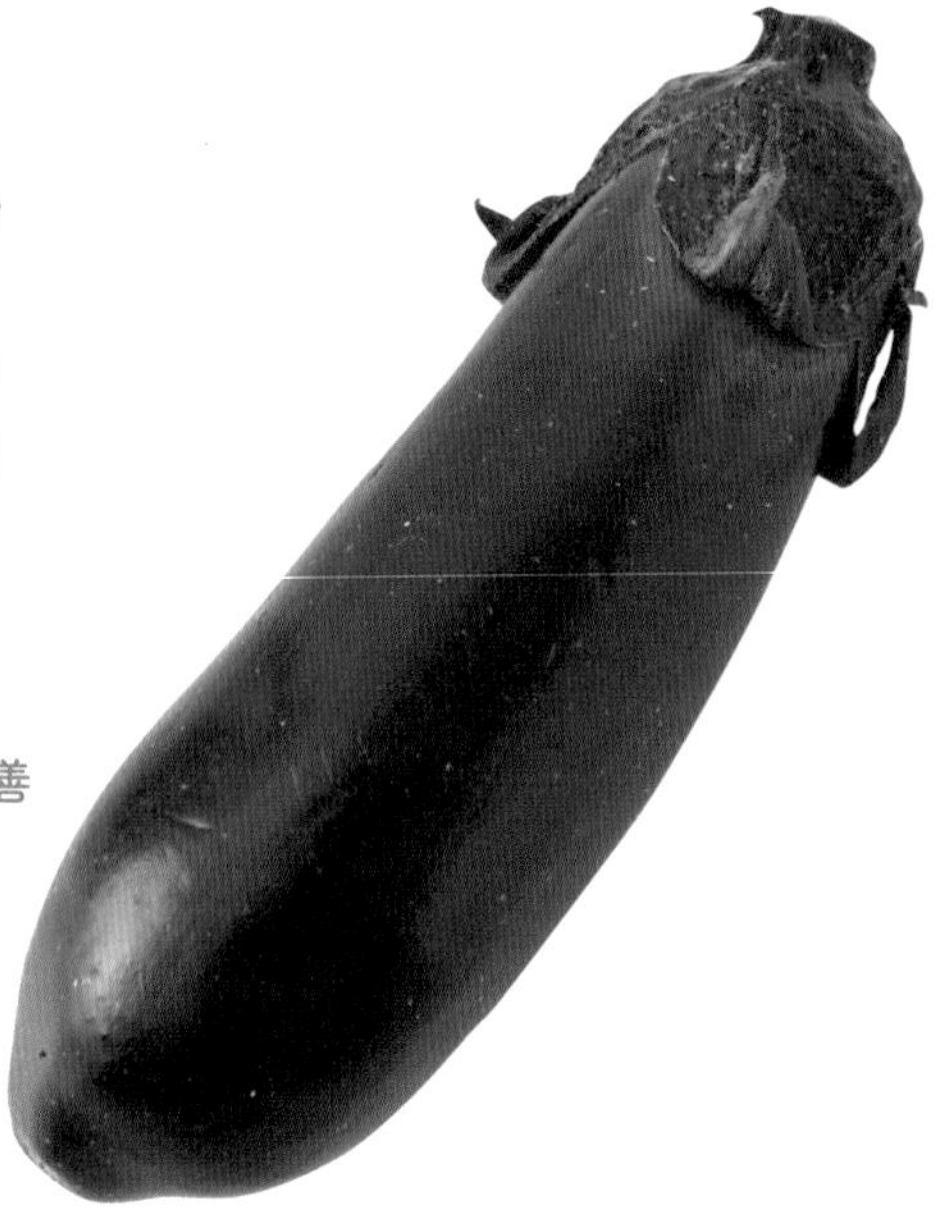

主な効用

紫色の皮に含まれるポリフェノールの一種、ナスニンが活性酸素の働きを抑制し、生活習慣病を予防する。

- がん予防
- 動脈硬化の予防
- 高血圧の予防・改善
- コレステロールの上昇抑制

主な栄養素

ミネラルのなかでカリウムを多く含む。健康効果のある色素を含んでいるのが特徴。

※可食部100g当たりの栄養素の量。カッコ内は成人女性の1日の推奨量または目安量で各年齢層別の最大値

ビタミンK	10μg（150μg）
葉酸	32μg（240μg）
カリウム	220mg（2,000mg）
食物繊維	2.2g（18g）
糖質	2.9g

色素成分が血管をきれいに保つ

水分が多く、とりわけ多い栄養素はありませんが、漢方では体を冷やす野菜として、鎮痛や消炎のために使われてきました。

なすの成分でよく知られているのは、紫色の皮に含まれているナスニン。ポリフェノールの一種であるアントシアニン系の色素で、活性酸素の働きを抑えてがんを予防したり、血管をきれいにして動脈硬化や高血圧を予防したり、ブルベリーと同様、眼精疲労を回復させたりする効果があることで注目されています。

ナスニンを摂取するには、なるべく皮をむかない料理に。また、水に溶けやすいので、スープやみそ汁など汁ごと食べられると効果的です。

選び方

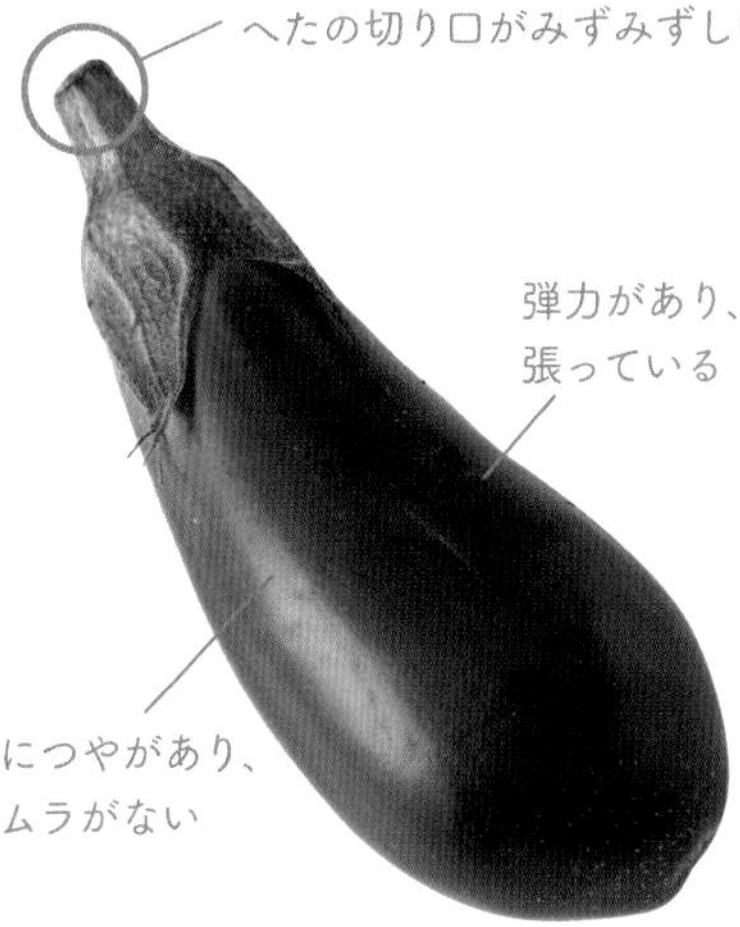
へたの切り口がみずみずしい
弾力があり、
張っている
皮につやがあり、
色ムラがない

皮が鮮やかな紫色でムラがなく、つやと張りがあるものが良質。若いうちに収穫されたものは、へたの下の首の部分が細く、太いものほど熟している。古くなるとフカフカしてくるので、弾力のあるものを選ぶ。

とげが鋭いものほど新鮮

ガク（へたについているヒラヒラした部分）についたとげが、触ると痛いくらいのものが新鮮。鮮度が落ちるととげがなくなってくる。

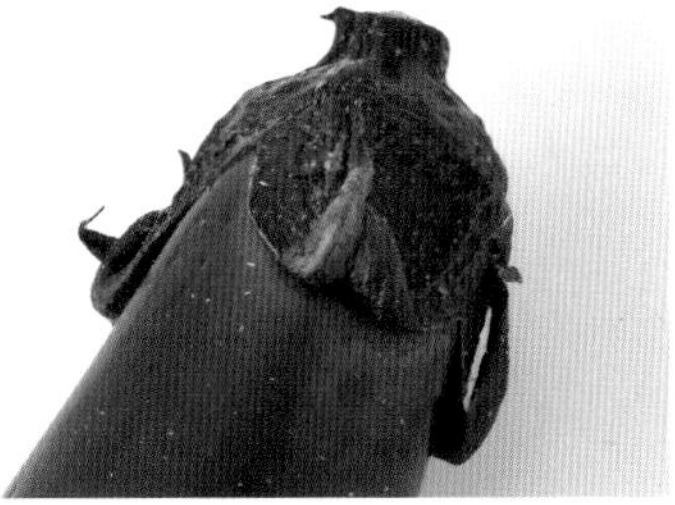

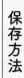

保存方法

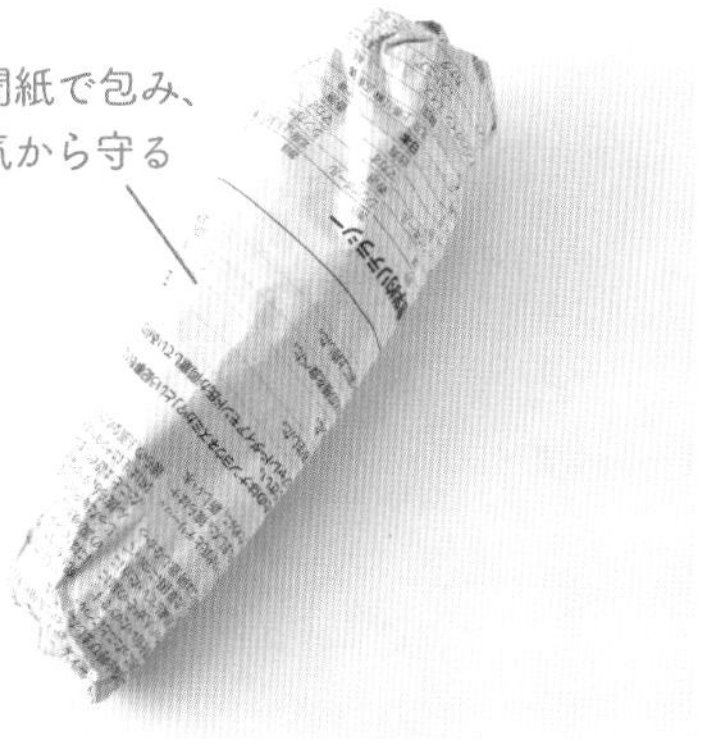
新聞紙で包み、
冷気から守る

新聞紙で包むか、穴の開いたポリ袋に

比較的日もちするほうだが、冷気に当たるとしぼんだり、種のまわりが茶色く変色したりしやすくなるため、新聞紙で包むか穴の開いたポリ袋に入れ、冷蔵庫で保存。

なす

下処理

丸ごと蒸しなすや煮物に

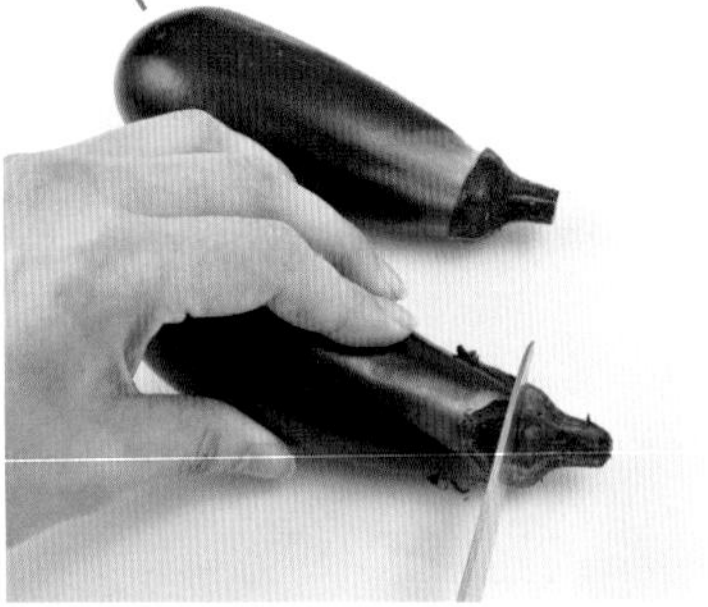

へたとガクの間に包丁で一周浅い切れ目を入れ、ガクをむいてへたを残す。

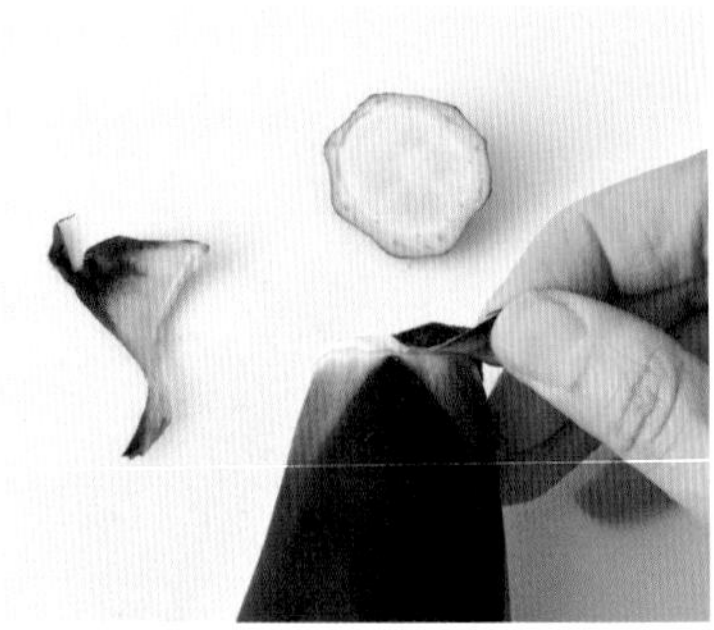

へた部分に包丁を入れて切り落とし、残ったガクは手で取り除く。

切り方

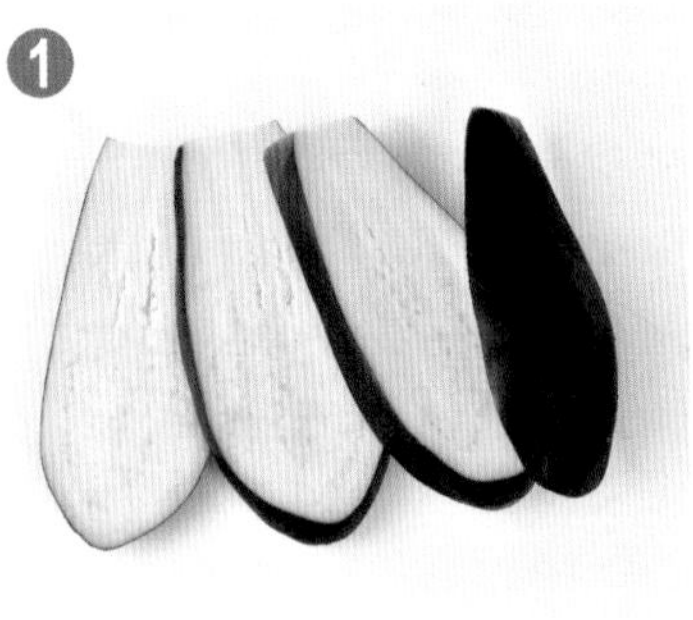

なすを縦に置き、好みの幅に切る。なすの面を利用する料理に向く切り方。

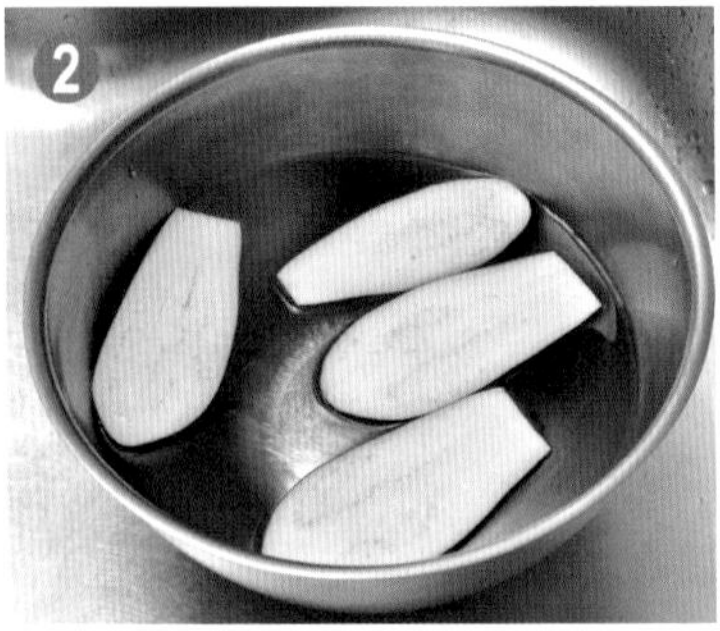

切り口から変色してくるので、調理直前に切って水にさらし、アクを抜く。

切り込みを入れて火を通りやすくする

天ぷらやはさみ揚げ、グリルなどにするときは、好みの幅で縦に薄切りに。焼きなす、揚げ焼きなどは縦半分に切ってから、浅く切込みを入れると火が通りやすくなる。

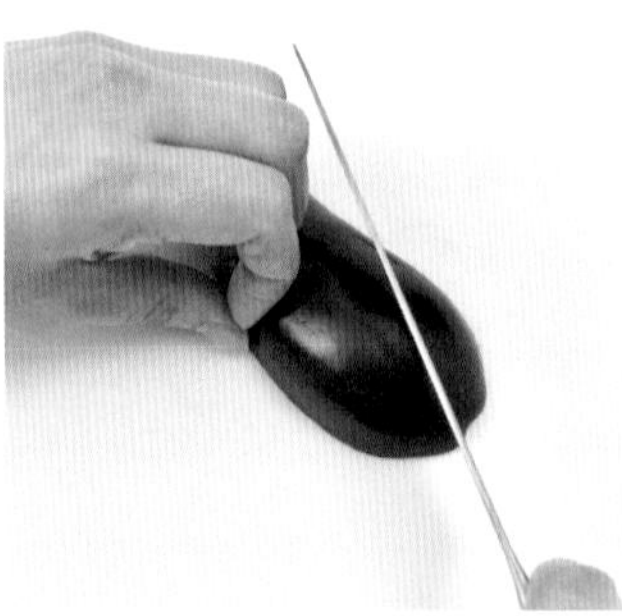

5㎜ぐらいの間隔で、皮に斜めに切れ目を入れる。味も浸み込みやすくなる。

おすすめの組み合わせ

※1つの料理でなくても、1回の食事でとれたらOK。

夏バテのときは油を使った調理法でエネルギーの補給を

炒めたり揚げたりすると甘味が増し、夏バテのときのスタミナ強化に役立つ。体を冷やす働きがあるので、しょうがやにんにくなどの体を温める作用のある食品と一緒にとると、冷えを助長しない。

●みそ、しめじ

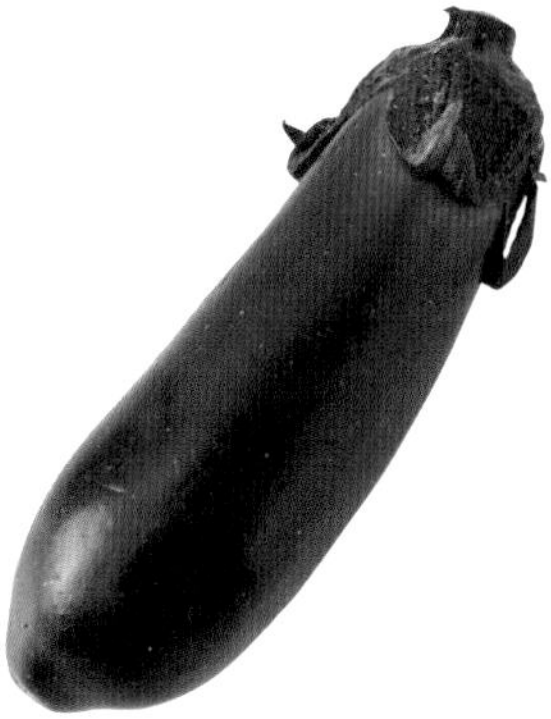

＋

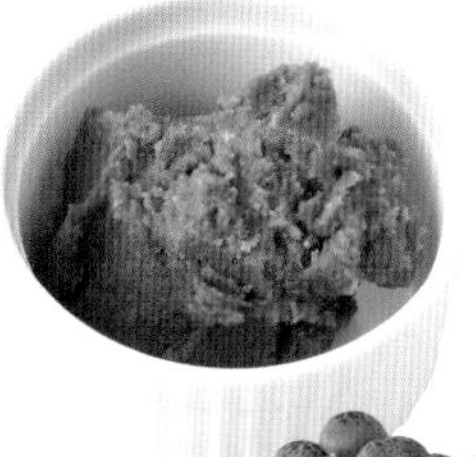

または

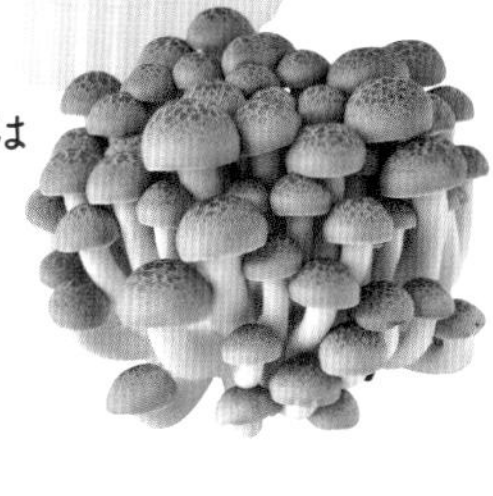

みそはリノール酸、しめじはリジンを含有し、どちらもナスニンと同様コレステロールを抑制する効果がある。しめじとなすのみそ炒めなどに。

●トマト、ピーマン

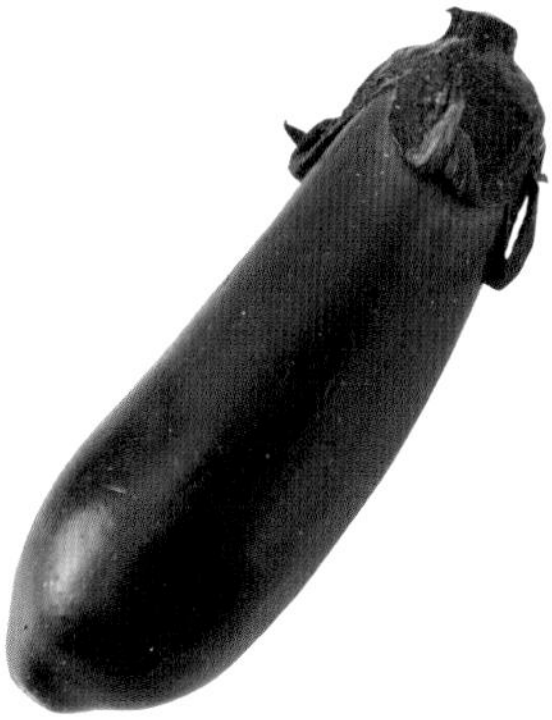

＋

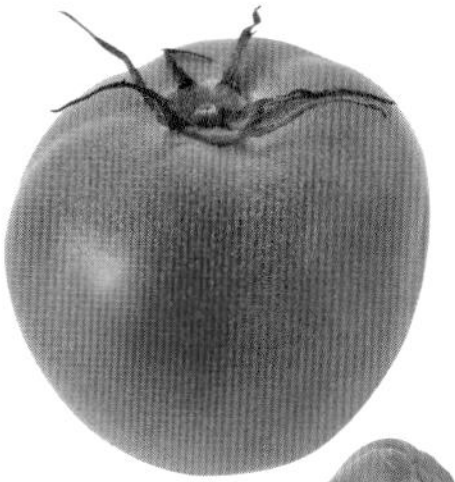

または

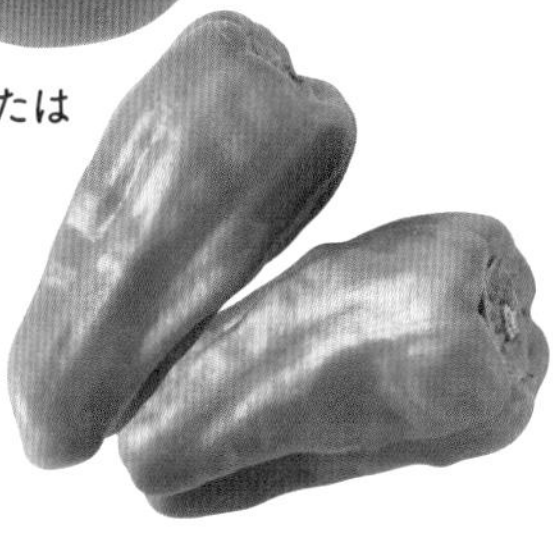

なすとピーマンの炒め物や揚げびたしとトマトサラダを組み合わせて。ナスニン＋ビタミンCでがん予防や美肌効果、肥満の予防効果も。

なめこ

滑子

秋

主な効用

食物繊維のムチンやペクチンは糖尿病や高血圧の改善に有効。パントテン酸にはストレス軽減効果がある。

- 糖尿病の予防
- 高血圧の予防・改善
- 美肌効果
- 抗ストレス作用

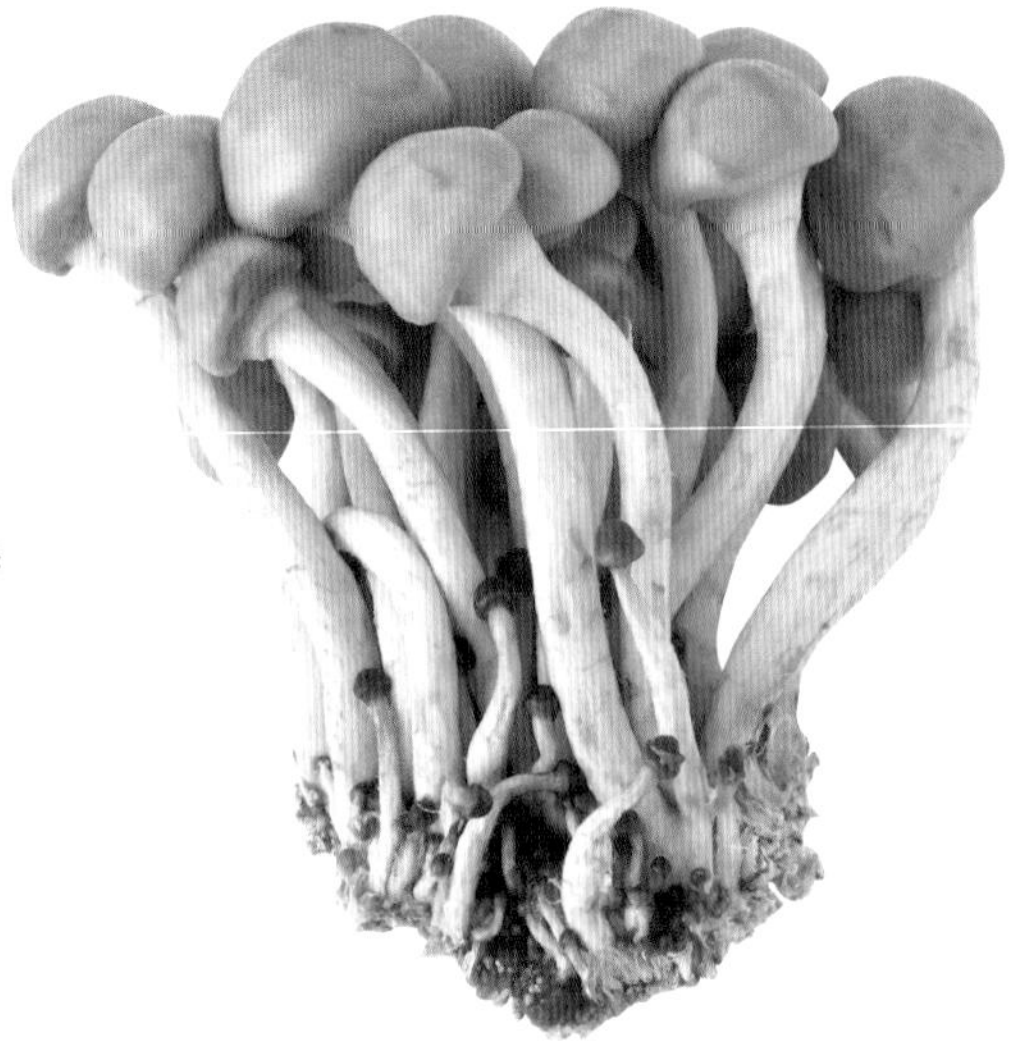

主な栄養素

適量のビタミン、ミネラルに加え、食物繊維のムチン、天然糖質のトレハロースを含む。

ビタミンB_2	● 0.12mg(1.2mg)
ナイアシン	●●●● 5.1mg (12mg)
パントテン酸	●●● 1.25mg (5mg)
カリウム	● 230mg (2,000mg)
食物繊維	●● 3.3g (18g)
糖質	1.9g

*可食部100g当たりの栄養素の量。カッコ内は成人女性の1日の推奨量または目安量で各年齢層別の最大値

独特のぬめりが高血圧や糖尿病を改善

なめこの独特のぬめりには、水溶性食物繊維のペクチンやムチンが含まれています。ペクチンは血糖値の急激な上昇を抑えたり、腸内の善玉菌を増やして腸内環境を整えたりします。一方、ムチンはたんぱく質の吸収を助けるほか、粘膜の保護にも働きます。

きのこ類のなかでは、パントテン酸やナイアシンを比較的多く含み、これらの栄養素は炭水化物、たんぱく質、脂質がエネルギーに変わる際に補酵素として活躍します。

さらに、パントテン酸はホルモンや善玉コレステロールの合成にも関わり、抗ストレス作用や美肌効果も。ナイアシンはアルコールの分解を促して二日酔いを防ぎます。

洗い方

手でサッと洗い、ぬめりを
落とし過ぎないで

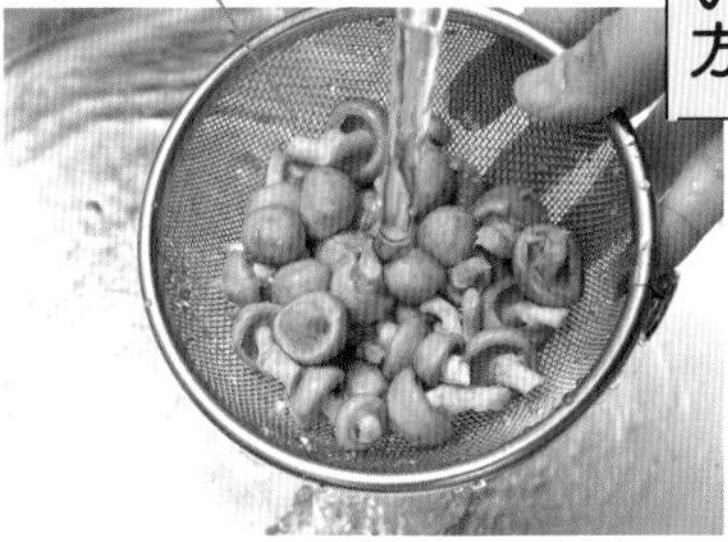

ぬめりにうまみや有効成分が含まれているので、軽くすすぐ程度にする。

選び方

表面のぬめりが
強いものが良質

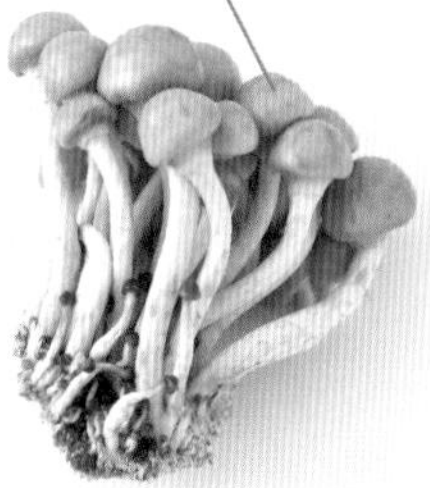

かさ、茎ともに肉厚で、かさは小粒で大きさがそろい、茎はピンと立っている。

切り方

軸の下のかたい部分を
切り落とす

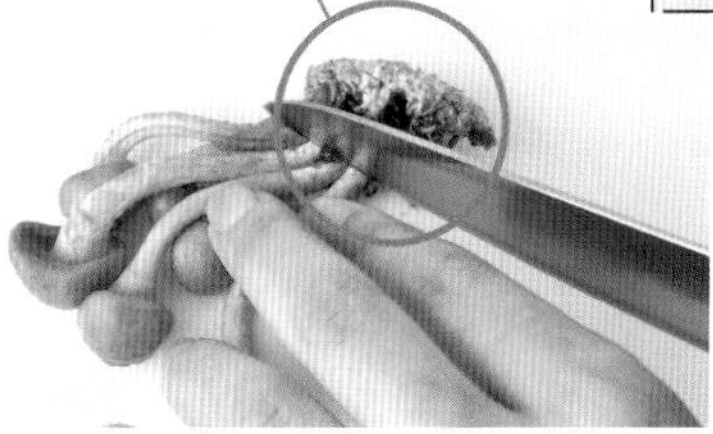

株つきのなめこは、石づきを落としてから使う。

保存方法

ポリ袋に入れるかラップに
包んで冷蔵庫へ

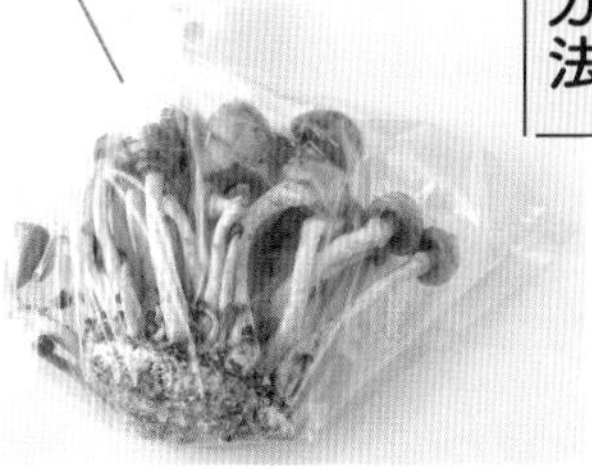

水分が多く、日もちしないので、冷蔵庫での保存は2〜3日を限度に。

おすすめの組み合わせ

※1つの料理でなくても、1回の食事でとれたらOK。

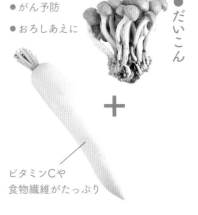

●だいこん

● がん予防
● おろしあえに

＋

ビタミンCや
食物繊維がたっぷり

●豆腐

● たんぱく質の
吸収率が高まり、
免疫力強化
● 湯豆腐、鍋物に

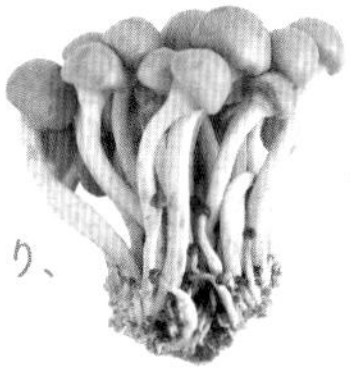

＋

にら

韮

冬

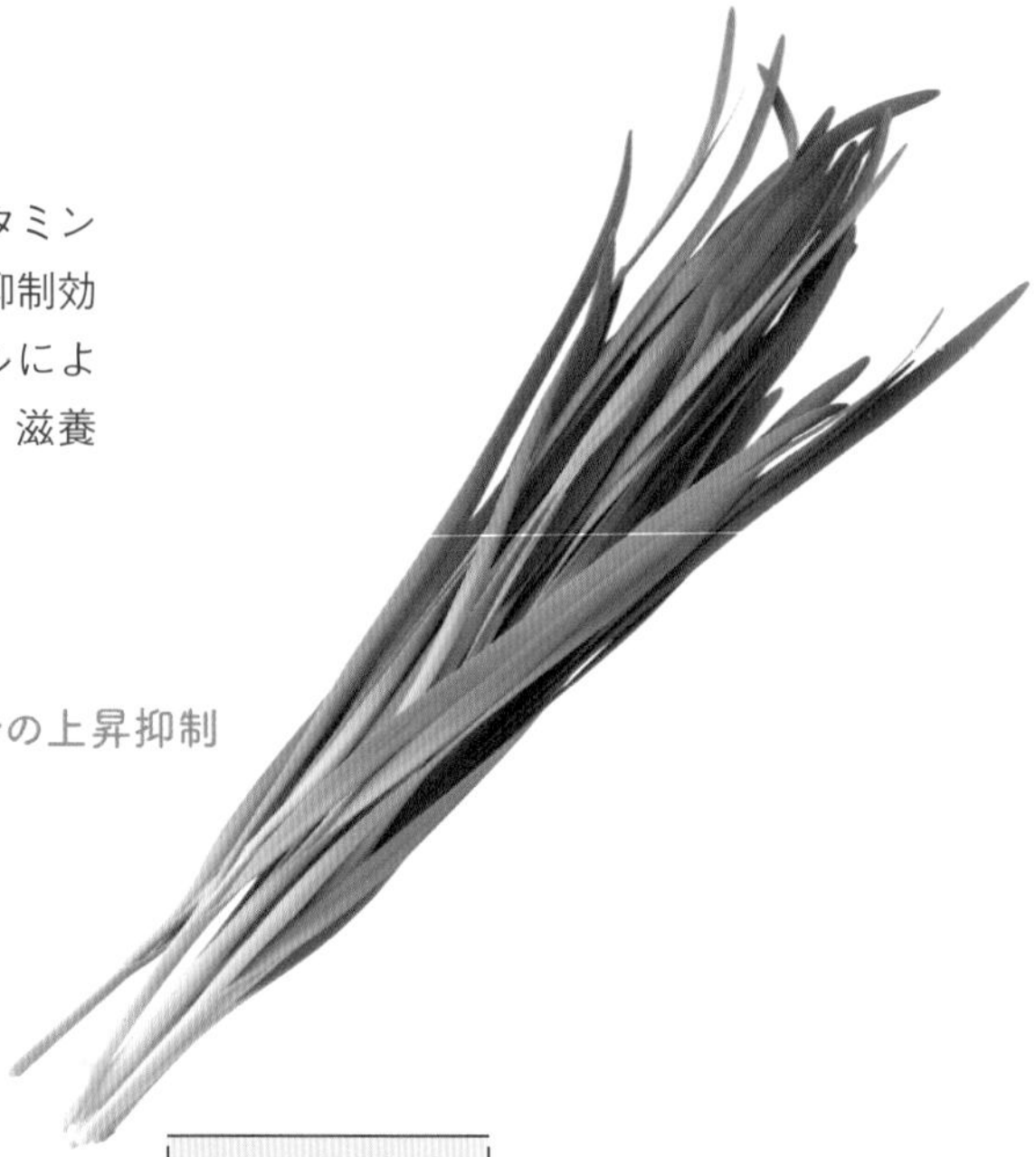

主な効用

β-カロテンやビタミンC・Eによるがん抑制効果や、硫化アリルによる消化促進効果、滋養強壮効果も。

- がん予防
- 美肌効果
- コレステロールの上昇抑制
- 血行促進

主な栄養素

β-カロテン、ビタミンB群、C、Eなどの主要ビタミンや香味成分のアリシンを含む。

ビタミンA	●●●● 290μg（700μg）
ビタミンB_2	● 0.13mg（1.2mg）
ビタミンC	●● 19mg（100mg）
ビタミンE	●●●● 2.5mg（6.0mg）
カリウム	●●● 510mg（2,000mg）
糖質	1.3g

*可食部100g当たりの栄養素の量。カッコ内は成人女性の1日の推奨量または目安量で各年齢層別の最大値

健康効果抜群の香辛野菜

滋養強壮効果や整腸効果が高いことから、薬用として利用されてきた香辛野菜です。

にらの成分で注目したいのは、香味成分の硫化アリルの一種であるアリシン。アリシンはビタミンB_1の吸収を助け、糖の代謝を円滑にするほか、特有のにおいで胃酸の分泌を促します。また、β-カロテンやビタミンB_2・C・E・Kなどビタミン類を幅広く含み、これらの相乗作用でがんや動脈硬化の予防、スタミナ強化、アンチエイジング効果など、広い範囲にわたって健康効果を発揮します。

さらに、ミネラルのセレンも含有し、抗酸化ビタミンや硫化アリルとともにがん予防に貢献します。

選び方

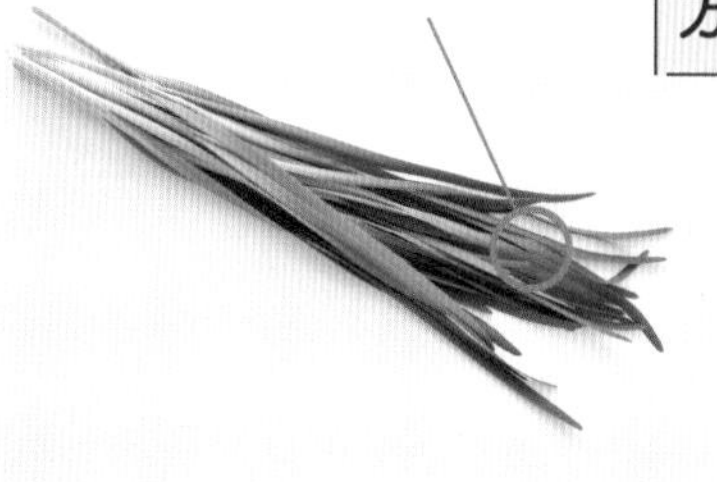
濃い緑色で適度な
つやと厚みがある

葉先までピンと伸びていて張りのあるもの、香りの強いものを選ぶ。

洗い方

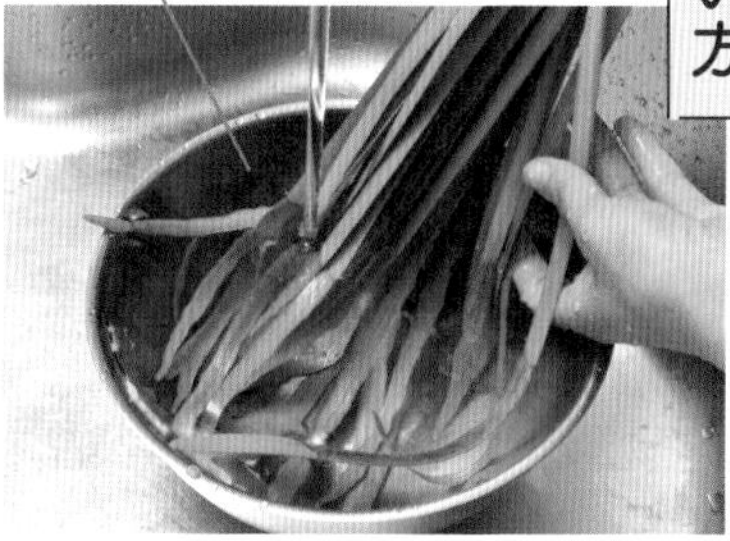
葉が重なっているところや
根元はていねいに

束ねているテープを外し、ボウルに水を流しながら軽くこするように洗う。

保存方法

鮮度が落ちやすいので、
早く使いきる

水で湿らせた新聞紙で包み、冷蔵庫の野菜室で保存。

切り方

炒め物、鍋物、スープなどに

ザク切りにするときは、根元を2〜3cm切り落とし、3〜4cm長さに切る。

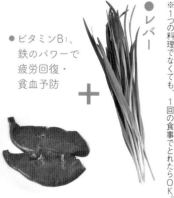

おすすめの組み合わせ

※1つの料理でなくても、1回の食事でとれたらOK。

●レバー

●ビタミンB_1、鉄のパワーで疲労回復・貧血予防

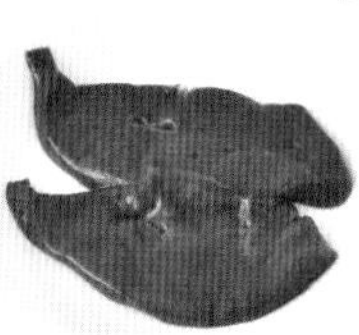

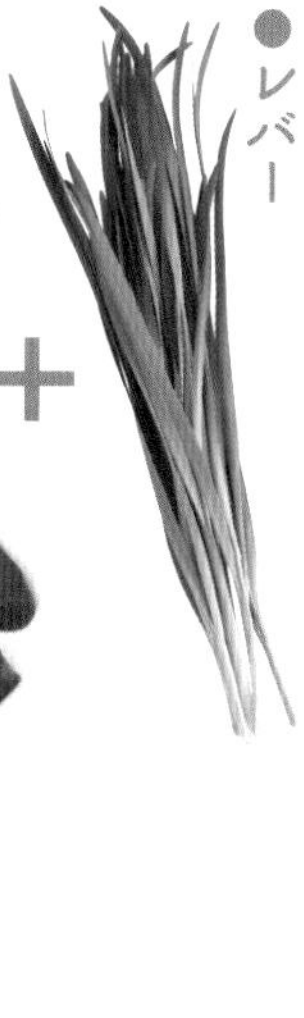

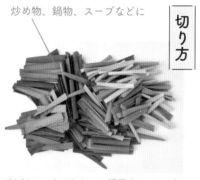

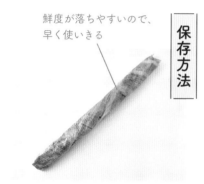

●ごま油

●β-カロテンの吸収率アップ

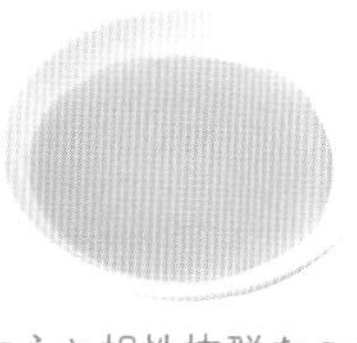

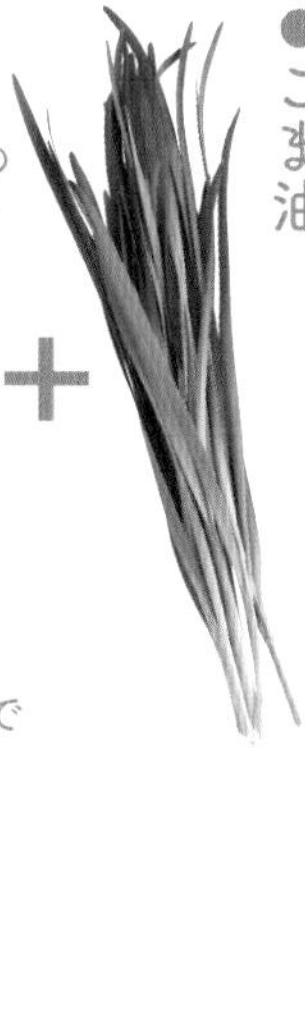

にらと相性抜群なので
にらレバ炒めに

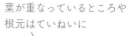

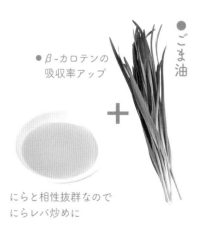

にんじん

人参

春

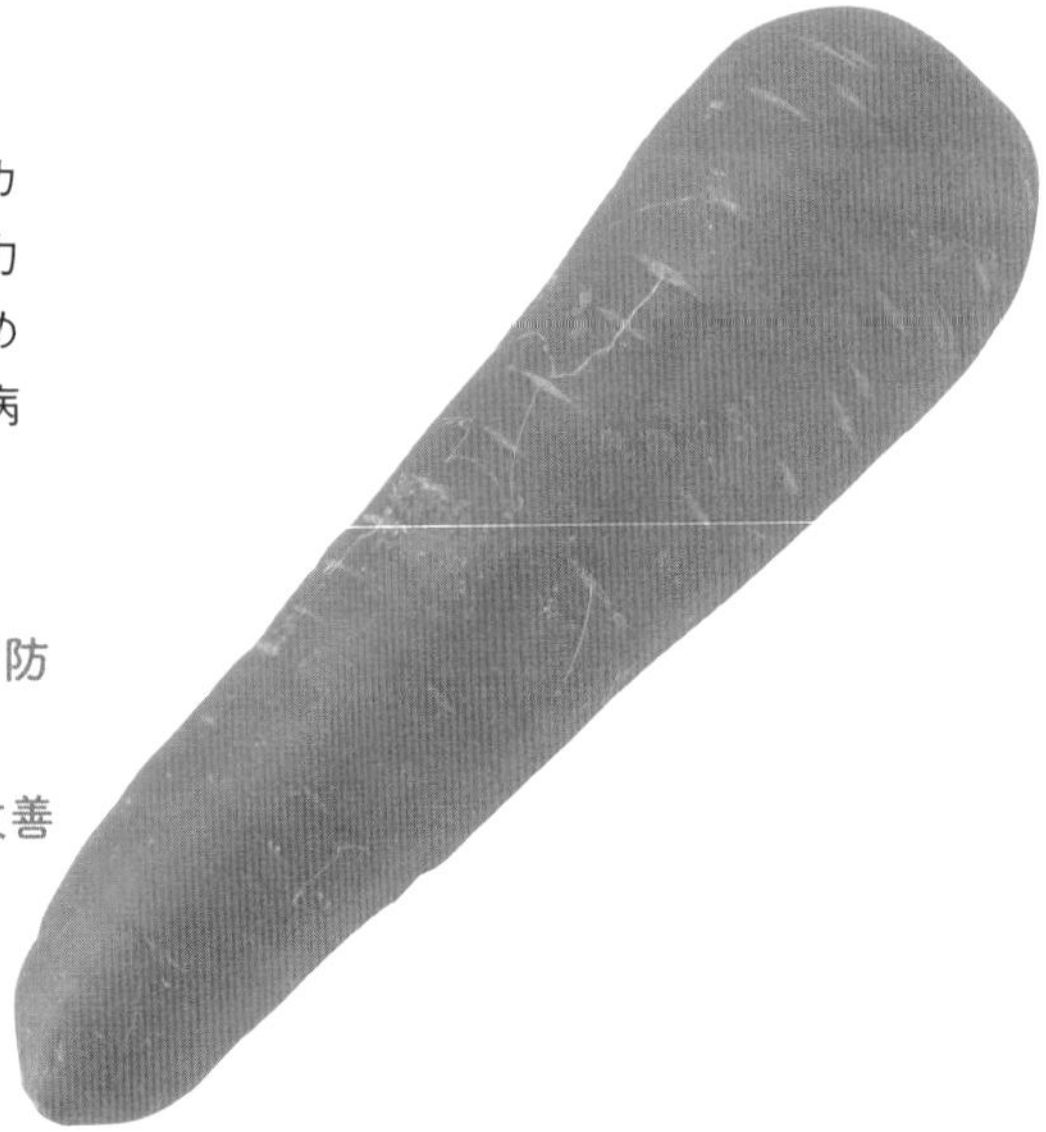

主な効用

オレンジ色の色素β-カロテンは強い抗酸化力があり、免疫力を高めて感染症や生活習慣病をブロック。

- がん予防
- 風邪や感染症の予防
- 整腸作用
- 高血圧の予防・改善

主な栄養素

β-カロテン、ビタミンB群、C、Eなどの主要ビタミンや香味成分のアリシンを含む。

ビタミンA	●●●●●●●●●●	720μg（700μg）
ビタミンB_6	●	0.1mg（1.2mg）
葉酸	●	21μg（240μg）
カリウム	●●	300mg（2.000mg）
食物繊維	●●	2.8mg（18g）
糖質		6.5g

*可食部100g当たりの栄養素の量。カッコ内は成人女性の1日の推奨量または目安量で各年齢層別の最大値

感染症防止にも目の健康にも◎

キャロットの語源はカロテンというだけあって、にんじんにはβ-カロテンがたっぷり。その量は中サイズのにんじん2分の1本で、1日の摂取目標量が軽くまかなえるほど。サラダ、煮物、炒め物など、さまざまな料理に利用できる万能食材です。

β-カロテンは、体内でビタミンAに変換され、抗酸化作用によって細胞の老化を抑制し、がんや心臓病、動脈硬化を予防する効果があります。さらに、鼻やのどの粘膜を強化して感染症を防いだり、目の健康を維持したりする働きも。

ミネラル群ではカリウムを多く含み、血圧の安定や、血栓の予防効果も期待できます。

選び方

ひげ根の痕の
間隔が均等
オレンジ色が濃く、
つやがある
茎の切り口の
断面が小さいもの

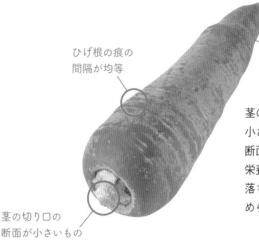

茎の切り口の断面をチェックして、小さめて黒ずんでいないものが良質。断面が大きいものほどかたく、葉に栄養分を取られているので栄養価が落ちる。表面に割れや傷がなく、なめらかでつやのあるものを選ぶ。

オレンジ色が濃いものは β-カロテンが豊富

オレンジ色が濃いもののほうが、β-カロテンが多い。切ったとき、中心まできれいなオレンジ色のものほど新鮮。表面が粗いものは甘味が少ないので避ける。

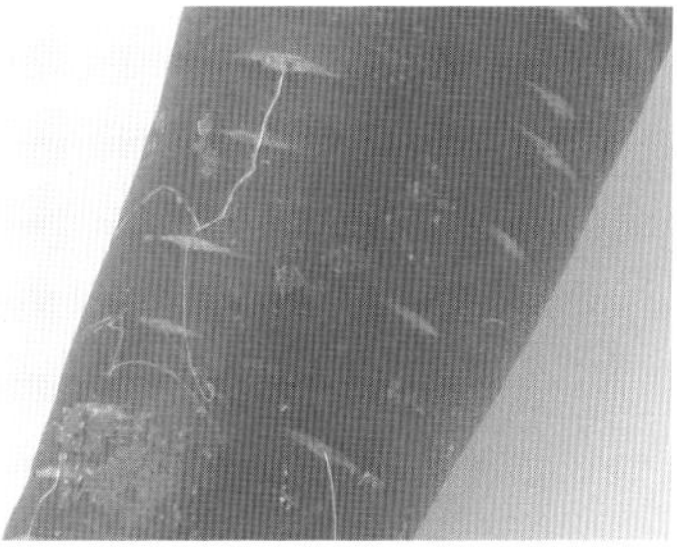

保存方法

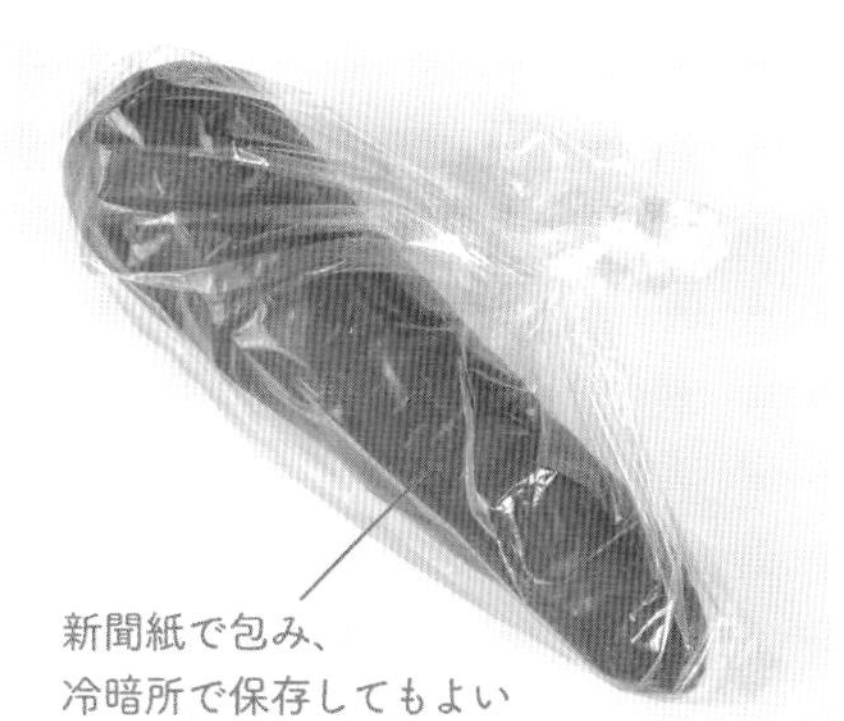
新聞紙で包み、
冷暗所で保存してもよい

水分をよく拭き取り、ポリ袋に入れる

湿気も乾燥も嫌うので、表面についた水分をよく拭き取り、ポリ袋に入れて冷暗所か冷蔵庫で立てて保存。切りかけは、切り口をペーパータオルで覆ってからラップで包む。

洗い方

表面の汚れを
きれいに洗い流す

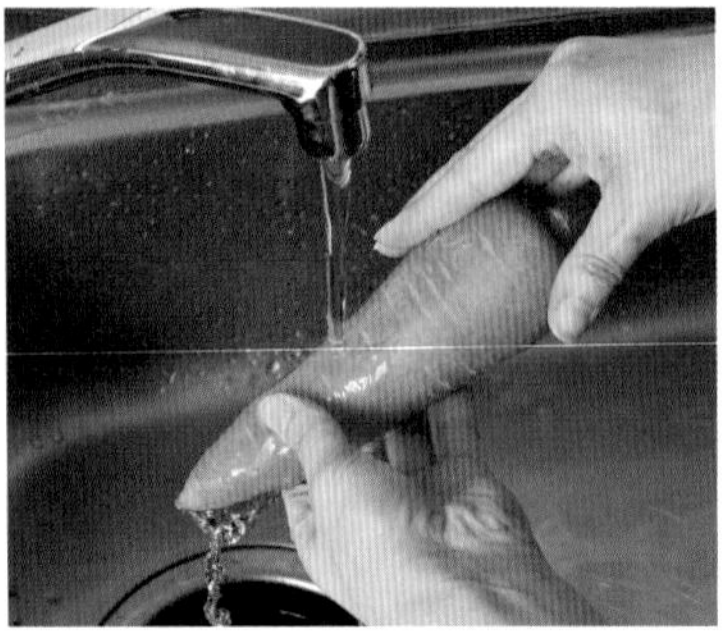

皮はむかずに調理しても大丈夫

β-カロテンは、皮の下に最も多く含まれている。にんじんの皮はとても薄く、出荷の際の洗浄で薄皮がむけているので、サッと汚れを落とし、そのまま調理してもよい。

切り方

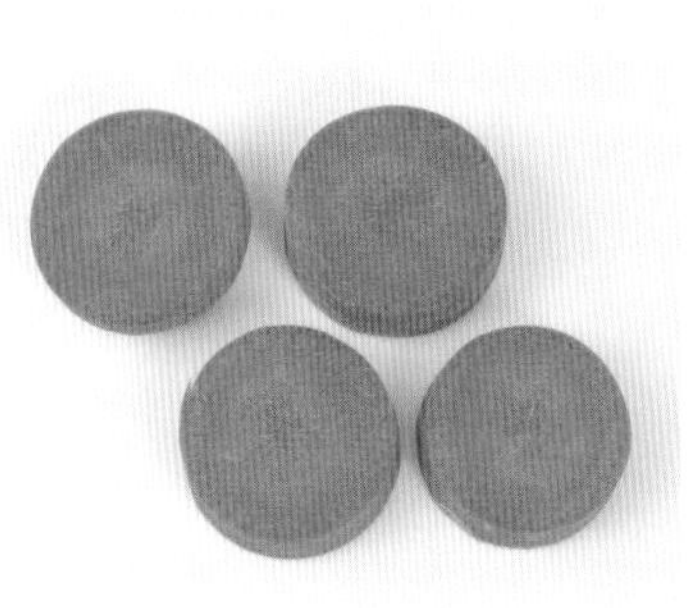

輪切りはへたを切り、一定の間隔で横に切る。煮物やグラッセなどに。

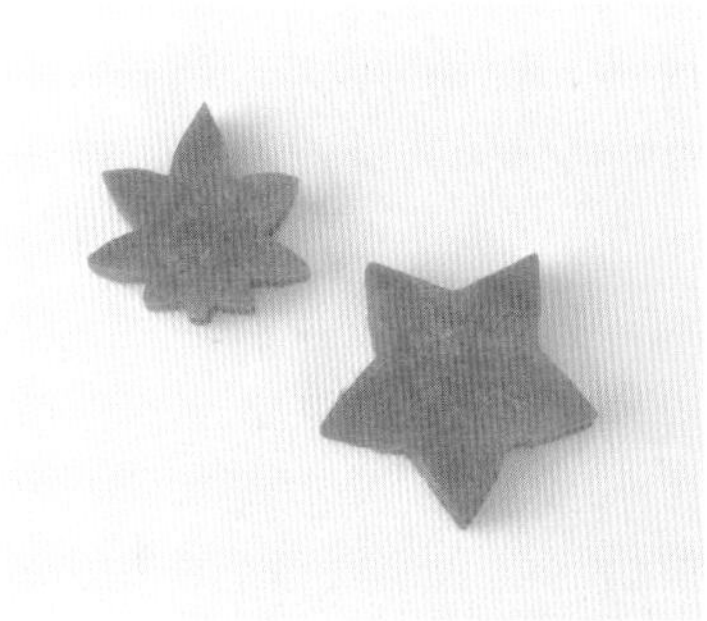

輪切りにして星やもみじの型で抜いても。煮物が華やかになる。

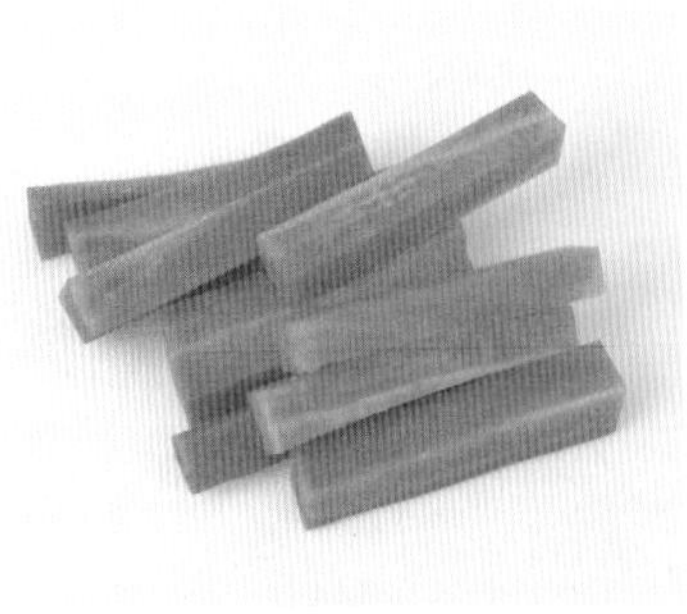

拍子木切りは四角柱にする切り方。加熱しても適度な歯応えが残る。

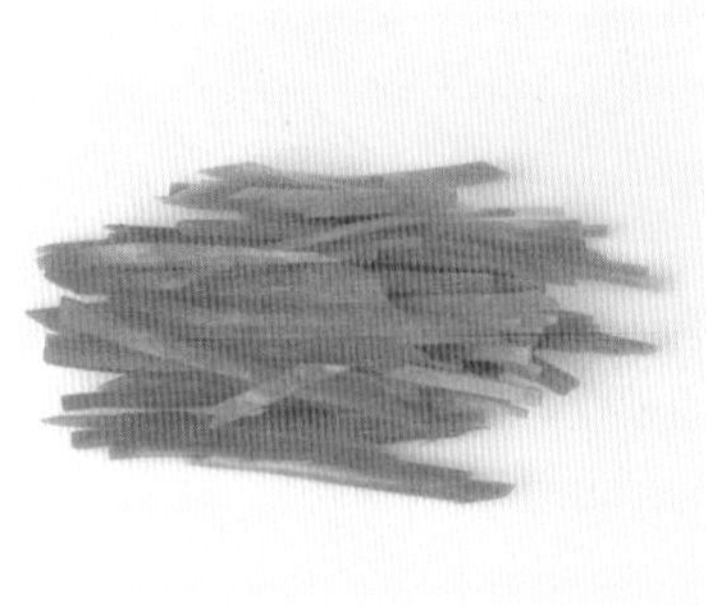

せん切りは、縦薄切りか斜め薄切りにしたものを端から切る。サラダやなますに。

おすすめの組み合わせ

※1つの料理でなくても、1回の食事でとれたらOK。

加熱調理にしたり、酢をかけたりして、ビタミンCを保つ

にんじんはビタミンCを破壊する酵素を含んでいる。この酵素は酸と熱に弱いため、Cの多い食材と一緒に食べるときは酢やレモン汁を加えたり、加熱調理にしたりすれば、酵素の活性を抑えられる。

●ごぼう、れんこん

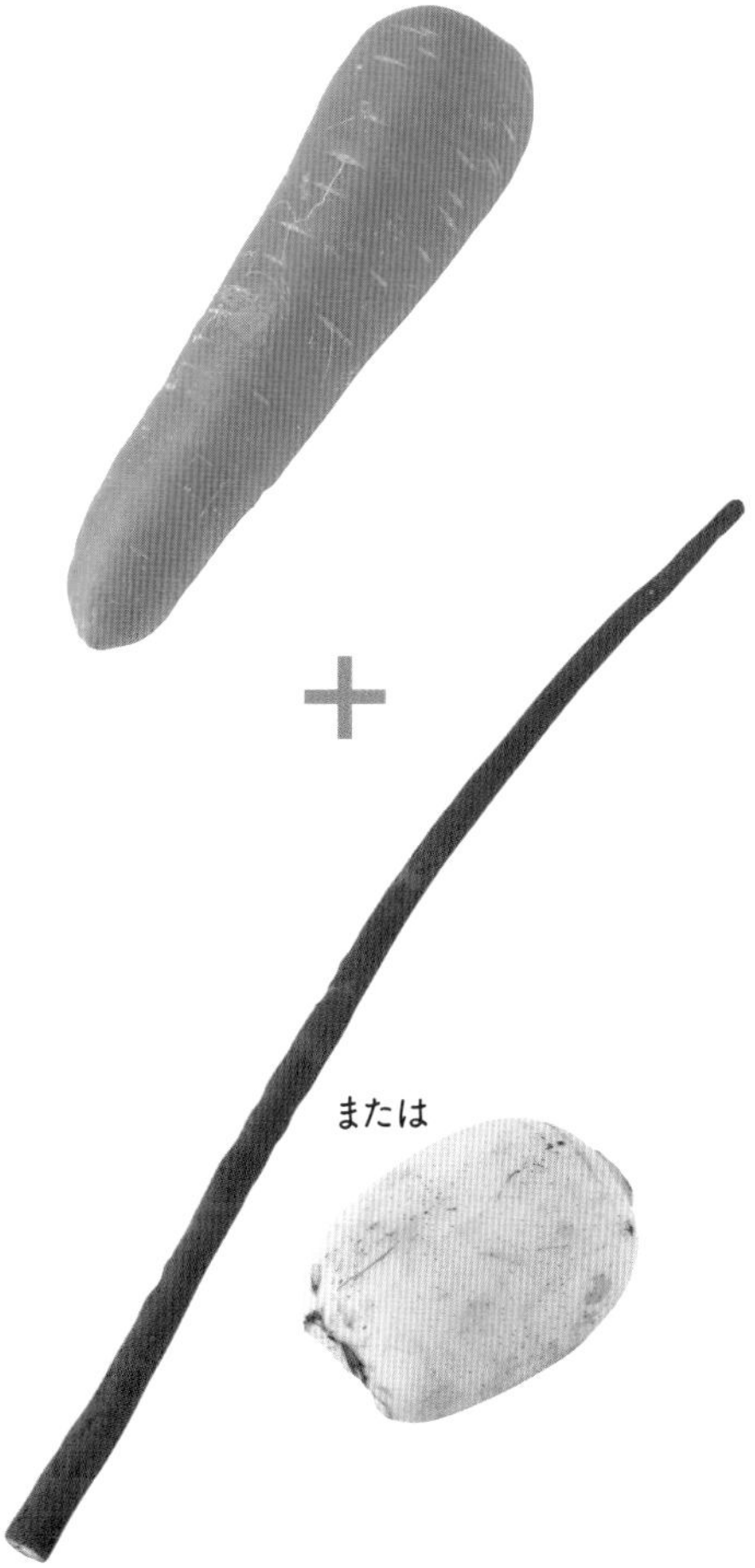

不溶性食物繊維の豊富なごぼうやれんこんと一緒にとると、血糖値の上昇を抑えて糖尿病を予防するほか、大腸がんを防ぐ働きも。煮物などに。

●キャベツ、白菜

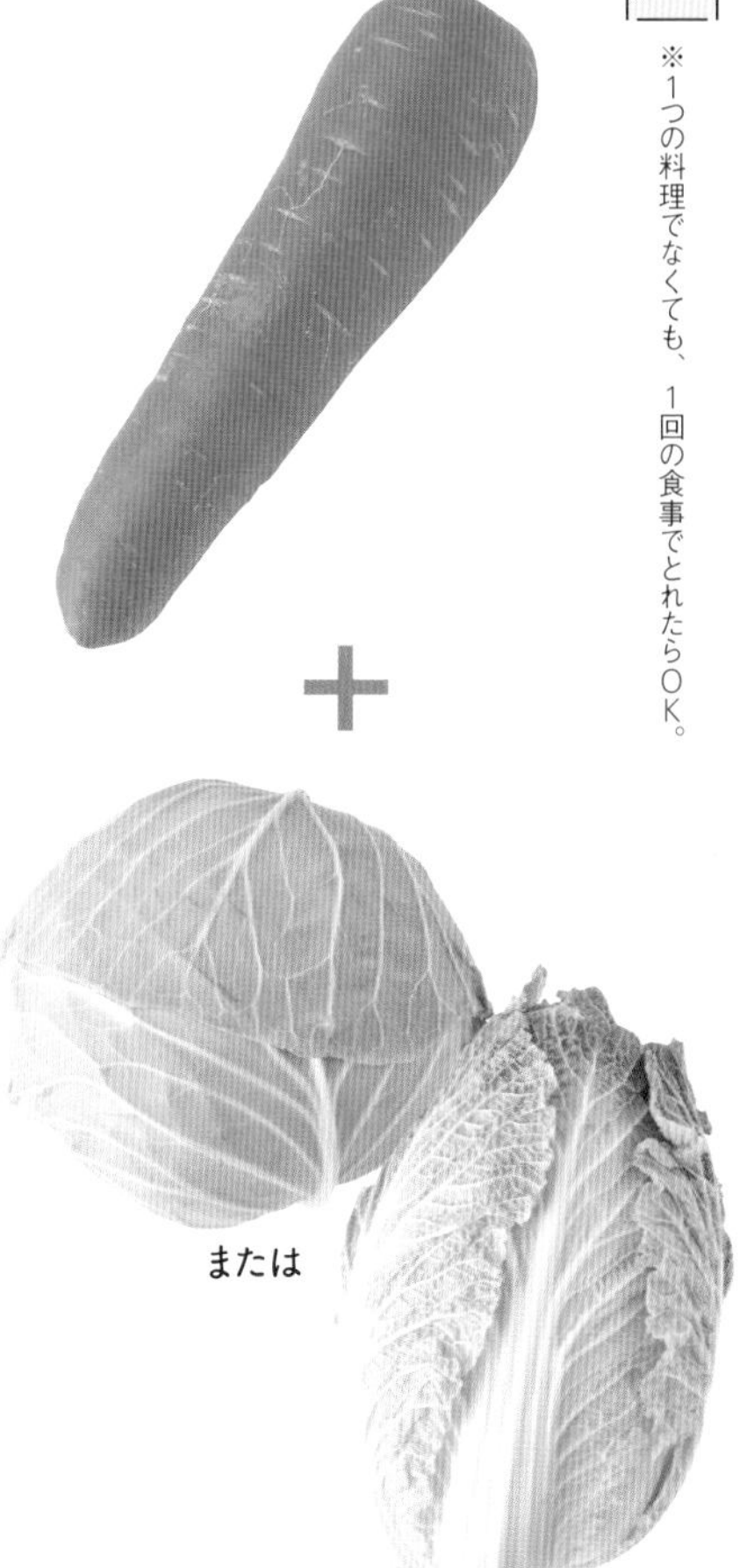

ビタミンCの多いキャベツや白菜と、β-カロテンが豊富なにんじんを食べ合わせるとがんのリスクを低下させる。炒め物やスープなどに。

にんにく

葫・大蒜

夏

主な効用

香味成分のアリシンは強い殺菌力をもつ。がん予防、血栓予防、スタミナ補給などの効果が期待される。

- がん予防
- 疲労回復
- 抗菌・解毒作用
- コレステロールの上昇抑制

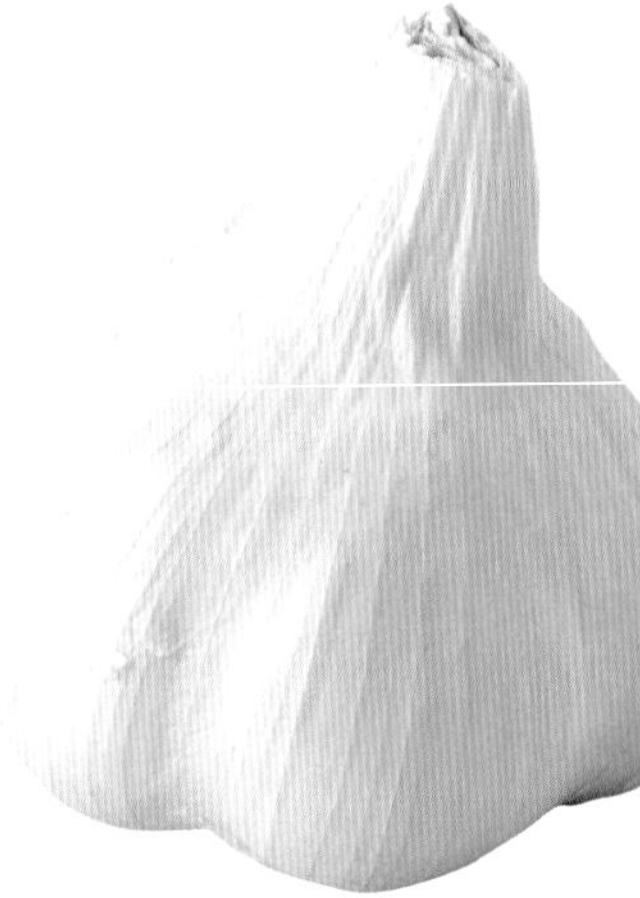

主な栄養素

アリシンと結びついて有効に働くビタミンB_1や、アミノ酸の代謝を助けるB_6を含有。

ビタミンB_1	●●	0.19mg（1.1mg）
ビタミンB_6	●●●●●●●●●●●	1.53mg（1.2mg）
カリウム	●●●	510mg（2,000mg）
リン	●●	160mg（800mg）
食物繊維	●●●	6.2g（18g）
糖質		21.3g

＊可食部100g当たりの栄養素の量。カッコ内は成人女性の1日の推奨量または目安量で各年齢層別の最大値

小さなかけらに薬効がぎっしり

古くから強壮作用のある植物として知られてきたにんにく。香りが強いため、食欲をかき立てるための風味づけや、食材の臭みを消すときなどに使われてきました。

　にんにくのパワーのもとは、香味成分のアリシン。硫化アリルの一種で、にんにくを切ったりつぶしたりすることで発生します。

　アリシンは体内でビタミンB_1と結合し、その吸収率を高め、エネルギー代謝をスムーズにして疲労を回復させます。また、強い殺菌力をもつほか、がんを予防する効果があることでも注目されています。さらに、血行を促進させ、冷え性や血栓の予防にも効果的とされています。

下処理

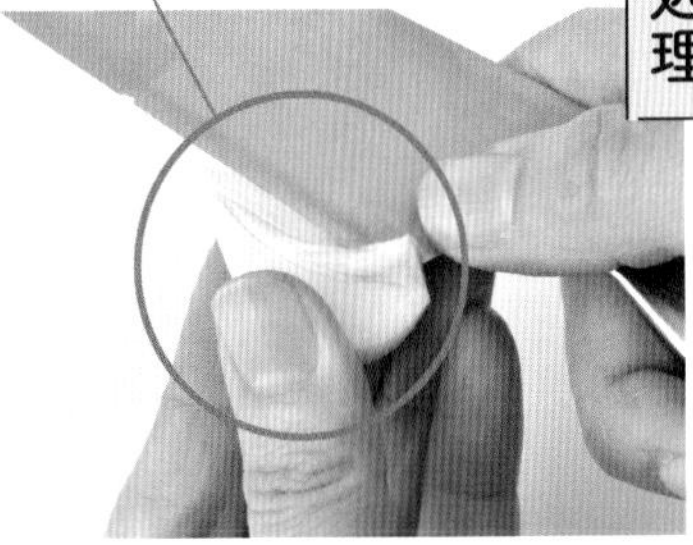
芯の端に包丁で
切り込みを入れて取る

芯は苦味やえぐみがあるので、あらかじめ半割にして取り除く。

選び方

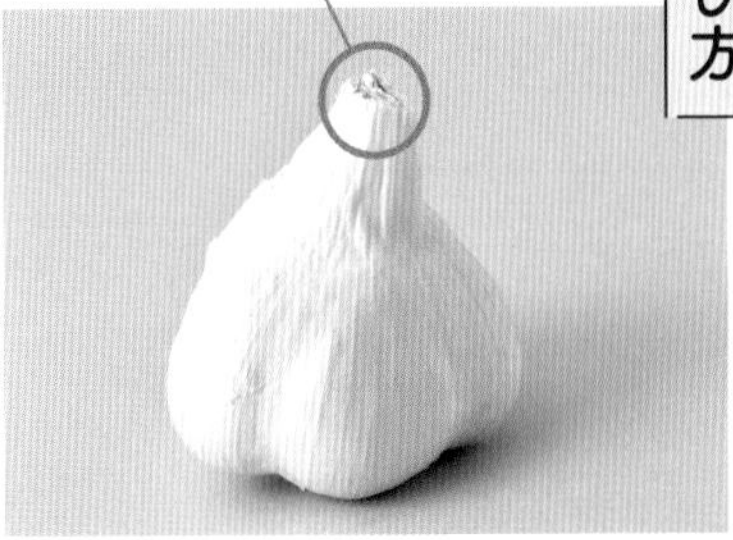
芽が出ていないもの、
皮が変色していないもの

皮が白くてかたく重みがあるもの、ふっくらと丸みがあるものを選ぶ。

切り方

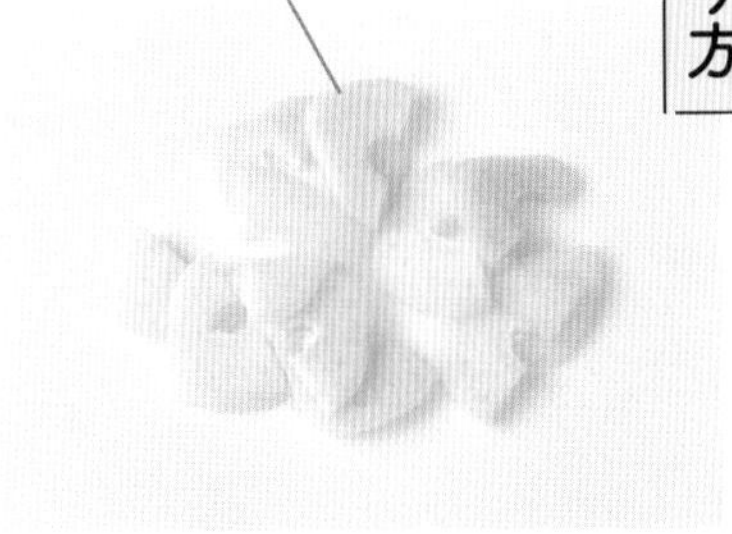
にんにくチップスにして
サラダやステーキに

芯を除いて横に輪切りにすると、縦薄切りに比べて、香りが強く出る。

保存方法

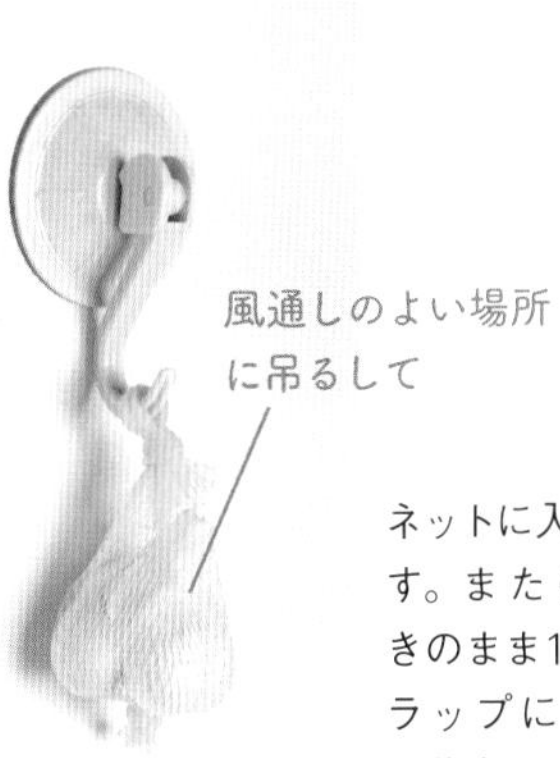
風通しのよい場所
に吊るして

ネットに入れて吊す。または皮つきのまま1片ずつラップに包み、冷蔵庫へ。

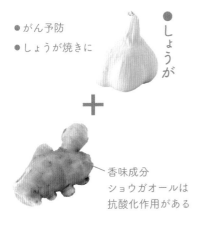

おすすめの組み合わせ

※1つの料理でなくても、1回の食事でとれたらOK。

●しょうが

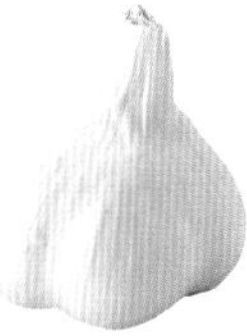
●がん予防
●しょうが焼きに

＋

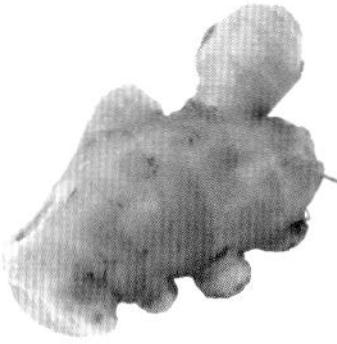
香味成分
ショウガオールは
抗酸化作用がある

●豚肉

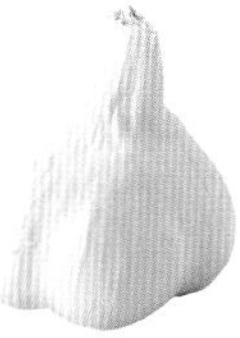
●ビタミンB_1の
吸収率が高まり、
スタミナアップ

＋

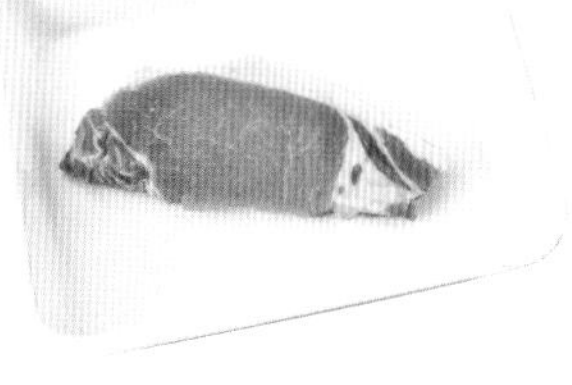

にんにく

ねぎ（根深ねぎ）

葱

冬

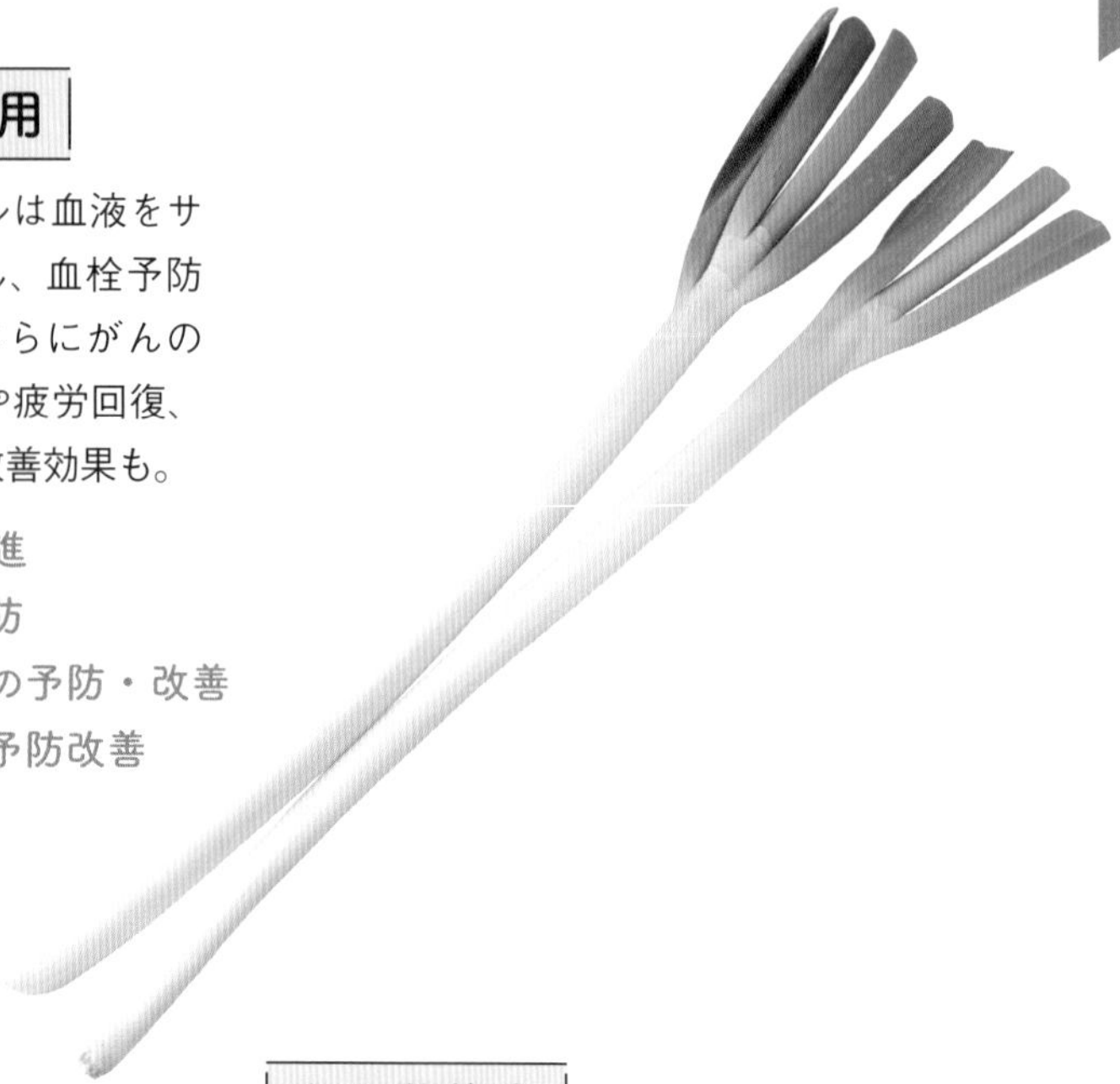

主な効用

硫化アリルは血液をサラサラにし、血栓予防に働く。さらにがんの抑制効果や疲労回復、冷え性の改善効果も。

- 血行促進
- がん予防
- 高血圧の予防・改善
- 便秘の予防改善

主な栄養素

右の表示は長ねぎ（軟白栽培のねぎ）の数値。ほかに薬理作用のある硫化アリルを含む。

ビタミンB_6	● 0.12mg（1.1mg）
ビタミンC	● 14mg（100mg）
葉酸	●●● 72μg（240μg）
カリウム	● 200mg（2,000mg）
食物繊維	● 2.5g（18g）
糖質	5.8g

＊可食部100g当たりの栄養素の量。カッコ内は成人女性の1日の推奨量または目安量で各年齢層別の最大値

血行を促進し、冷えから体を守る

関東では「長ねぎ（根深ねぎ）」、関西以南では九条ねぎに代表される「青ねぎ（葉ねぎ）」が好まれてきました。

長ねぎの白い部分は、血液をサラサラにする香味成分の硫化アリルを多く含んでいます。硫化アリルの仲間のアリシンは、ビタミンB_1の吸収を助け、糖代謝をスムーズにします。疲労回復や冷え性の改善に役立つほか、胃酸の分泌を促す働きも。さらに、ねぎは生薬として用いられ、体を温める作用や発汗を促す作用もあります。

濃い緑の部分はβ-カロテン、ビタミンC、カリウムなどを多く含み、活性酸素を抑える効果があります。

また、青ねぎはβ-カロテンやビタミンCを多く含有しています。

選び方

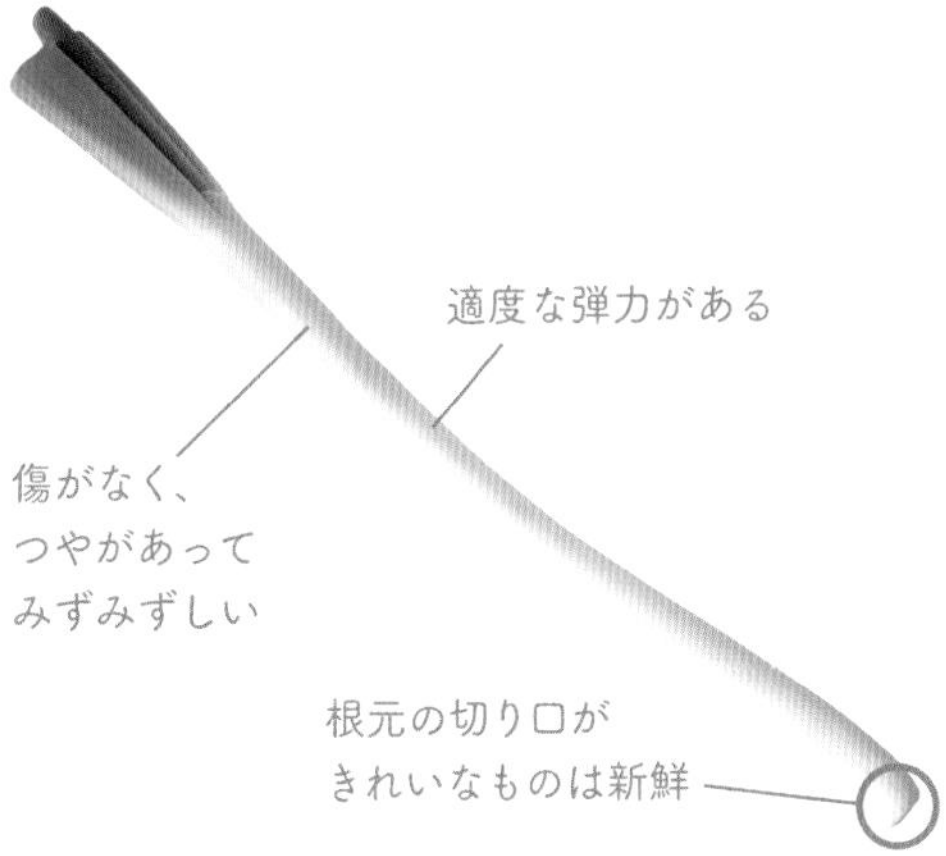
適度な弾力がある
傷がなく、
つやがあって
みずみずしい
根元の切り口が
きれいなものは新鮮

白い部分は太さが均一で、まっすぐ伸びているもの、筋目が細かく、つやがあってみずみずしいものを選ぶ。また、巻きが締まっていて、適度な弾力があるもが良質。濃い緑の部分は肉厚で太いものを。

保存方法

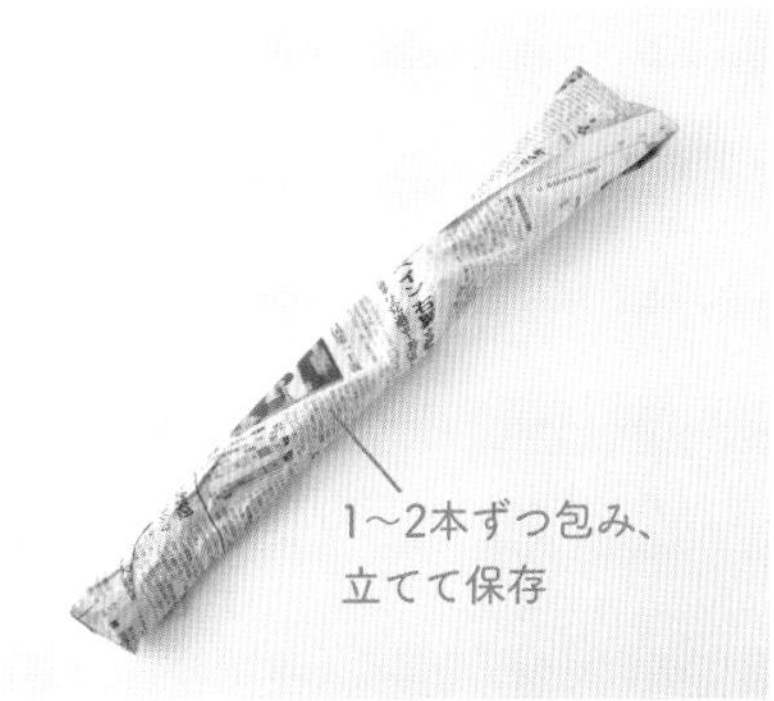
1～2本ずつ包み、
立てて保存

乾燥しないよう新聞紙で包む

新聞紙で包み、ダンボールや紙袋などに立てて、冷暗所で保存する。長ねぎはなるべく泥つきのものを求め、庭やプランターの土に埋めておくと長持ちする。

切り分けるときは濃い緑と白の部分に

濃い緑の部分と白い部分を切り分け、白い部分は保存しやすい長さに切る。ラップでそれぞれ包み、ペットボトルなどの容器に立てて冷蔵庫に入れる。

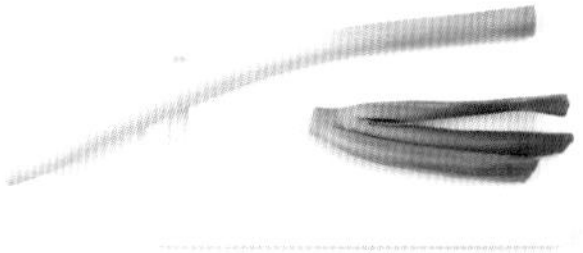

濃い緑と白い部分を切り分ける。

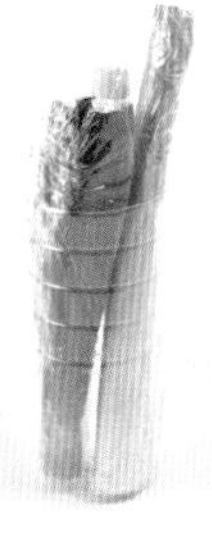
白い部分は
野菜室の高さに
合わせて

容器などに入れ、立てて野菜室で保存。

洗い方

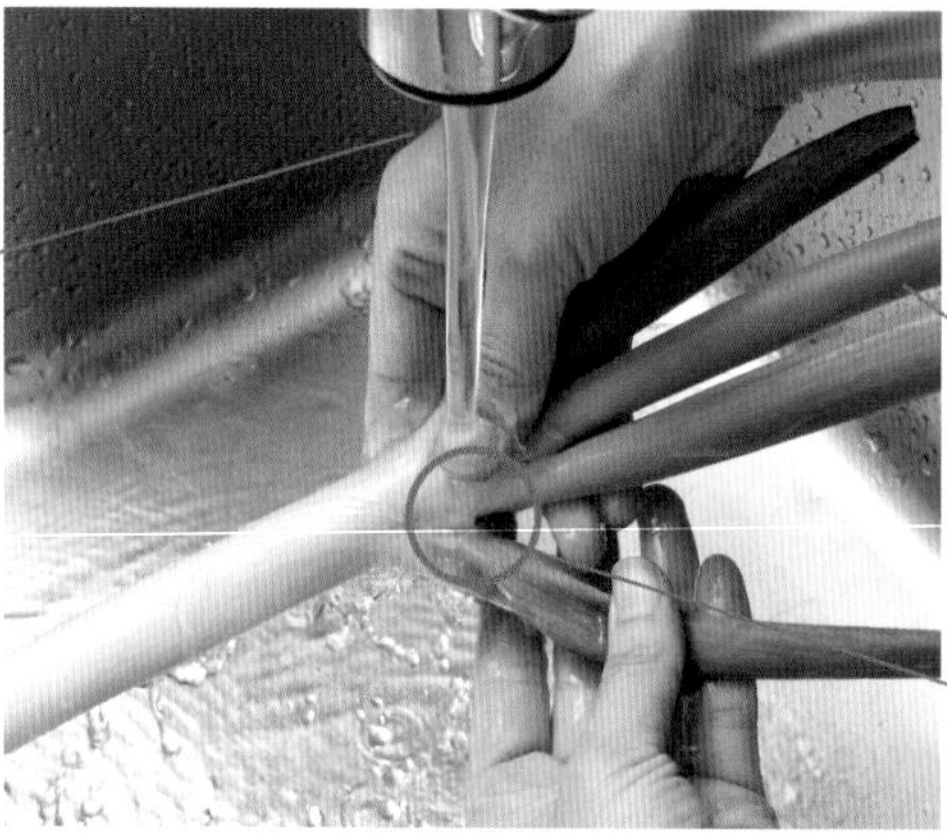

きれいに見えても汚れている場合があるので流水で洗う。

青い部分をだしなどで活用する場合は、よく汚れを落とす。

汚れが残りやすい白い部分と青い部分のつけ根をひらいて洗う。

切り方

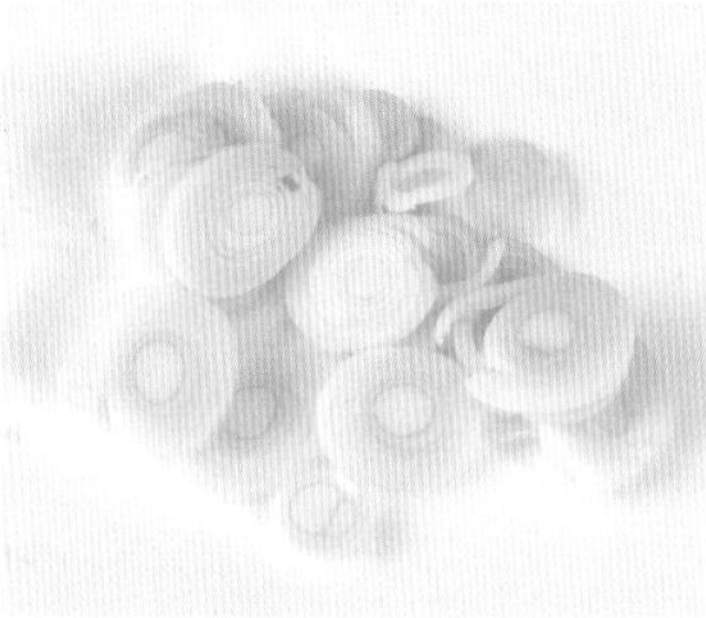

ねぎを横にして小さくきざむ小口切り。香りがよく、薬味に使う。

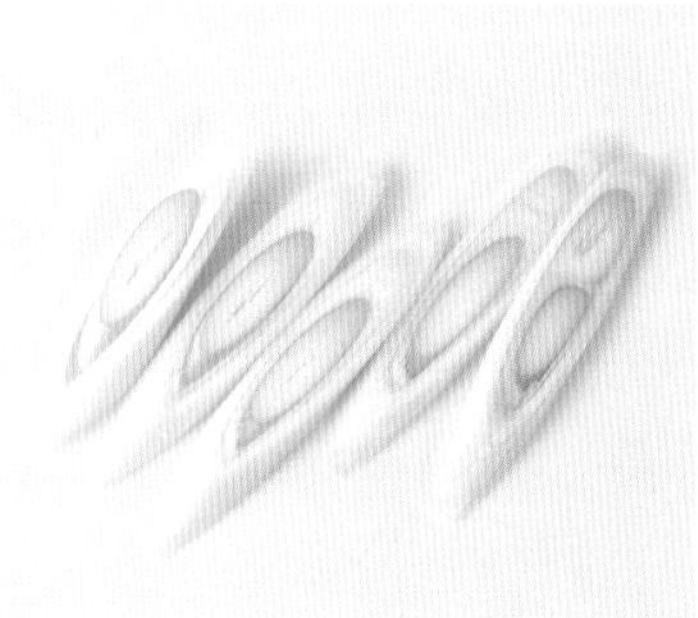

斜め切りは、包丁を斜めに当てて、一定の幅で切る。炒め物、丼物などに。

❶

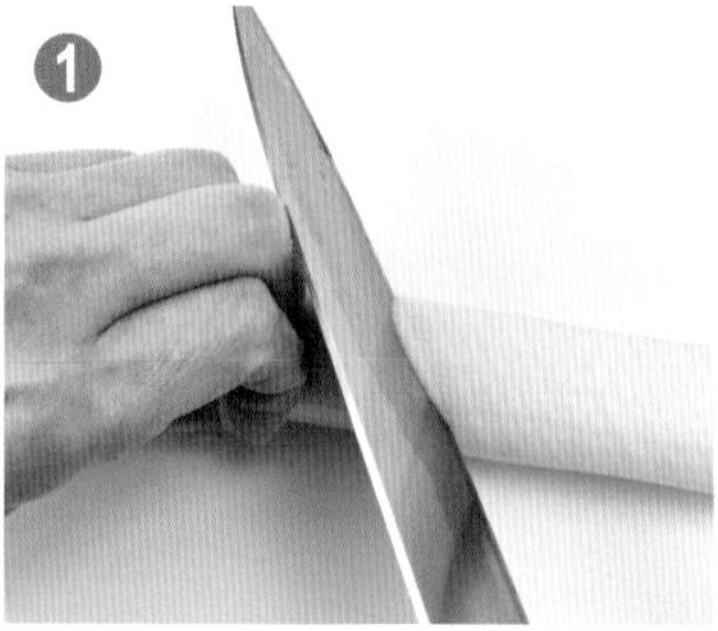

みじん切りは斜めに細かく包丁を入れ、回転して反対側からも同様に包丁を入れる。

❷

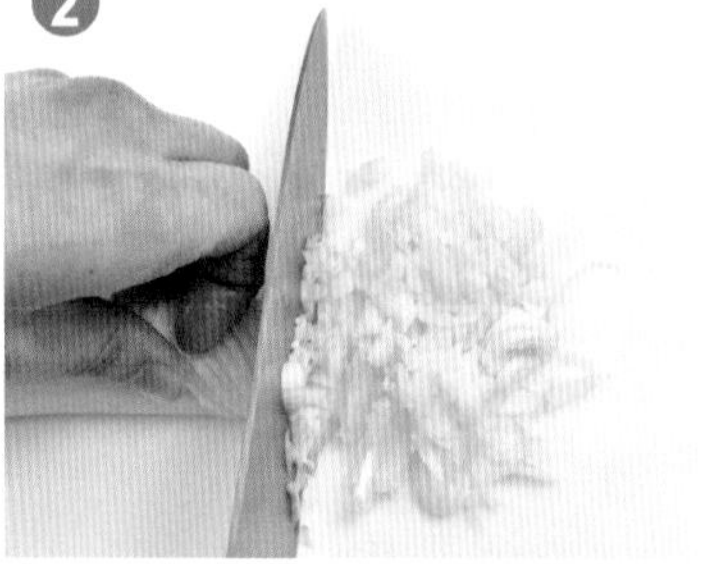

小口から細かく切っていく。チャーハンやつくね、たれや薬味などに。

おすすめの組み合わせ

※1つの料理でなくても、1回の食事でとれたらOK。

しょうが、梅干しと組み合わせて風邪の症状を緩和

ビタミンB_1を多く含む豚肉やうなぎ、鴨肉、大豆、鶏レバーなどとの食べ合わせが好相性。また、ねぎの白い部分としょうが、梅干しの組み合わせは、風邪の初期症状の緩和や老化防止に効果がある。

●豆腐、鶏ささ身肉

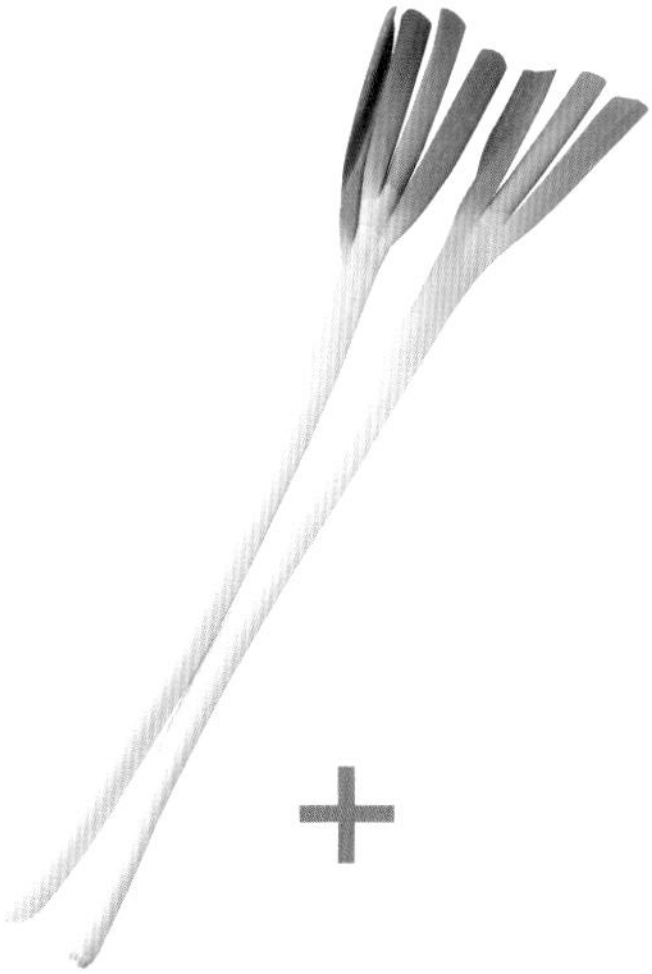

＋

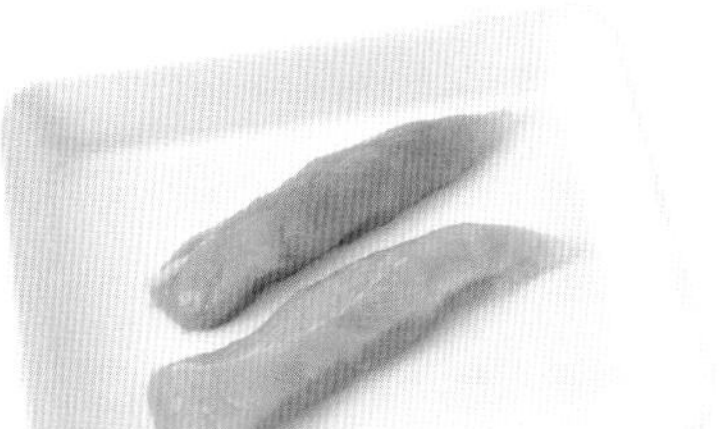

または

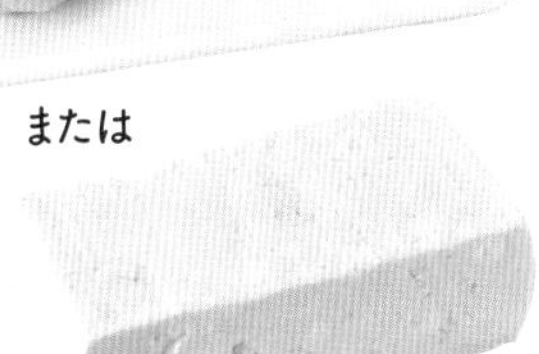

冷ややっこや湯豆腐とねぎの薬味で食欲アップに。鶏ささ身肉は高たんぱくで消化がよいので、病後の回復を促す。ねぎと合わせて焼き鳥に。

●わかめ、こんにゃく

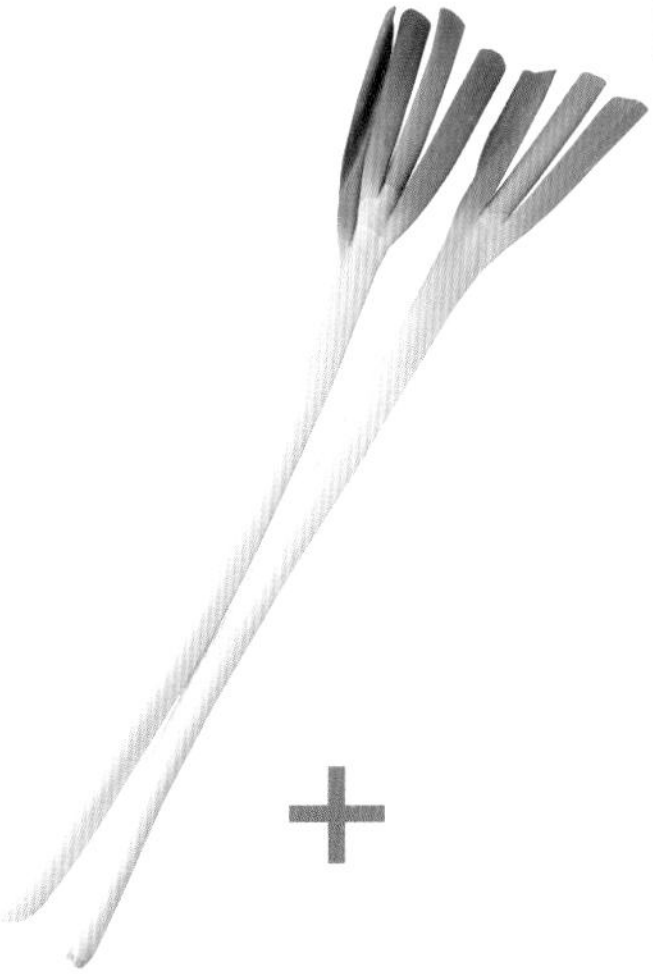

＋

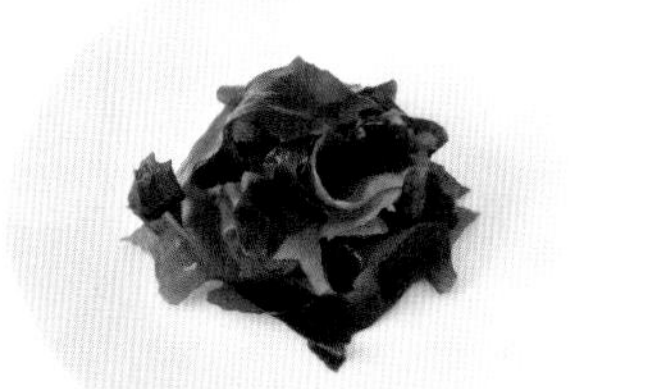

または

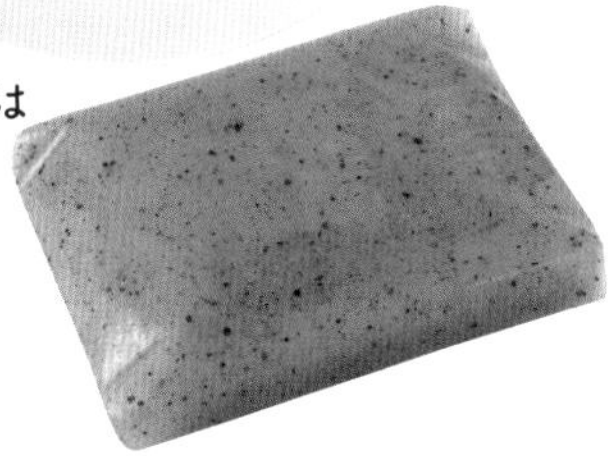

アルギン酸を含む食材をプラスすると、血圧や血糖値の上昇を防いでくれる。ねぎとこんにゃくは甘辛炒め、ピリ辛炒めに。わかめはみそ汁に。

はくさい

白菜

冬

主な効用

発がん物質を抑制する働きのあるスルフォラファンという物質を含んでいる。ビタミンCによる免疫力の強化も期待できる。

- がん予防
- 高血圧の予防・改善
- 老化の抑制
- 利尿作用

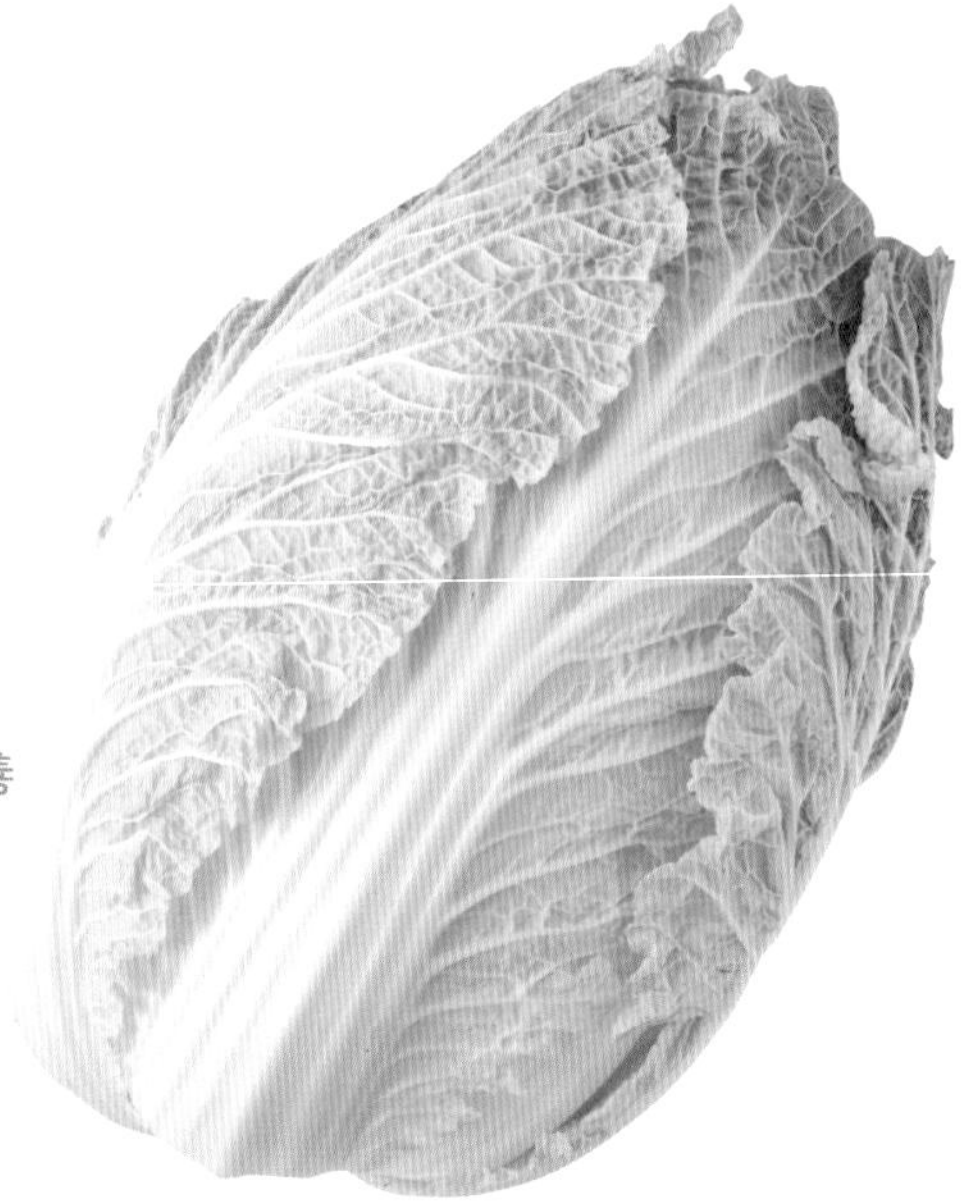

主な栄養素

水分が95%を占め、栄養成分は少なめだが、機能性有効成分のグルコシノレート類を含む。

ビタミンC	●● 19mg（100mg）
ビタミンK	●●●●● 59μg（150μg）
葉酸	●●● 61μg（240μg）
カリウム	● 220mg（2,000mg）
カルシウム	● 43mg（650mg）
糖質	1.9g

＊可食部100g当たりの栄養素の量。カッコ内は成人女性の1日の推奨量または目安量で各年齢層別の最大値

がんを予防する注目の成分を含む

白菜、大根、豆腐は、冬の「養生三宝」といわれ、精進料理には欠かせない食材。これらを食べると相乗効果で体力や免疫力が高まり、風邪などの感染症予防に効果的とされています。

ビタミンCを豊富に含んでいるので、抗酸化作用による老化抑制や動脈硬化の予防、肌をきれいにする美容効果も。また、カリウムが豊富に含まれていることから、利尿作用に優れ、高血圧の予防にも役立ちます。

白菜にはグルコシノレートという成分が含まれ、消化の過程でアリルイソチオシアネートという辛味成分に変化します。この成分の一種スルフォラファンは、発がん物質を抑える効果があります。

選び方

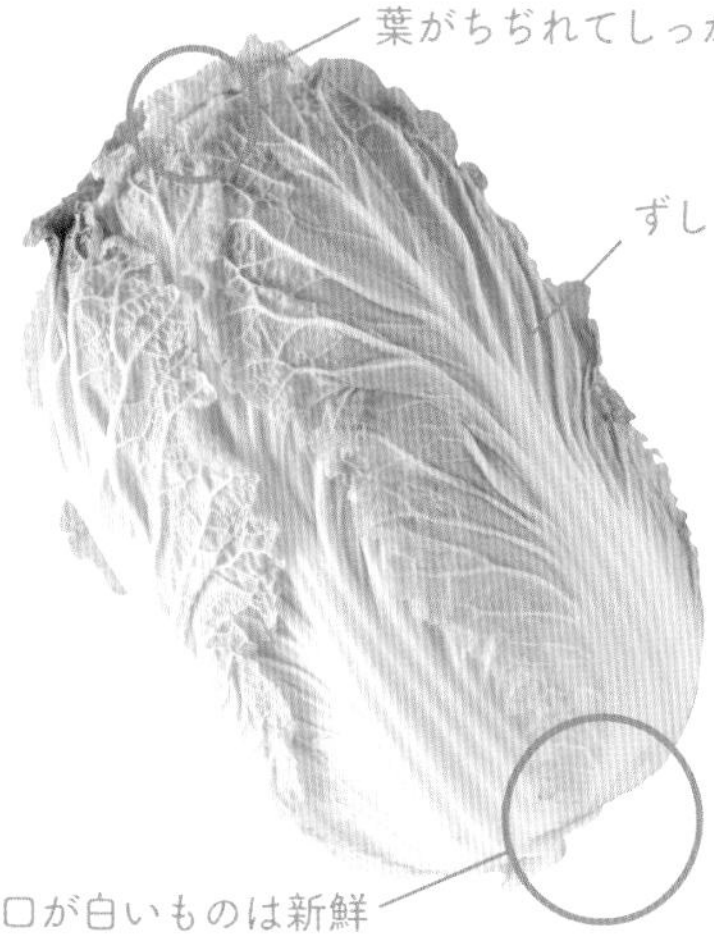
葉がちぢれてしっかり巻いている
ずしりと重みがある
切り口が白いものは新鮮

まるごと買う場合は、葉が隙間なくしっかりと巻いていて、重みがあり、根元の切り口が白いものを選ぶ。葉の白い部分に黒や茶色の点があるものがあるが、これはポリフェノールの蓄積による変色なので問題ない。

葉がぎっしり詰まり、断面が平らなものを

カットしたものは、葉がぎっしりと詰まっているものを。また、鮮度が落ちると切り口が変色したり、盛り上がってきたりするので、断面が平らなものを選ぶ。

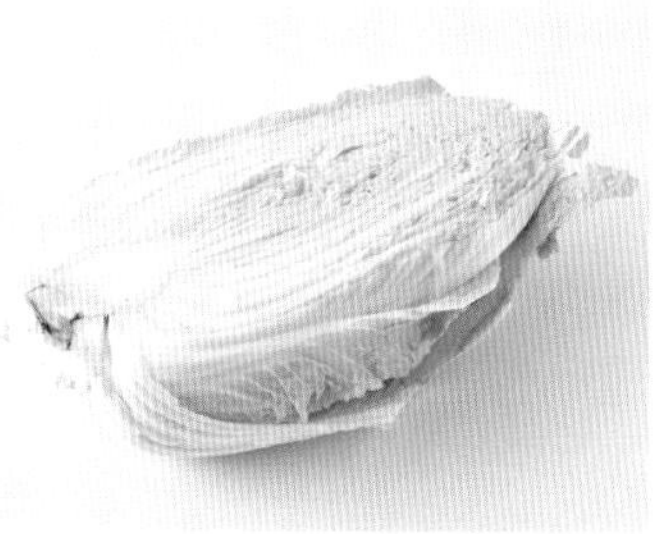

保存方法

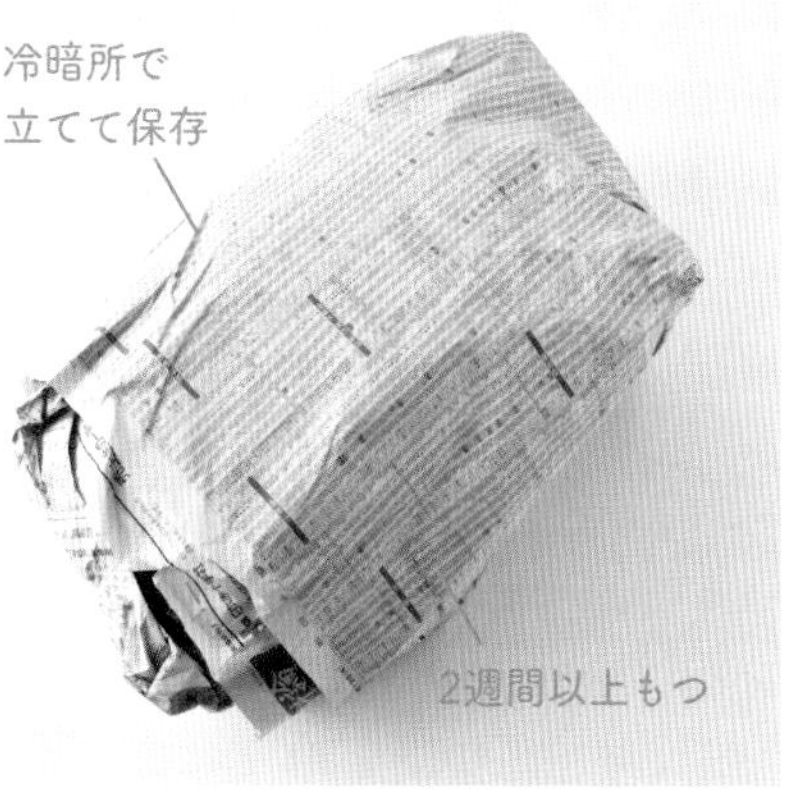
冷暗所で
立てて保存
2週間以上もつ

まるごとは冷暗所、カットしたら冷蔵庫

まるごとは新聞紙で包み、冷暗所で立てて保存。カットしたものは、ラップで包むかポリ袋に入れて冷蔵庫で保存し、内側の葉から使うとおいしさが長持ちする。

洗い方

1枚ずつ
流水に当てて
汚れを落とす

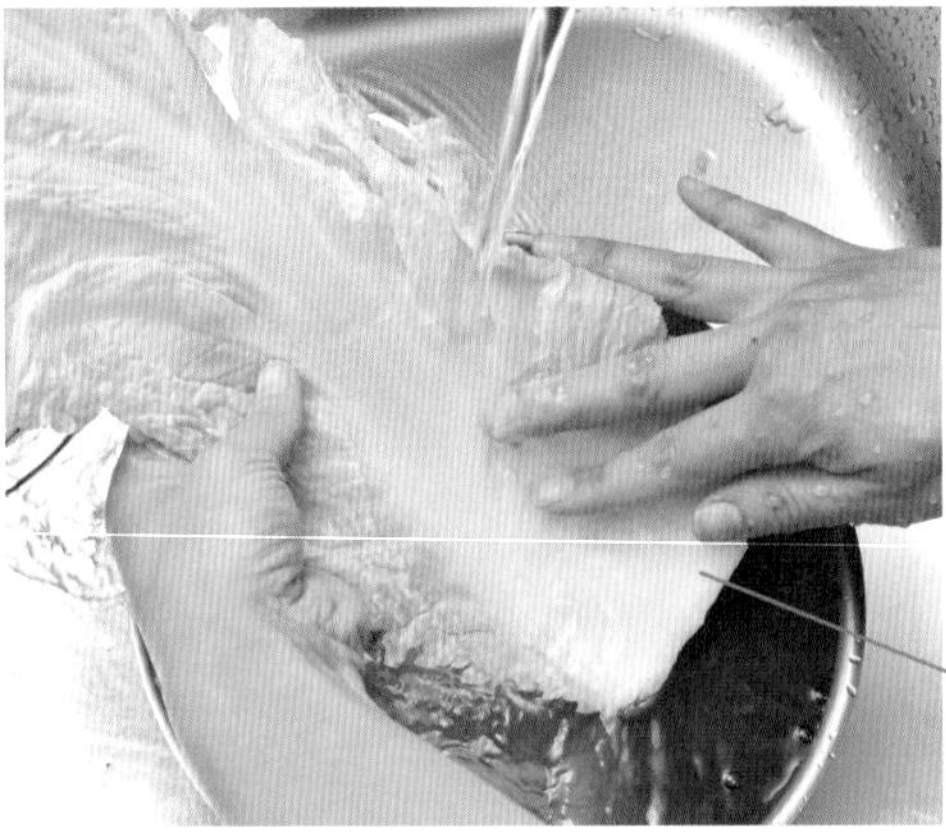

根元は泥や虫がつき
やすいので、よく洗う。

切り方

❶

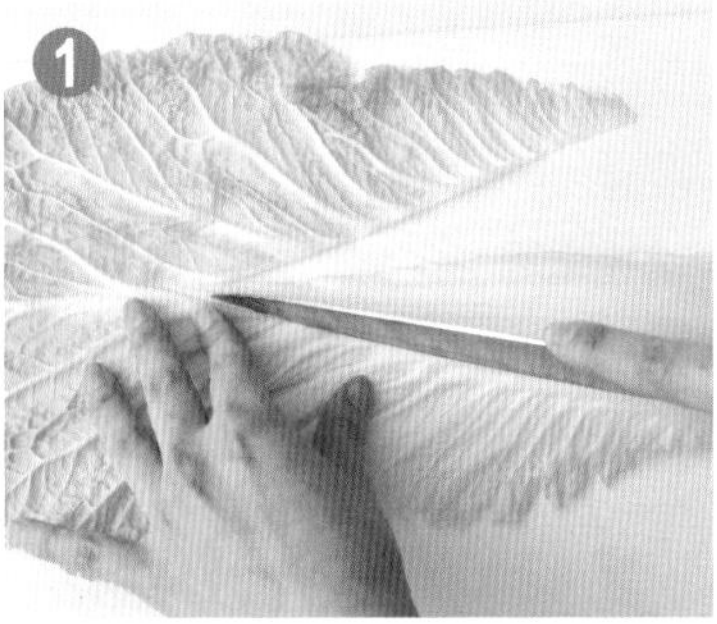

刃先を使って、葉と芯の境目に刃先を入れて切り分ける。

❷

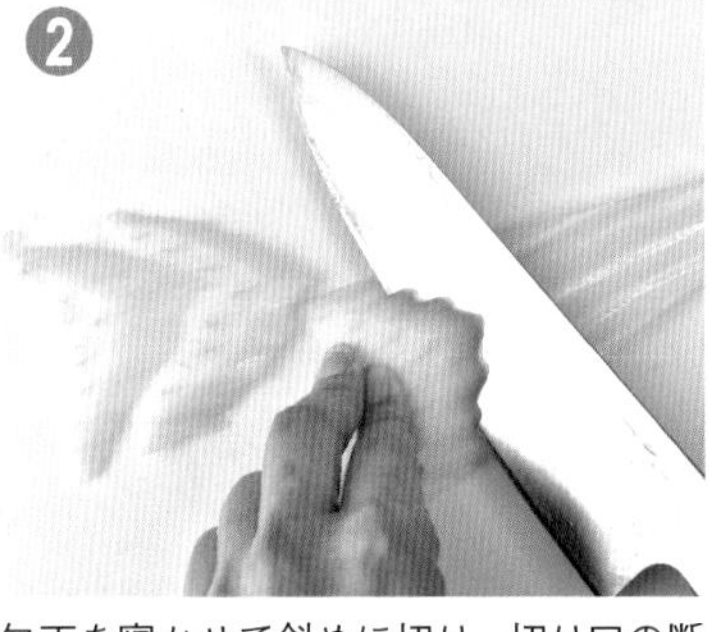

包丁を寝かせて斜めに切り、切り口の断面を大きくして火の通りをよくする。

❸

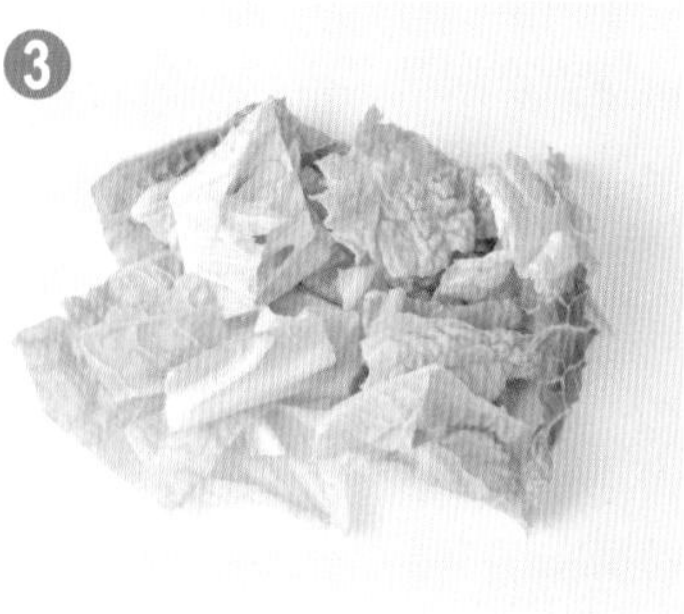

ざく切りは、大きさをそろえて切るのがポイント。鍋物、炒め物などに。

芯は厚みを減らしてやわらかく

緑の部分（葉）と白い部分（芯）で繊維の太さやかたさが異なる。芯は厚みを減らして繊維を断つよう、そぎ切りにすると、やわらかく調理できる。葉も繊維を断つように切る。

おすすめの組み合わせ

※1つの料理でなくても、1回の食事でとれたらOK。

牛乳で胃粘膜を程保護。ゆずやレモンでビタミンCを強化

整腸作用があるので、牛乳を使ってクリーム煮にすると、胃粘膜も保護してくれるのでより効果的。また、レモンの輪切りやゆずを加えて漬物にすれば、ビタミンCがさらにアップ。

●しめじ、しいたけ

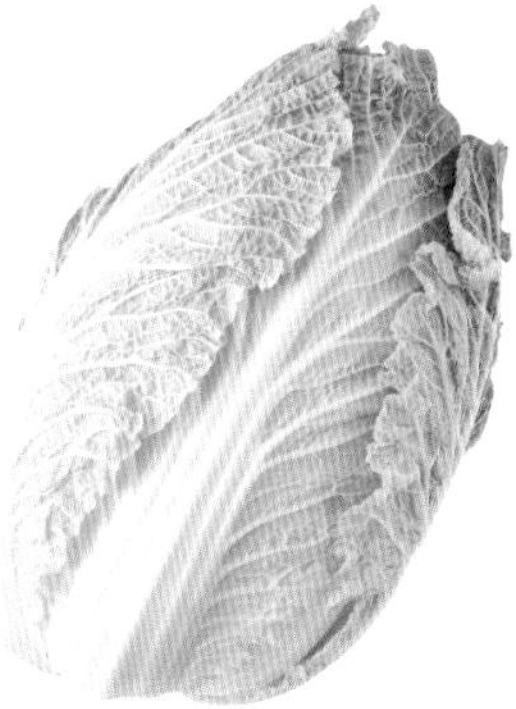

＋

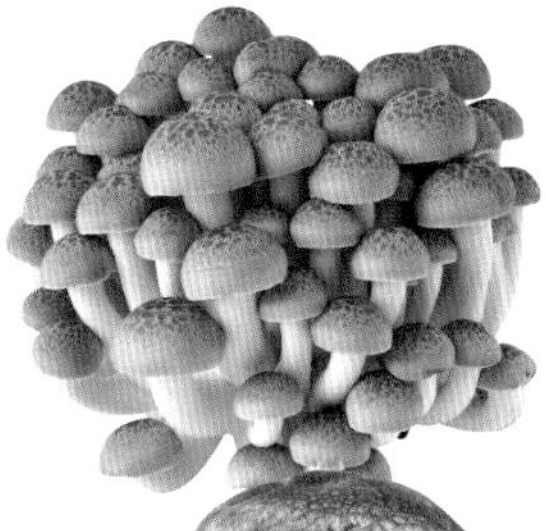

または

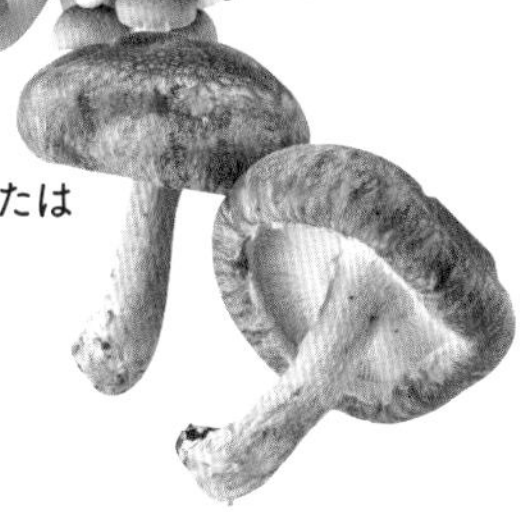

食物繊維を多く含むしめじや、抗がん効果のある成分レンチナンを含むしいたけと食べ合わせると、がん予防効果が高まる。鍋物にぴったり。

●豚肉、ベーコン

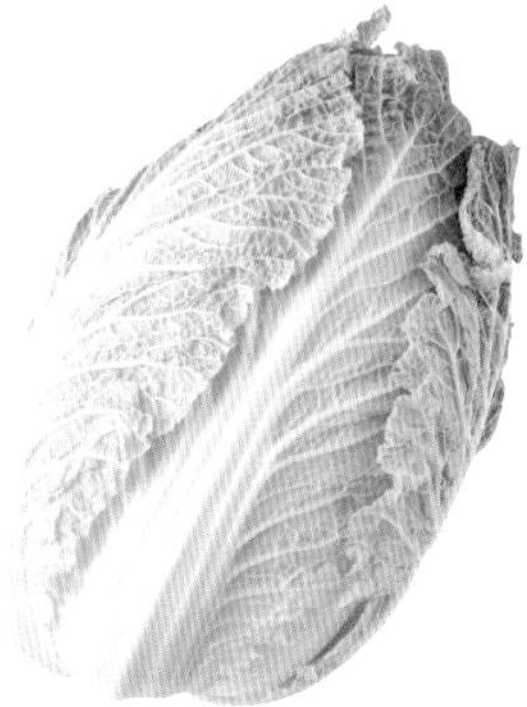

＋

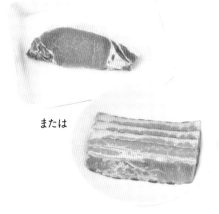

または

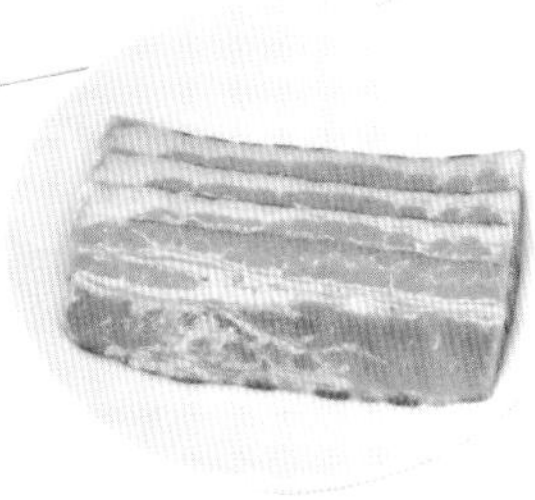

豚肉と白菜で肝機能強化。ベーコンは脳の活性化させるアラキドン酸、抗ストレス効果のあるロイシンを含む。重ね蒸しに。

パプリカ

夏

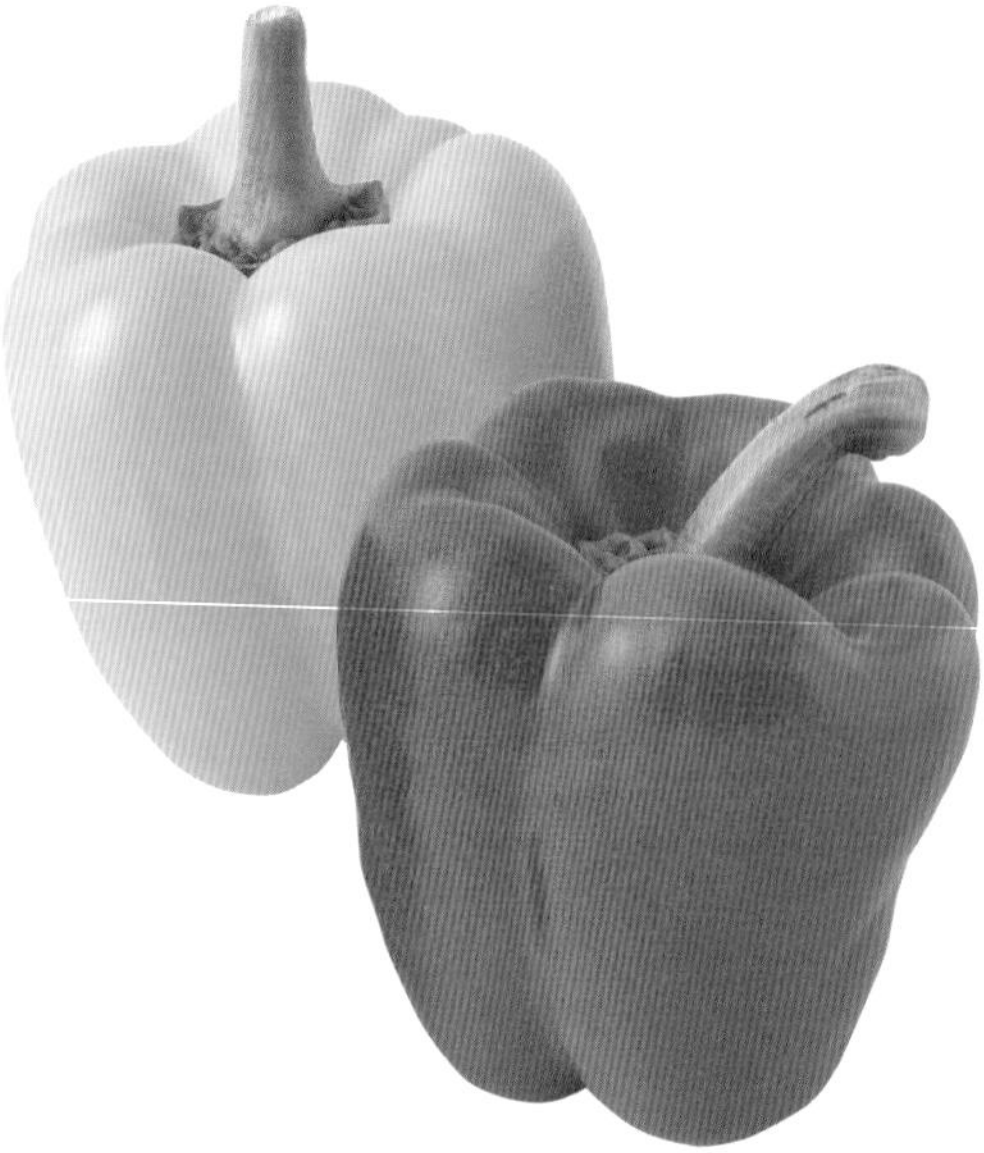

主な効用

赤やオレンジの色素成分は、動脈硬化やがんの予防に有効。ビタミン類による美肌効果や抗ストレス効果も。

- がん予防
- 老化の抑制
- 皮膚・粘膜の保護
- 動脈硬化の予防

主な栄養素

β-カロテン、ビタミンC・Eが群を抜いて多い。カロテノイド系の色素も豊富。

- ビタミンA（β-カロテン）
- ビタミンC
- カリウム

主な使い方

生のまま薄切りにしてサラダに。蒸し焼きやオリーブ油を使ったソテー、ローストしたものをオイルに漬けたマリネ、種をくり抜き、パプリカの形を生かした肉詰めなど。

抗酸化パワーでアンチエイジング

なす科に属するとうがらしの仲間。赤・オレンジ・黄など、カラフルな色をした大型の肉厚ピーマンです。ピーマンのような独特の苦みや青臭さがなく、甘味があってジューシーな食感。加熱して食べると甘みがいっそう増します。

赤やオレンジ色のパプリカに含まれるカロテノイド系の色素は、強い抗酸化作用があり、動脈硬化予防や糖尿病予防、がん予防に有効。抗酸化力が高いβ-カロテン、ビタミンC・Eも加わって、アンチエンジング効果やストレス解消効果も期待できます。

パプリカは厚い果肉に守られているので、熱で壊れやすいビタミンCの損失が少ないとされています。

選び方

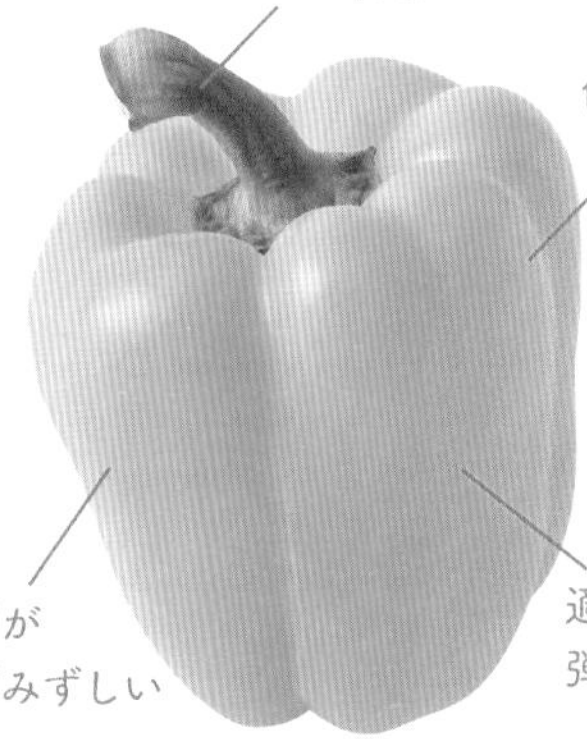
へたが変色していない
色が鮮やかでムラがない
表面がみずみずしい
適度な弾力がある

色が均一なもの、表面にしわがなく潤いがあるものを選ぶ。古くなると水分が抜けてフカフカしてくるので、弾力のあるものを。また、種が育ち過ぎると果肉がかたくなるので、あまり大きくないほうがおすすめ。

保存方法

表皮の水けを残さず、冷蔵庫に入れる

水けに弱いので、保存をする際は表面の水けを十分に拭き取っておく。ポリ袋に入れるかラップで包み、1週間から10日が目安。冷蔵庫の野菜室で保存。

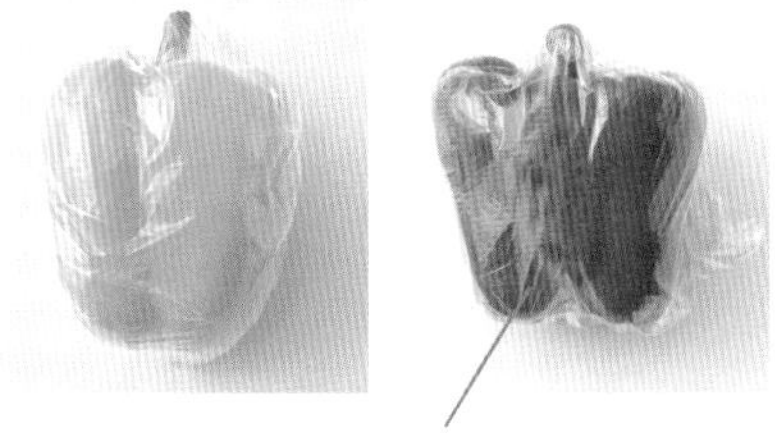
しなびやすいので
ラップで包む

❶

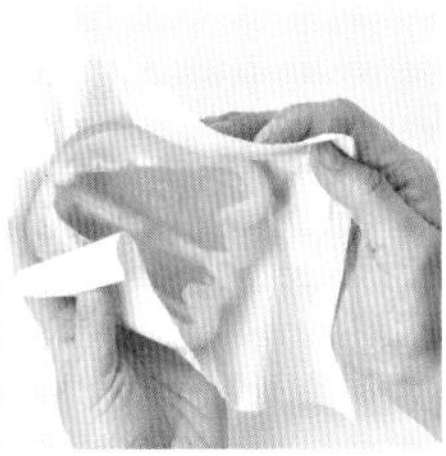

表皮や切り口の水けをよく拭いてから包む。

❷

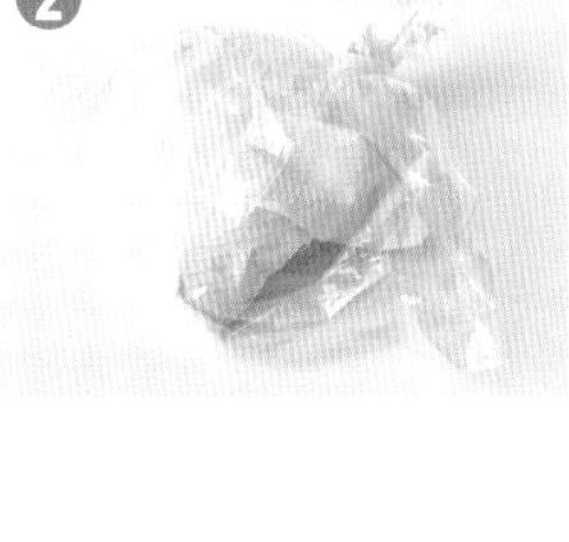

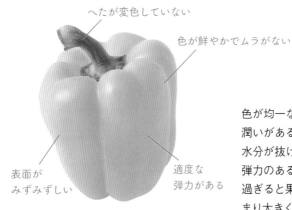

ポリ袋の口をゆるく縛り、切り口を下にする。

使いかけはキッチンペーパーで包む

パプリカはへたと綿から傷むので、縦半分に切った場合はそれらを取り除く。キッチンペーパーで包み、ポリ袋に入れるかラップに包んで、切り口を下にして冷蔵庫で保存。

下処理

縦半分に切り、種とへたを取り除く

縦半分に切り、中に入っている種とへたを手でちぎり取る(またはへたの左右に包丁で切れ目を入れて取る)。残った種や綿を手で取り除き、さっと流水で洗う。

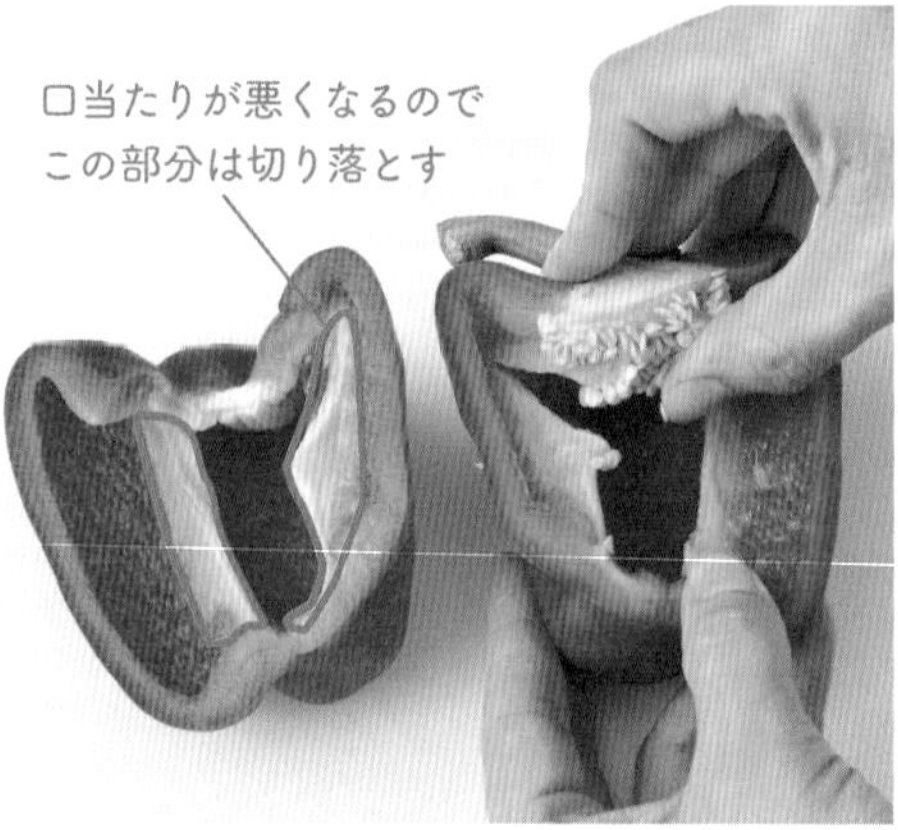
口当たりが悪くなるので
この部分は切り落とす

切り方

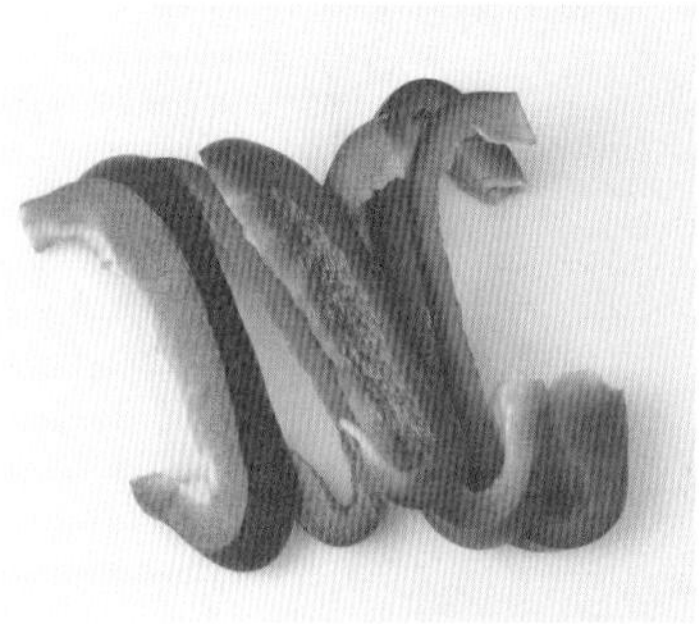

薄切りは縦半分に切り、縦か横に薄く切る。サラダやパスタに。

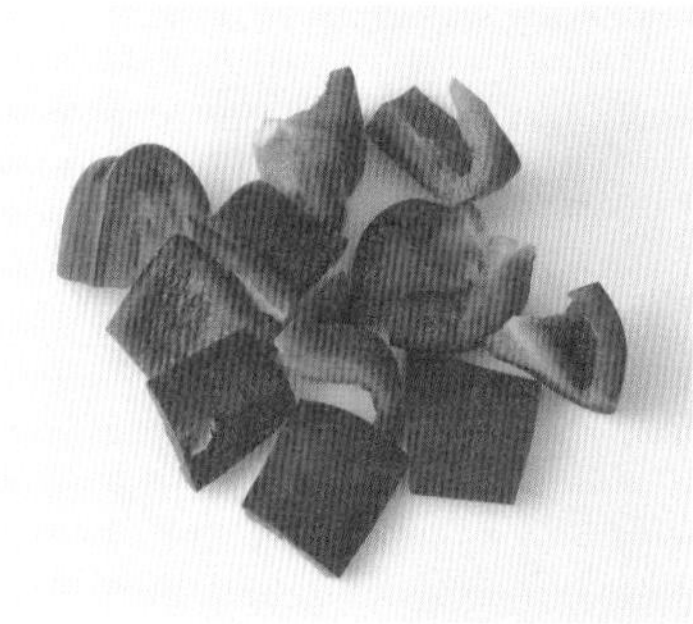

角切りは縦半分に切り、さらに縦横同じ幅に切る。スープ、煮込み料理に。

切り方によって食感が変わる

パプリカは縦に繊維が通っているので、繊維を断つ切り方をすると香りが強くなり、火が通りやすくやわらかくなる。繊維に沿って切ると、シャキシャキした食感が楽しめる。

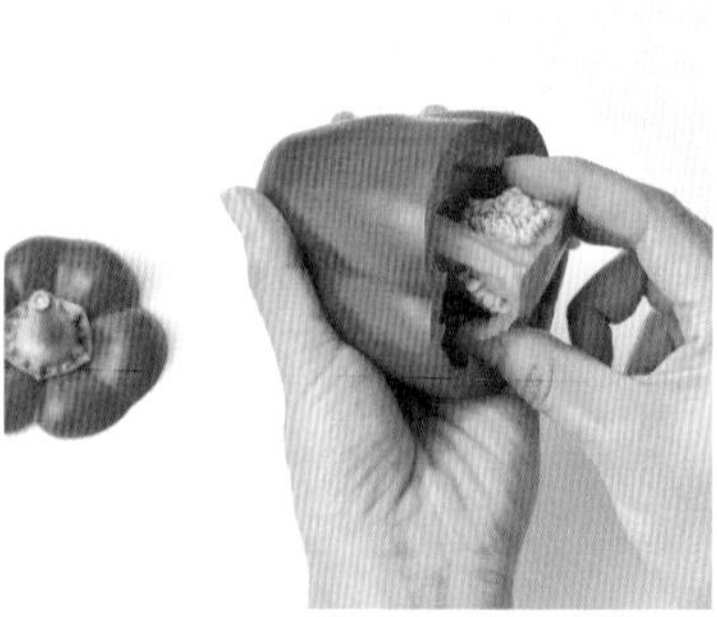

カップにする場合は、上部を1cmほど切り落とし、綿を包丁で切り、種を出す。

おすすめの組み合わせ

※1つの料理でなくても、1回の食事でとれたらOK。

油を使った料理でβ-カロテンの吸収率を高める

炒め物やマリネなど、油を使った料理に使うとβ-カロテンの吸収率が高まる。肉・魚料理のつけ合わせに添えると彩りがよく、β-カロテン、ビタミンC・Eの補給にもなるのでおすすめ。

●オリーブ油、かぼちゃ

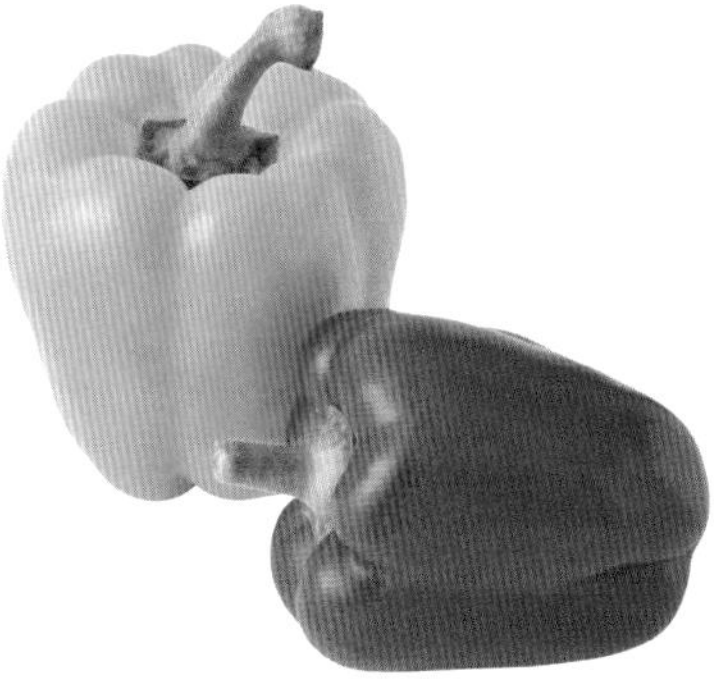

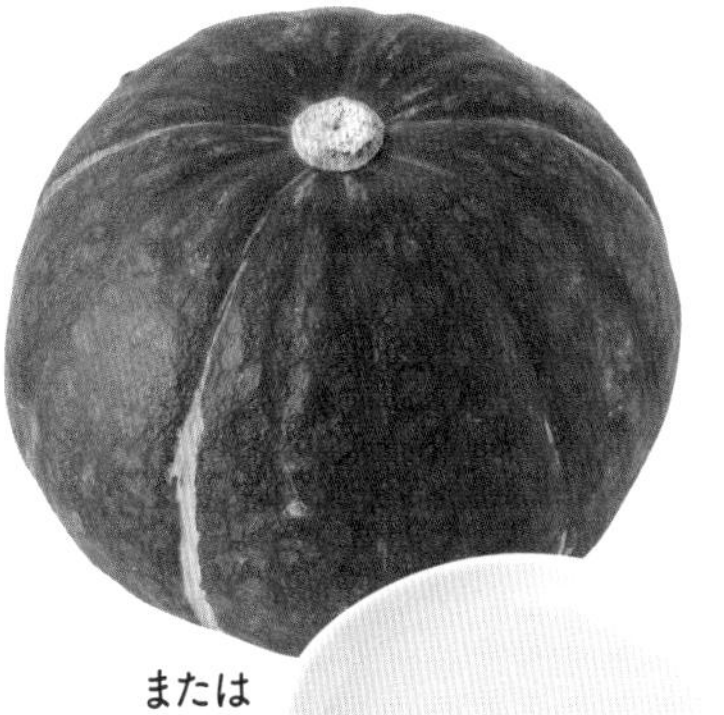

または

ビタミンEを合わせれば、抗酸化力が増強される。オリーブオイルでソテーにするほか、野菜をミキサーにかけて美肌スープにしても。

●グレープフルーツ、たまねぎ

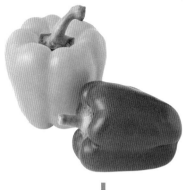

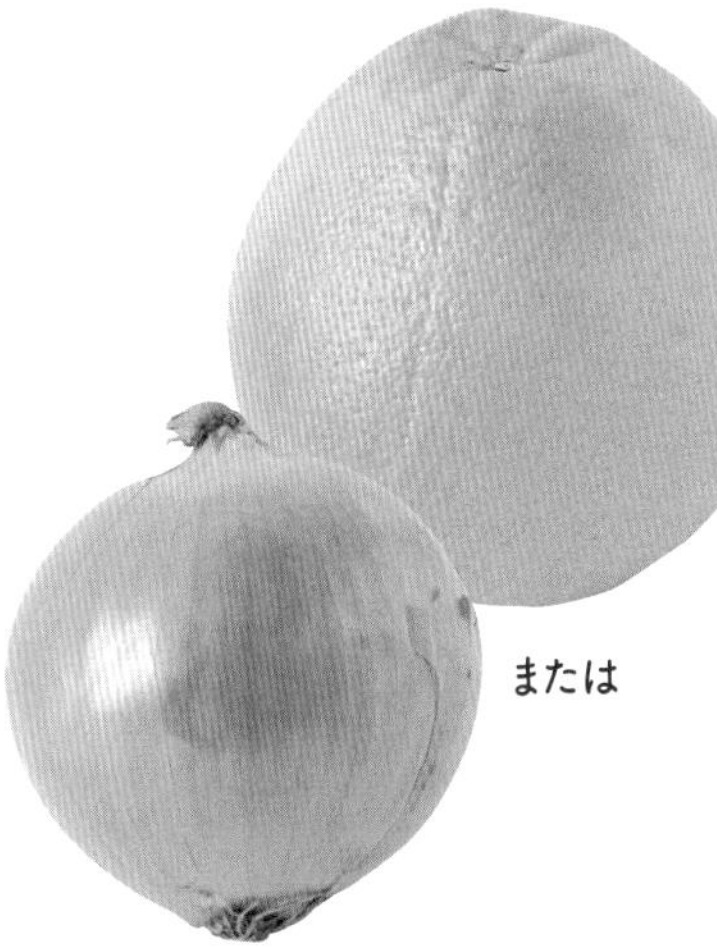

または

グレープフルーツやたまねぎに含まれるビタミンPをプラスすると、Cの吸収が高まり、血管を丈夫にする。フルーツサラダにしてさっぱりと。

ピーマン

夏

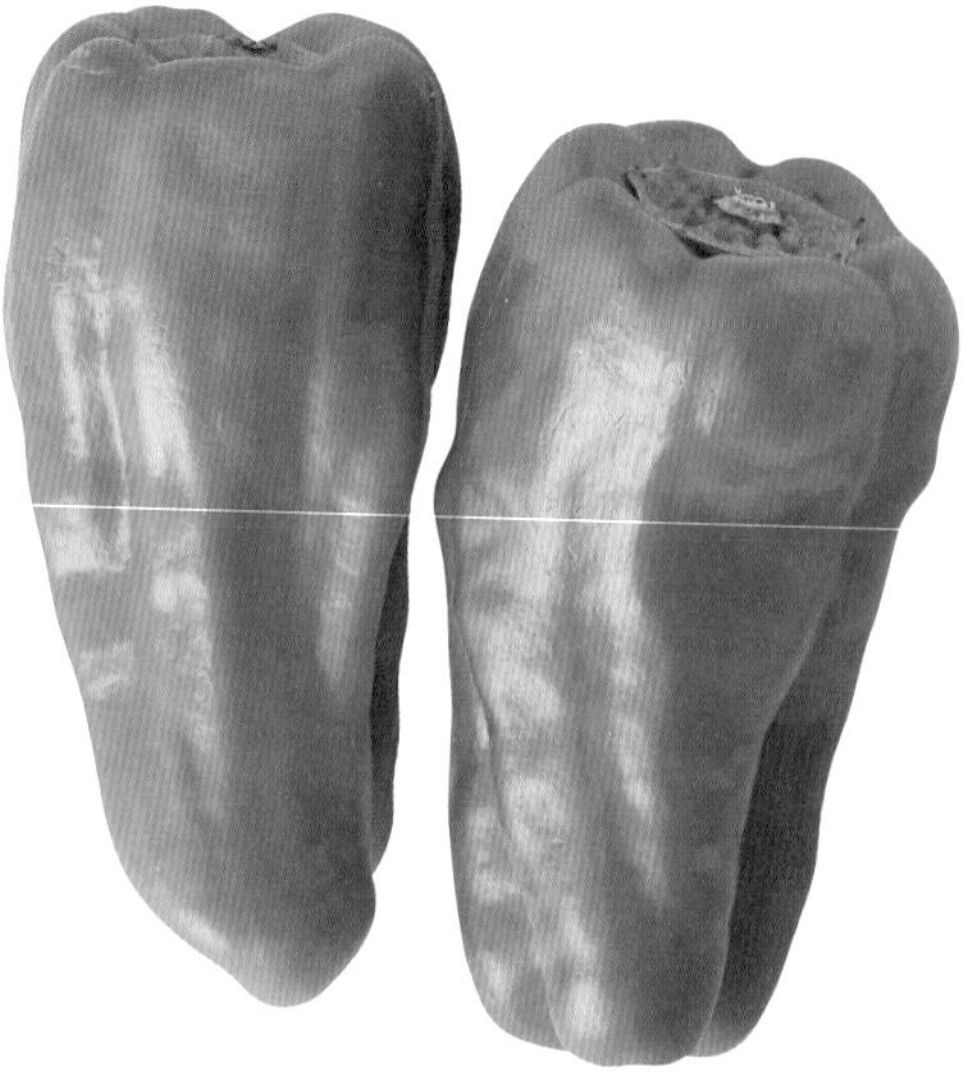

主な効用

ビタミンCを多く含み、細胞の老化を抑制。香味成分のピラジンには血液をサラサラにし、血栓を予防する効果も。

- 疲労回復
- 高血圧の予防・改善
- 美肌効果
- 老化の抑制

主な栄養素

「青」は青ピーマン、「赤」は赤ピーマン。栄養成分は完熟した赤ピーマンのほうが多い。

ビタミンA	青33・赤88μg（700μg）
ビタミンC	●●●●●●●● 青76・赤170mg（100mg）
ビタミンE	● 青0.8・赤4.3mg（6.0mg）
カリウム	● 青190・赤210mg（2,000mg）
食物繊維	● 青2.3・赤1.6g（18g）
糖質	青2.8・赤5.6g

＊可食部100g当たりの栄養素の量。カッコ内は成人女性の1日の推奨量または目安量で各年齢層別の最大値

肌トラブルの予防と改善に役立つ

とうがらしを品種改良し、辛味を少なくした野菜。一般的にピーマンと呼ばれる青ピーマンは未熟な状態で収穫したもので、成熟させたものが赤ピーマンです。

ピーマンの特徴は、ビタミンCをたっぷり含んでいること。ビタミンCはコラーゲンの合成を促進する作用があり、Eと協働して毛細血管を健康に保つ働きもあるため、肌トラブルを予防したり改善したりします。

青臭い匂いの成分であるピラジンは、血栓を防いで動脈硬化や心筋梗塞を予防する効果が。とうがらし類に特有の辛味成分カプサイシンも少量含んでおり、食欲を刺激して、夏バテからの回復を早めてくれます。

選び方

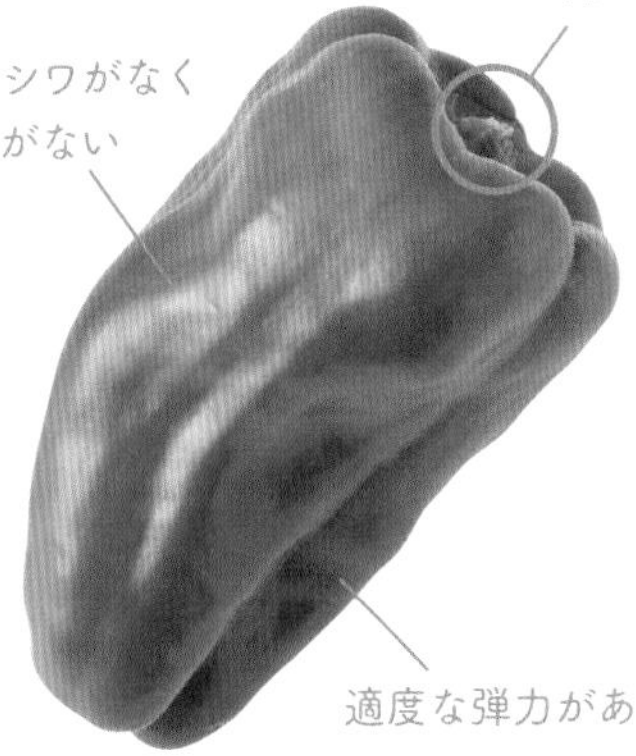
へたが緑色で鮮やか
表皮にシワがなく
色ムラがない
適度な弾力がある

表皮がつややかなものが良質。持ったときに重量感があるものは、水分がたっぷり含まれていておいしい。ピーマンは劣化すると苦味が強くなる。傷んでいるものはほかのものにも影響するので取り除く。

へたに張りがあるものが新鮮

日がたつとへたの部分から傷んでくるので、へたに張りがあり、切り口がみずみずしいものを。赤紫っぽい部分があるものは傷みかけているので避ける。

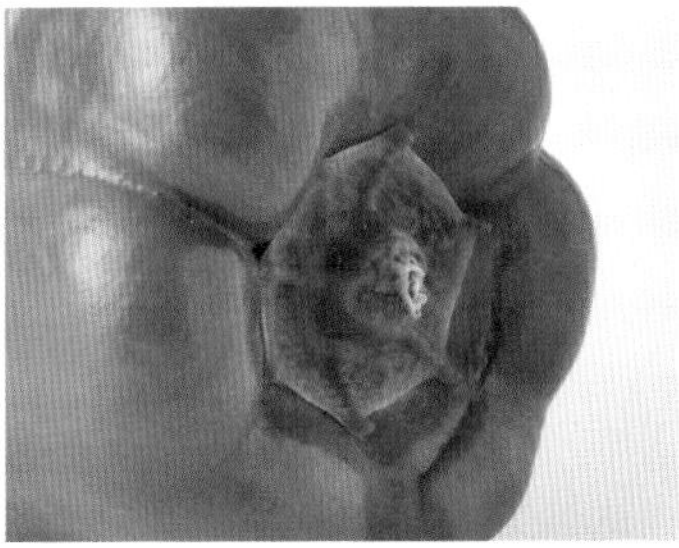

保存方法

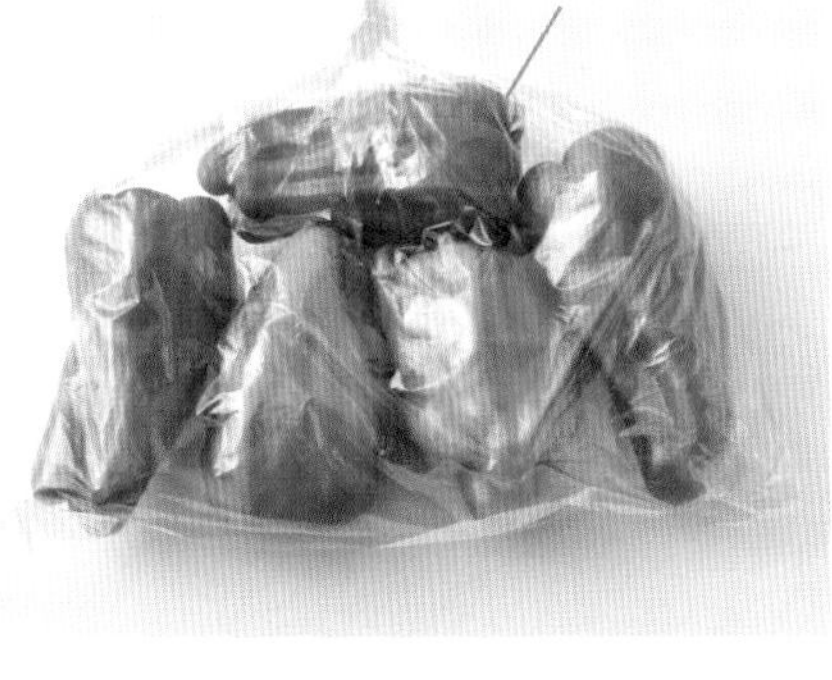
冷凍する場合も
丸ごと保存袋に入れる

ポリ袋に入れて冷蔵庫で保存

水けに弱いため水けを拭き取り、ポリ袋に入れるかラップに包み、冷蔵庫の野菜室へ。種から腐るので、カットした場合は、種と白い綿を取り除いておく。

下処理・へたを取る

❶

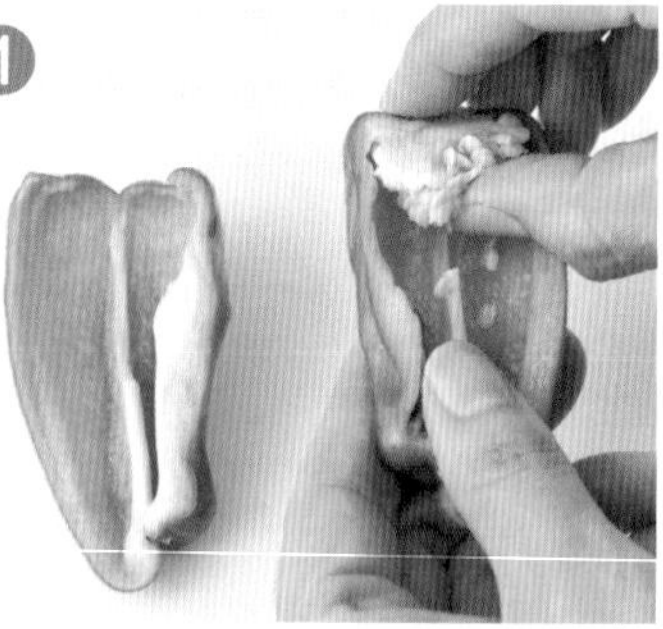

縦半分に切り、種を指でつまんでへたと一緒に取り除く。綿も指ではずす。

❷

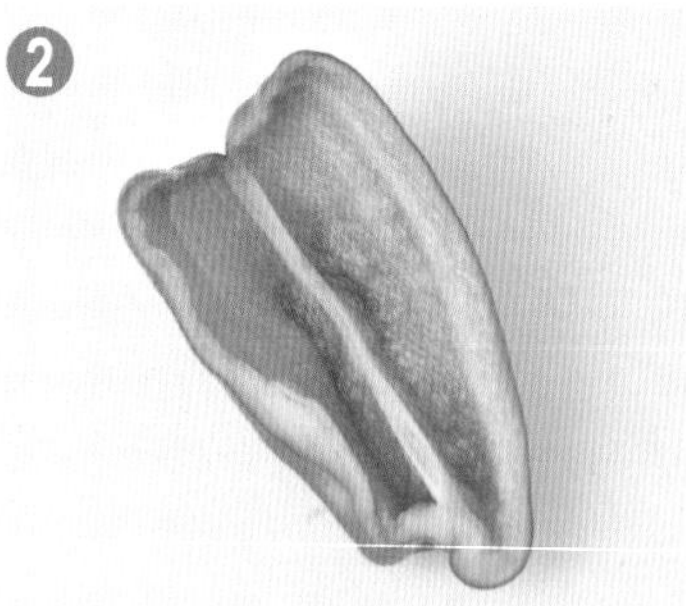

種と綿をきれいに除く。形を生かして肉詰めやカップグラタンなどに。

切り方

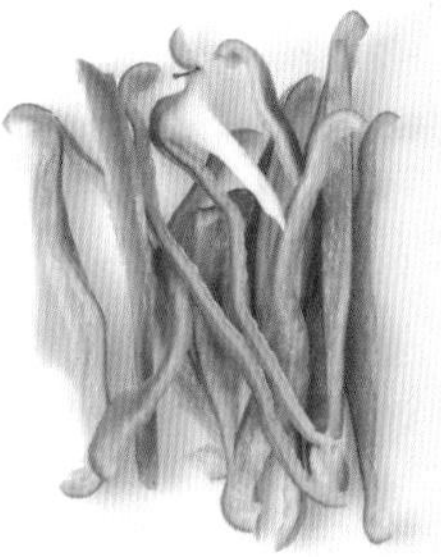

細切りは縦半分に切って種を取り、軽く押しつぶしてから細く切る。

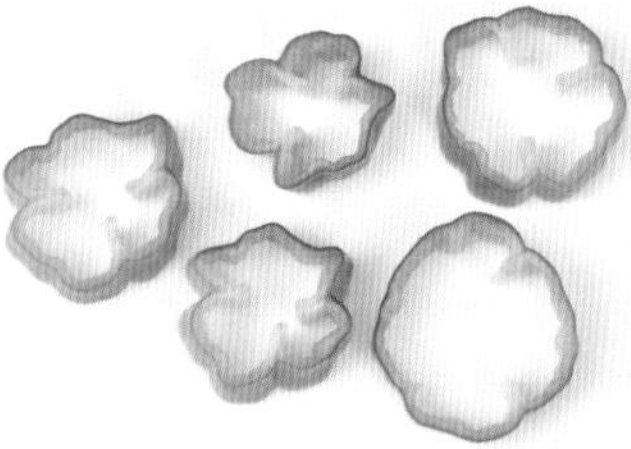

輪切りは、種をつけたまま切り、手か包丁で種を除く。サラダ、ピザなどに。

繊維に沿って切り、シャキシャキ感を出す

ピーマンを使った料理でよく使われるのが細切り。繊維に沿って縦に切ると、しっかりとした食感になり、箸でもつまみやすい。繊維を断つ輪切りは、やわらかな食感になる。

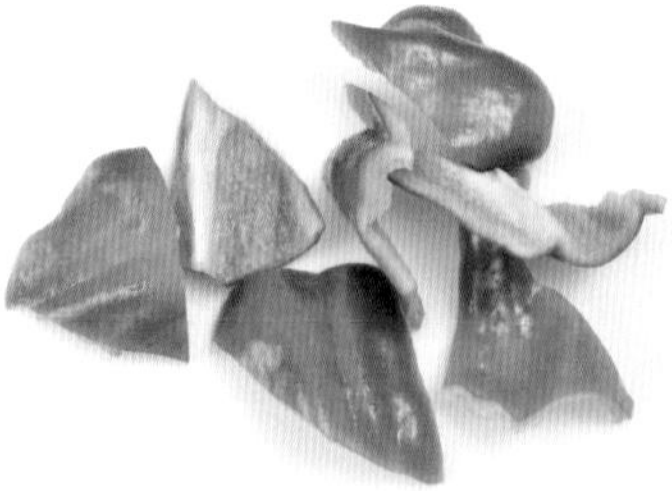

乱切りは斜めに包丁を入れ、角度を変えながら大きさをそろえて切る。

おすすめの組み合わせ

※1つの料理でなくても、1回の食事でとれたらOK。

根菜と組み合わせてコレステロール値の上昇を抑える

ピーマンの緑の色素成分クロロフィルには、コレステロール値の上昇を抑える働きがある。食物繊維にも同じ作用があるので、たけのこやごぼう、れんこんなどと組み合わせると、ダブルで効果が期待できる。

●モロヘイヤ、しいたけ

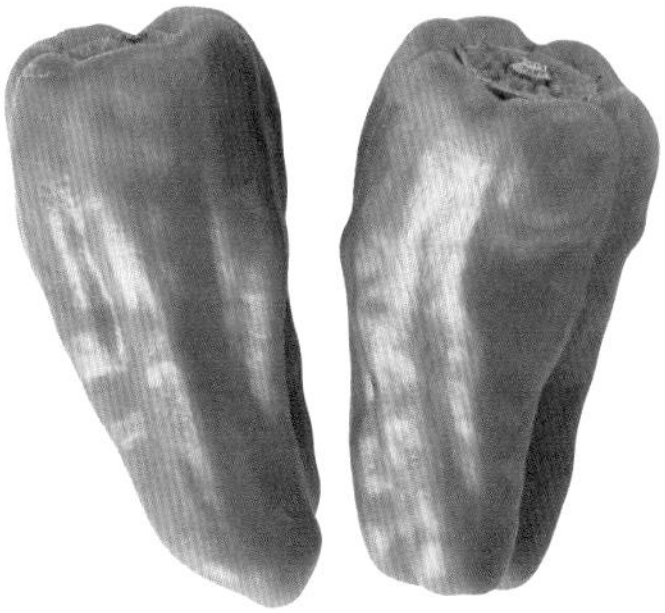

＋

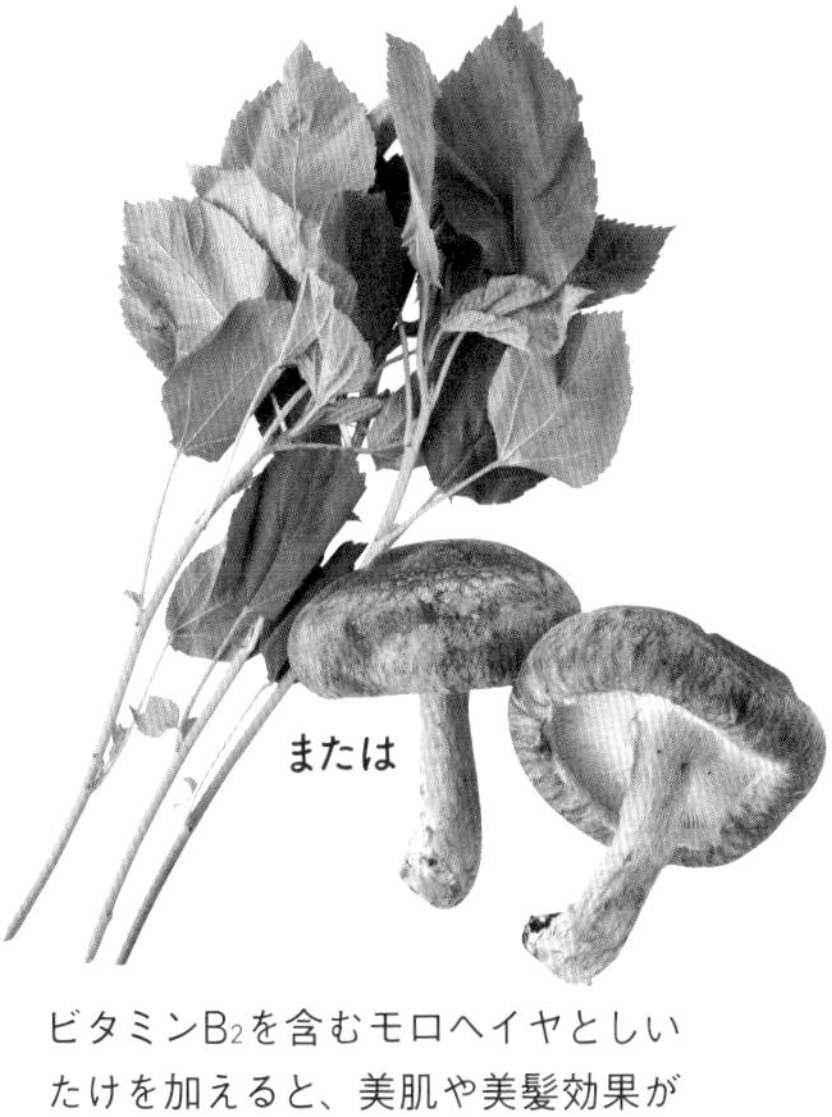

ビタミンB_2を含むモロヘイヤとしいたけを加えると、美肌や美髪効果が高まる。豚肉も加えて合わせると、うまみのある炒め物になる。

●鶏レバー、大豆

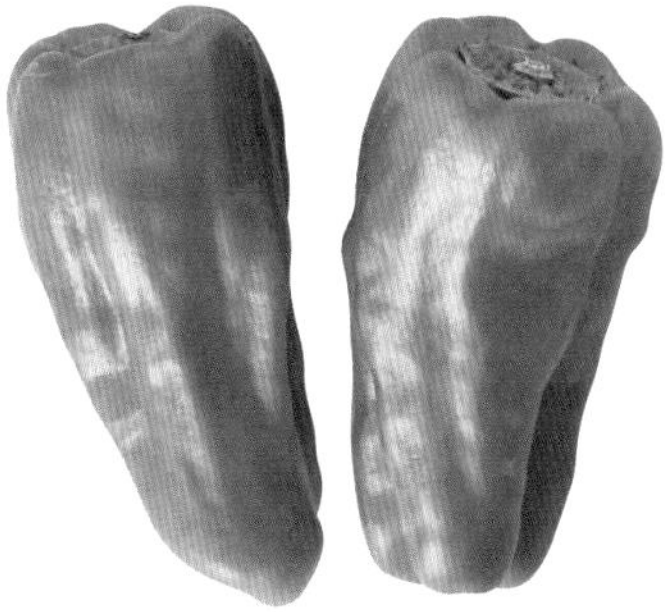

＋

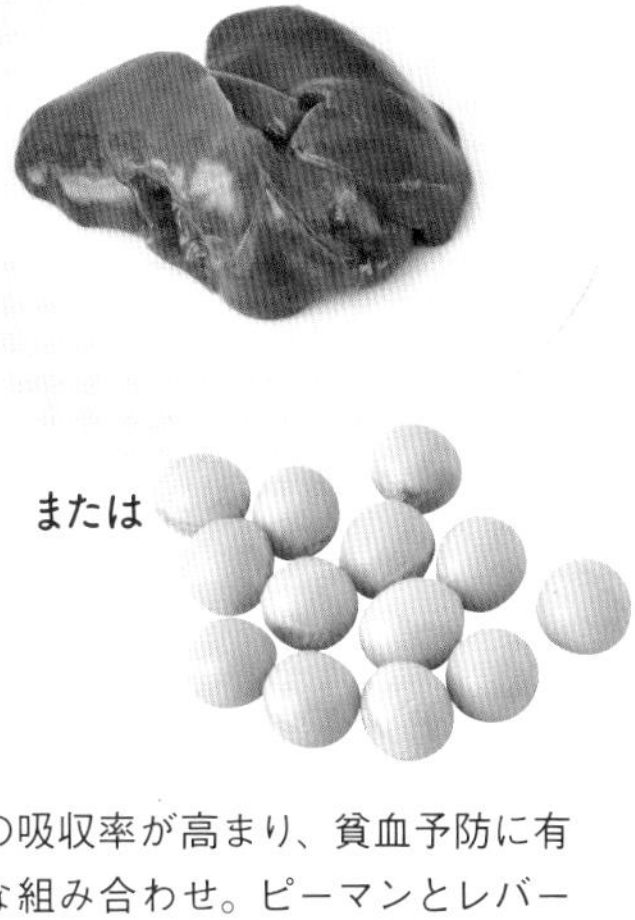

鉄の吸収率が高まり、貧血予防に有効な組み合わせ。ピーマンとレバーは炒め物、ピーマンと大豆は和風の煮物やトマト煮などに。

ブロッコリー

冬

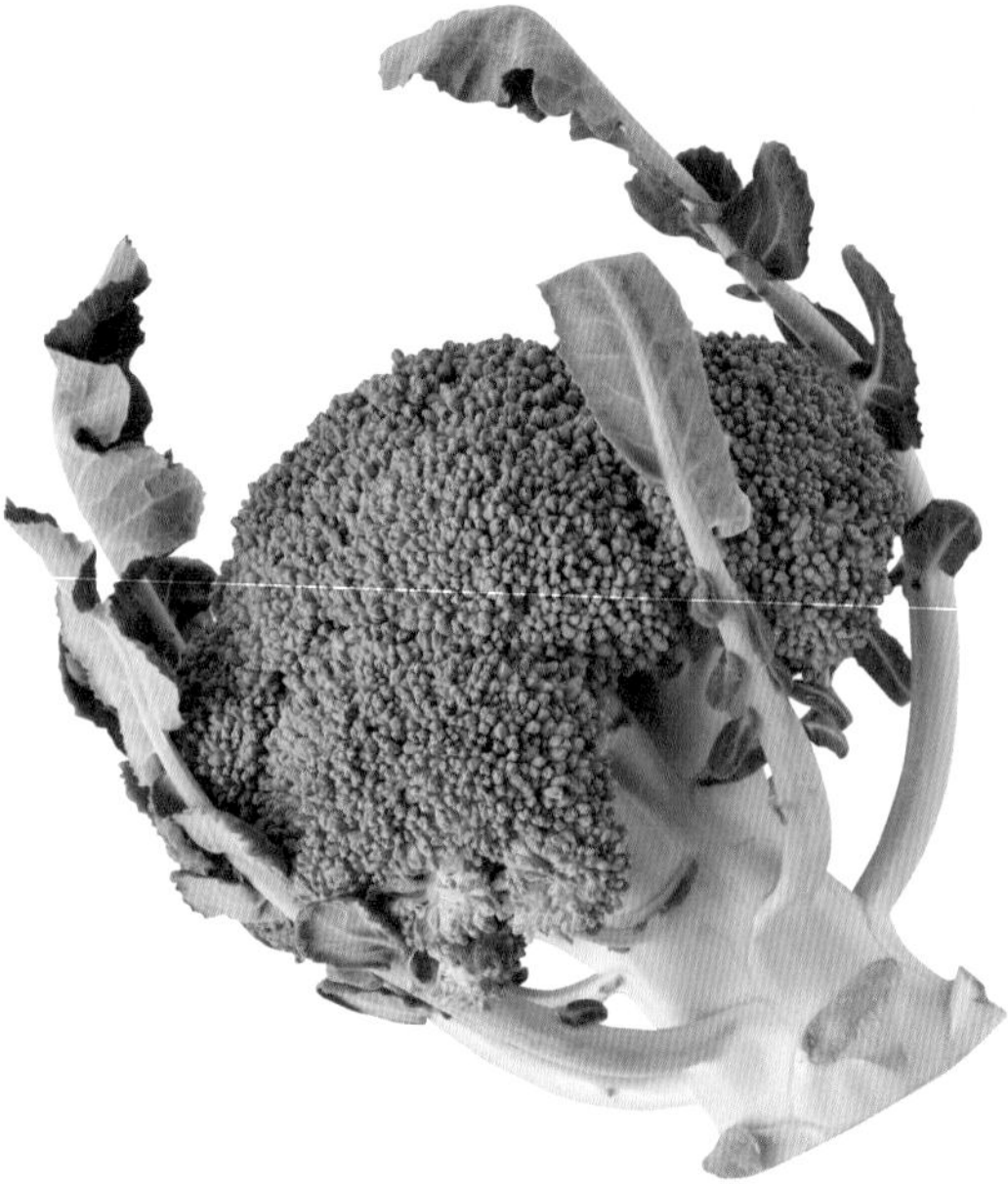

主な効用

β-カロテン、ビタミンC、E、抗がん物質のスルフォラファンを含み、これらが生活習慣病予防に有効に働く。

- がん予防
- 老化の抑制
- 肥満の予防・改善
- 整腸作用

主な栄養素

多種類のビタミンを豊富に含み、カリウムやカルシウム、食物繊維もたっぷり。

ビタミンB_1	●	0.14mg（1.1mg）
ビタミンB_2	●●	0.2mg（1.2mg）
ビタミンC	●●●●●●●●●●●	120mg（100mg）
ビタミンE	●●●●	2.4mg（6.0mg）
食物繊維	●●●	4.4g（18g）
糖質		0.8g

＊可食部100g当たりの栄養素の量。カッコ内は成人女性の1日の推奨量または目安量で各年齢層別の最大値

生活習慣病予防に効果的な万能野菜

栄養成分が多く、β-カロテン、ビタミンB群、C、E、造血作用がある葉酸など、多種類のビタミンを豊富に含みます。とくにビタミンCの含有量は100g中120㎎と群を抜いており、免疫力をアップさせて風邪などの感染症を予防するほか、肌荒れやシミを防いで、美肌をつくる働きも。

また、利尿作用のあるカリウム、骨を丈夫にするカルシウム、貧血を防ぐ鉄など、ミネラルも充実しています。

さらに、抗がん物質のスルフォラファンや、抗アレルギー作用のあるα-リノレン酸、抗酸化作用のある辛味成分のアリルイソチオシアアートなど、さまざまな機能性成分の薬理作用も確認されています。

選び方

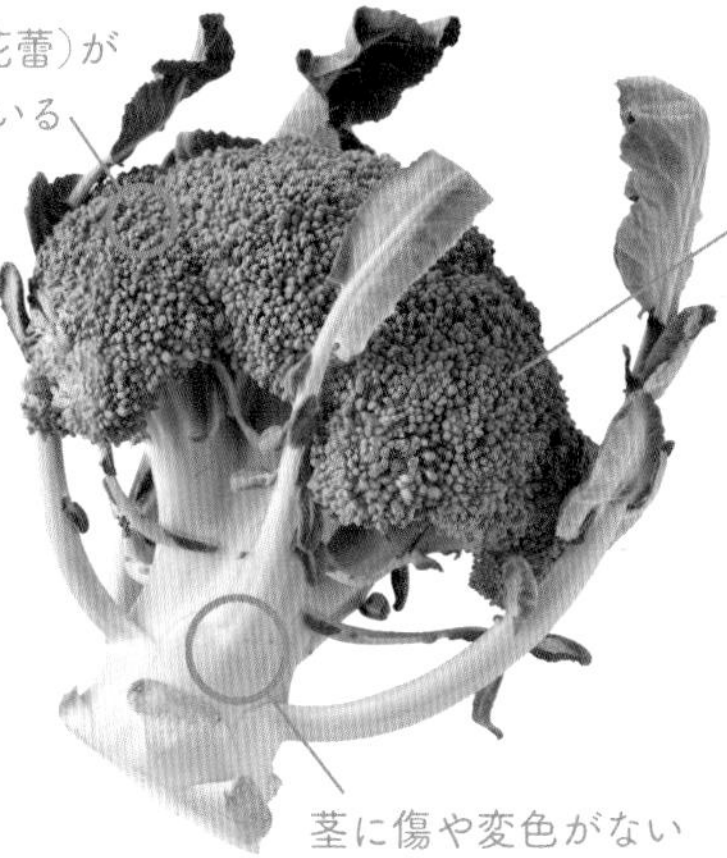
つぼみ（花蕾）が
締まっている
鮮やかな緑色。
冬場の紫がかったのもは
甘味がある
茎に傷や変色がない

つぼみが密で締まりがあり、全体的にこんもりしているもの、鮮やかな緑色のものを選ぶ。紫がかったものは、有効成分のアントシアンの色で抗酸化作用がある。黄色く変色したものは、味も栄養も落ちる。

茎につやがあり、切り口に「す」がない

茎につやがあり、傷や変色していないもの、切り口に「す（空洞）」がなく、みずみずしいものを選ぶ。外葉がしおれているものは、鮮度が落ちているので避ける。

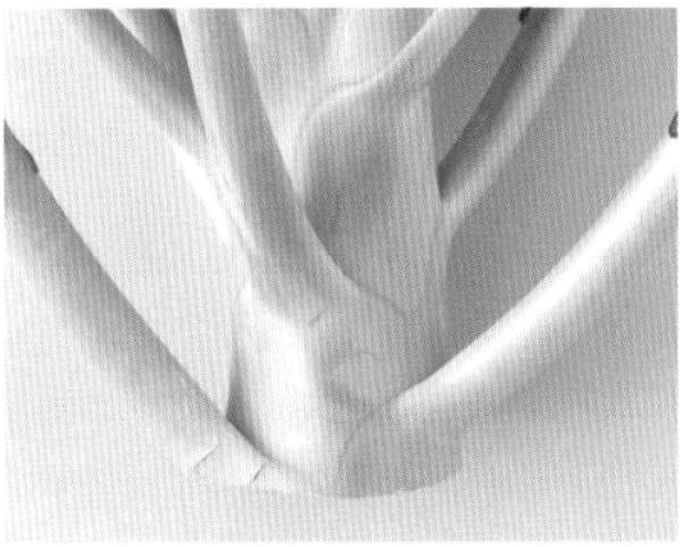

保存方法

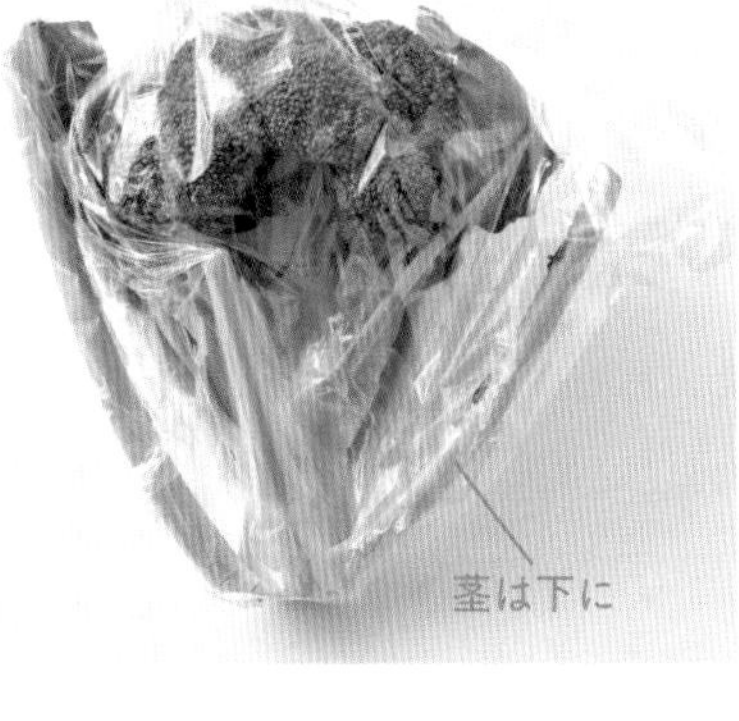
茎は下に

茎を下にして冷蔵庫へ。早めに食べる

日がたつにつれてつぼみが開き、栄養素も目減りしていくので、早めに食べきるのがベター。すぐに調理しないときはポリ袋に入れ、茎を下にして冷蔵庫の野菜室で保存。冷凍するときは、小房に分けて軽くゆでる。

洗い方

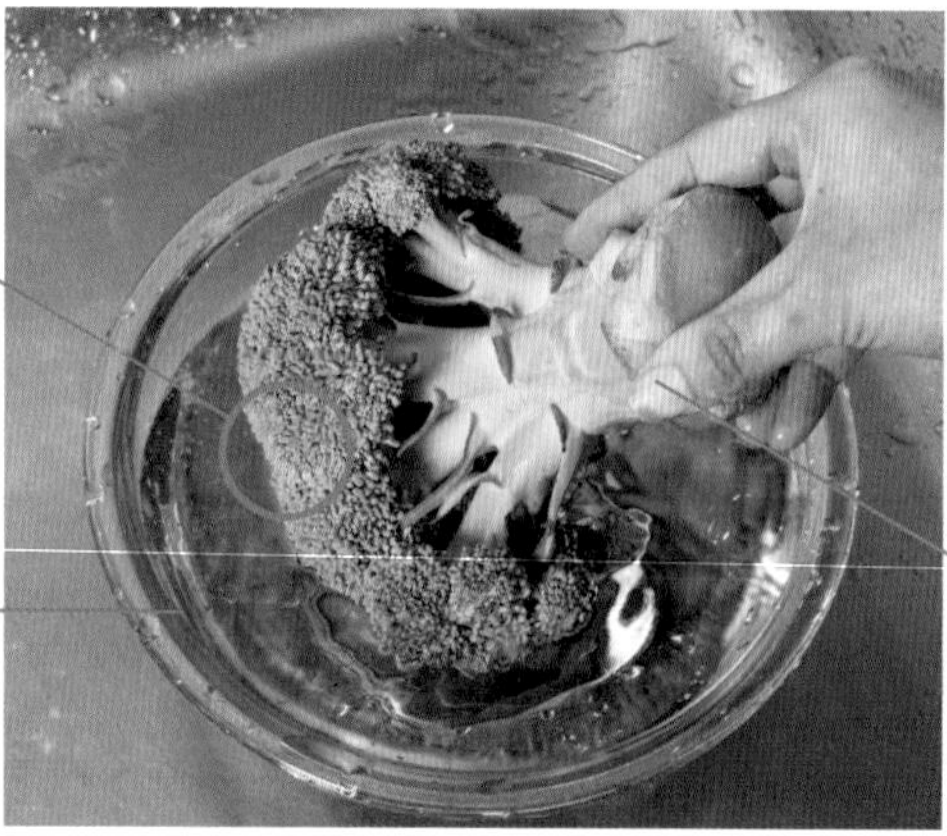
つぼみは油脂を分泌しているので、水をはじきやすい
水を張ったボウルに浸けて汚れを落とす
茎を持ってふり洗い

切り方

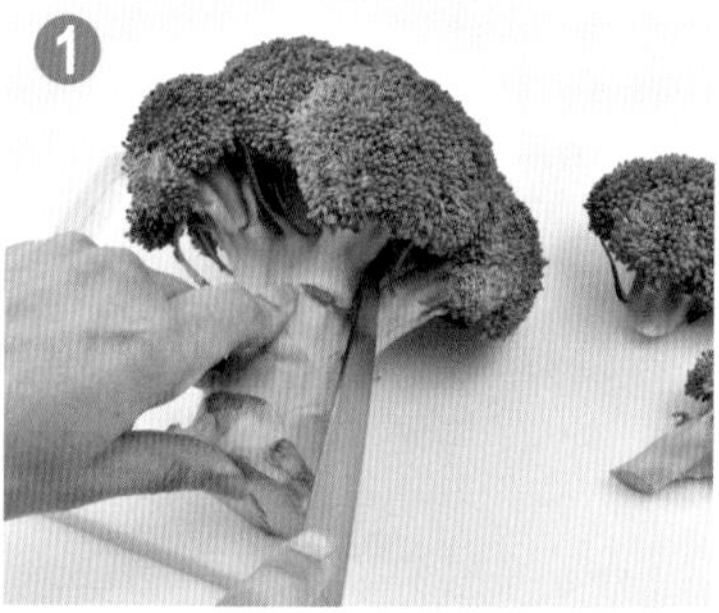

①つぼみと茎を切り分け、つぼみの根元に包丁を入れ、ひと房ずつに分ける。

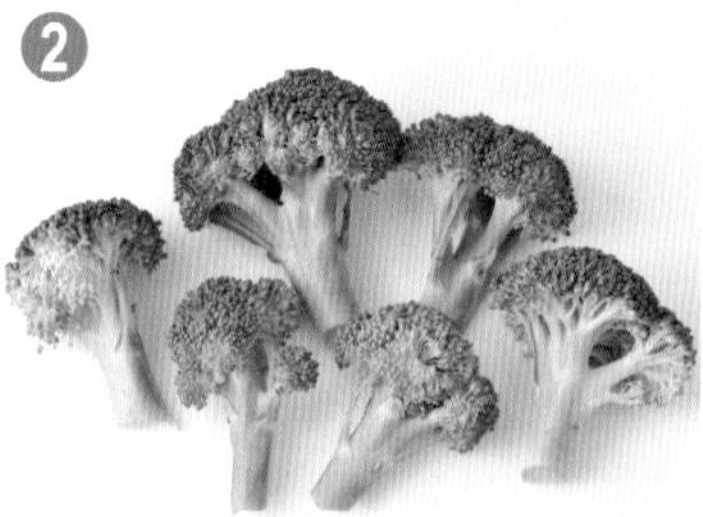

②房が大きい場合は半分に切り分け、大きさをそろえる。

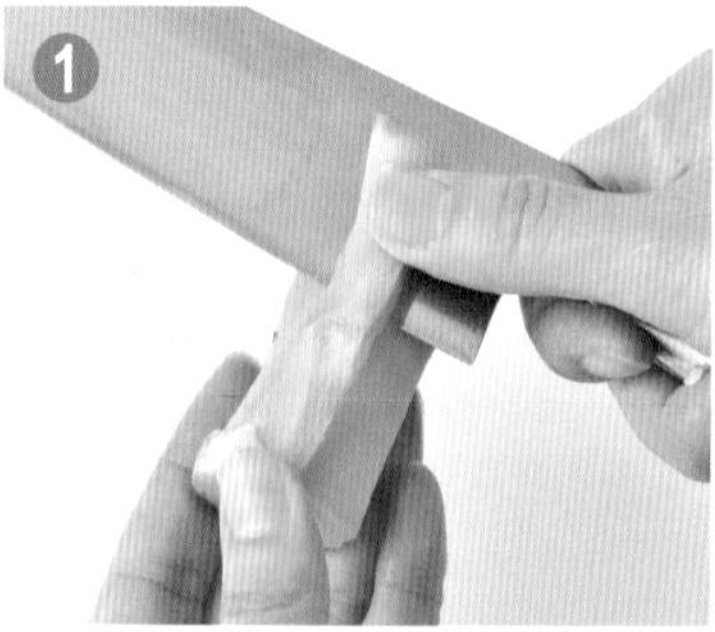

①茎は外側のかたい皮を厚めにむいて直方体に整える。

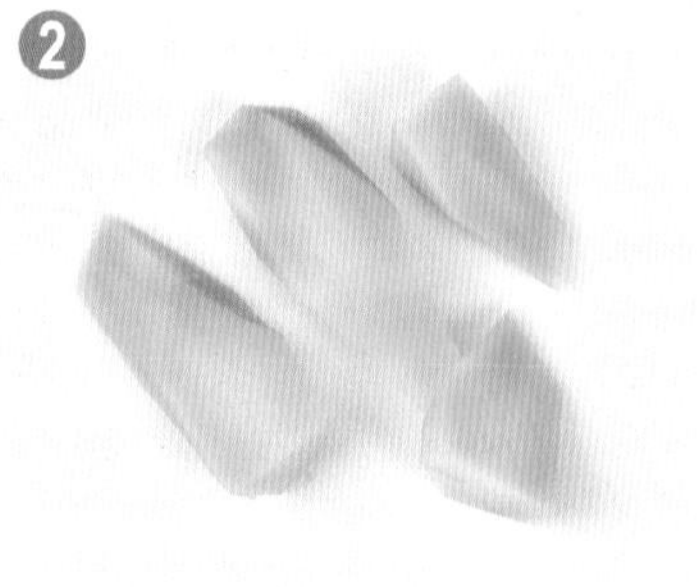

②端から乱切りにして炒め物や、ゆでてサラダにしても。

おすすめの組み合わせ

※1つの料理でなくても、1回の食事でとれたらOK。

ビタミンCの豊富な食材と食べ合わせて免疫力を強化

オレンジ、いちご、さやえんどう、キャベツなどのビタミンCの豊富な食材と組み合わせると、免疫力のアップに効果的。ゆでるより電子レンジで加熱したほうがビタミンCの損失が少ない。

●あさり、にんにく

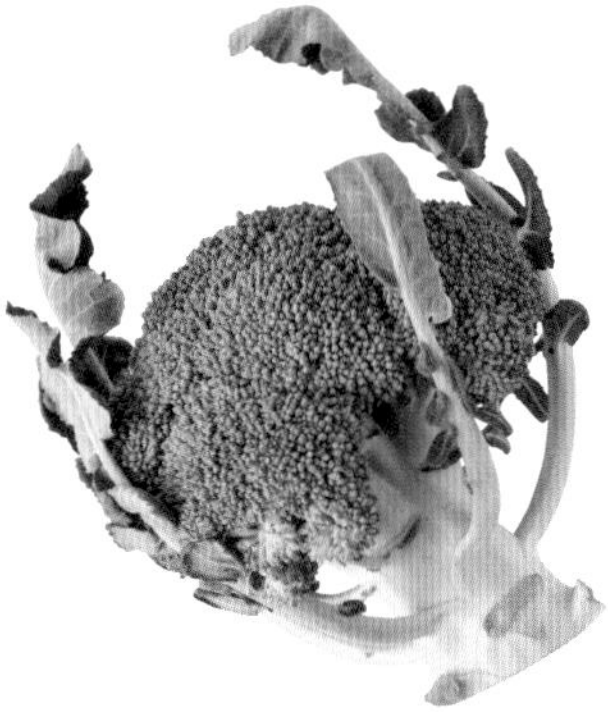

＋

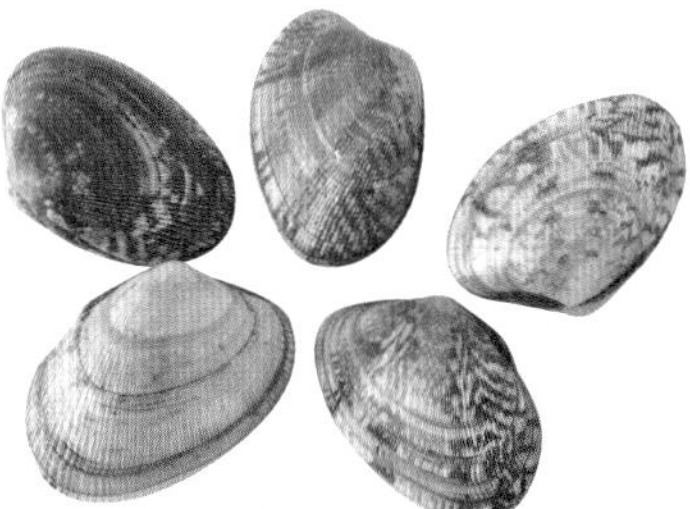

または

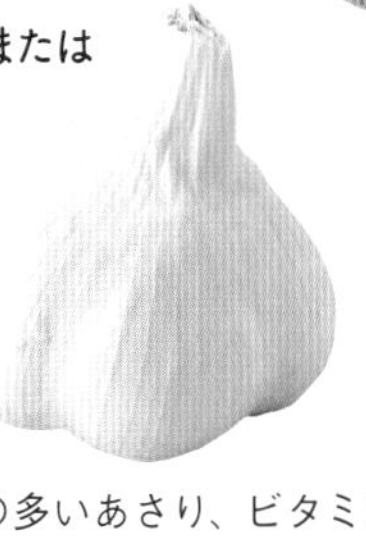

鉄分の多いあさり、ビタミンB_6を含むにんにくと食べ合わせると、貧血予防に効果を発揮。パスタや炒め物におすすめの組み合わせ。

●くるみ、ほうれんそう

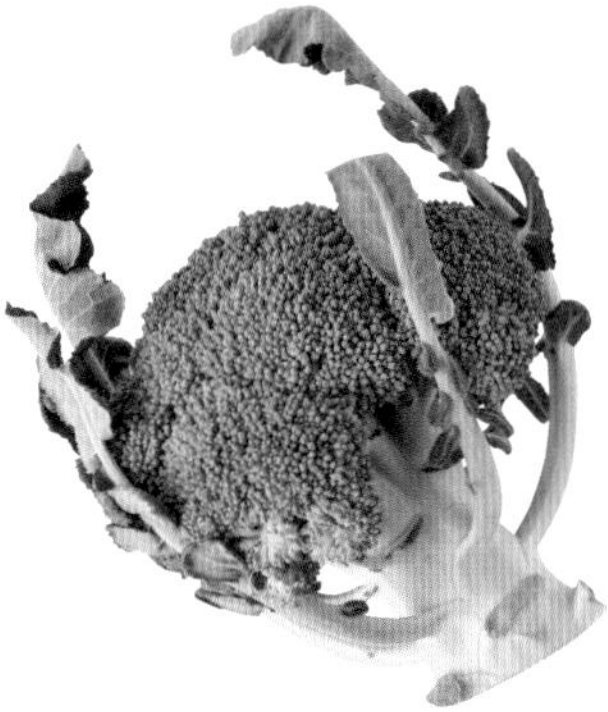

＋

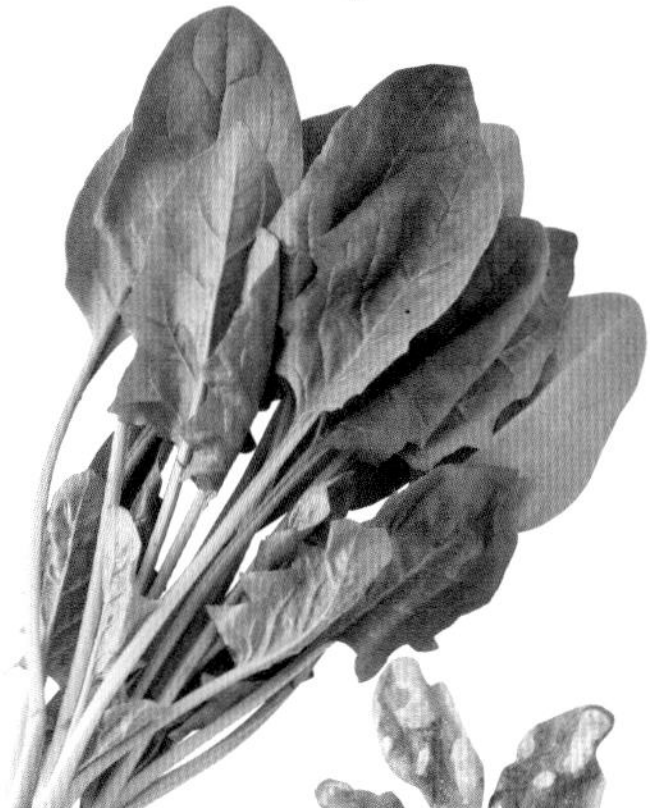

または

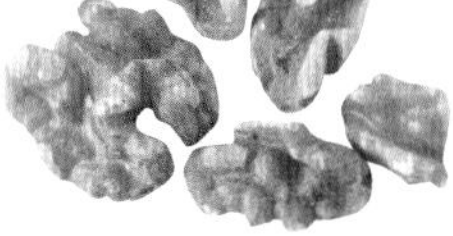

α-リノレン酸を含むくるみやほうれんそうと一緒にとると、花粉症の予防効果が期待できる。炒め物やサラダ、くるみあえなどに。

ほうれんそう

菠薐草

冬

主な効用

ビタミン類、鉄に加え、カリウムも豊富。血圧の上昇を抑えるほか、筋肉の収縮運動にも有効に作用する。

- 貧血の予防
- がん予防
- 老化の抑制
- 高血圧の予防・改善

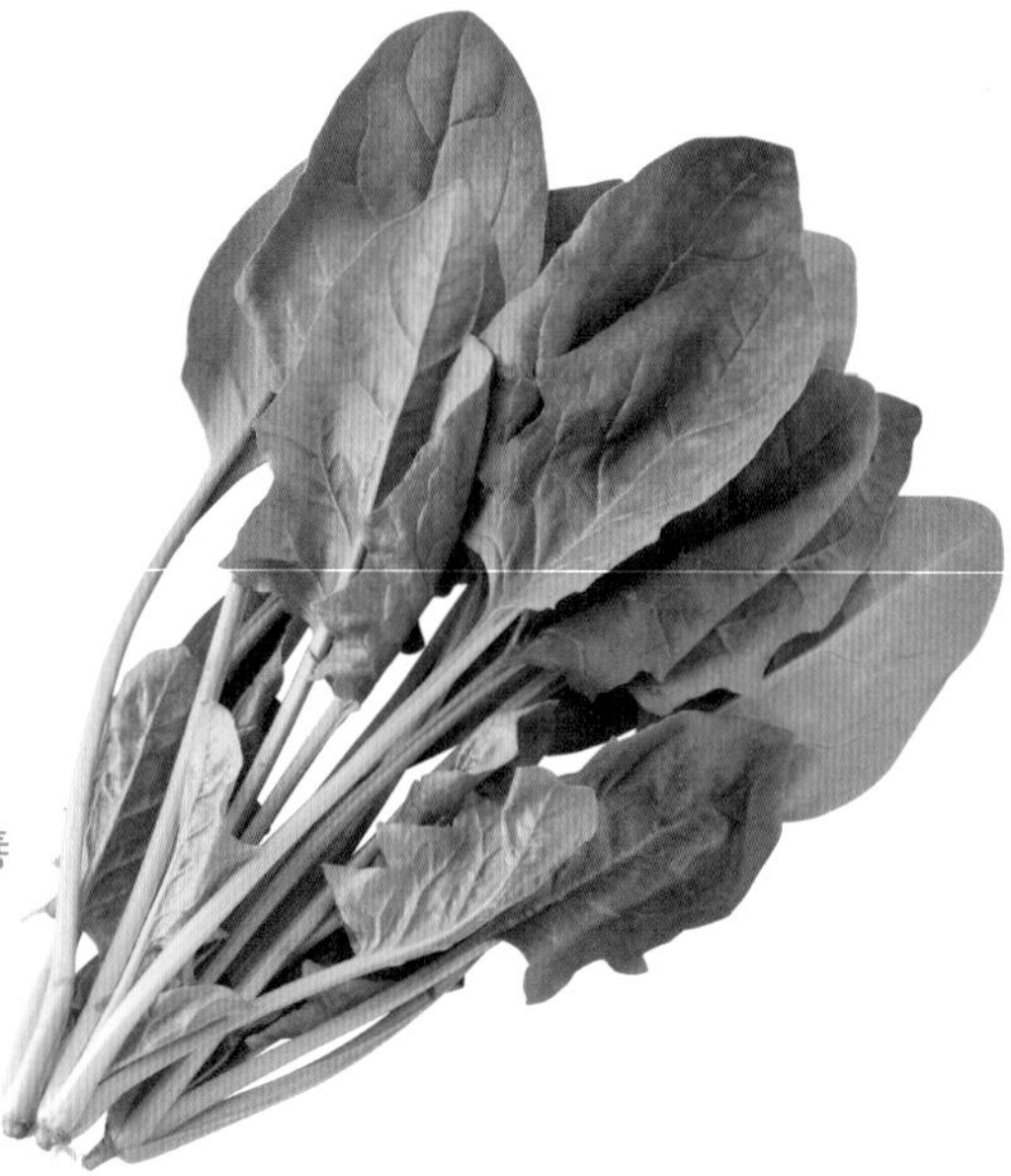

主な栄養素

右の成分表示は冬採りの数値。β-カロテン、C、Eを多く含み、鉄の含有量も多い。

ビタミンA	●●●●●	350μg（700μg）
ビタミンC	●●●●●●	60mg（100mg）
ビタミンE	●●●	2.1mg（6.0mg）
カリウム	●●●	690mg（2,000mg）
鉄	●●	2mg（10.5mg）
糖質		0.3g

＊可食部100g当たりの栄養素の量。カッコ内は成人女性の1日の推奨量または目安量で各年齢層別の最大値

高い造血作用で貧血を防ぐ

鉄の含有量は、野菜のなかでもトップクラス。牛レバーとほぼ同じくらい含んでいます。鉄は赤血球を作っているヘモグロビンの成分で、不足すると貧血の原因に。ほうれんそうは赤血球の形成に欠かせない葉酸や、鉄の吸収を助けるビタミンCを含んでいるので、貧血予防にはとても効果的です。

緑の色素成分クロロフィルは、コレステロール値の上昇を抑える作用やアルコールを中和させる作用があり、二日酔いの症状も緩和。

β-カロテンやビタミンCの抗酸化作用によって、がん予防や老化抑制に効果があるほか、Cによるコラーゲンの合成、β-カロテンによる皮膚の健康維持など美肌効果も見逃せません。

選び方

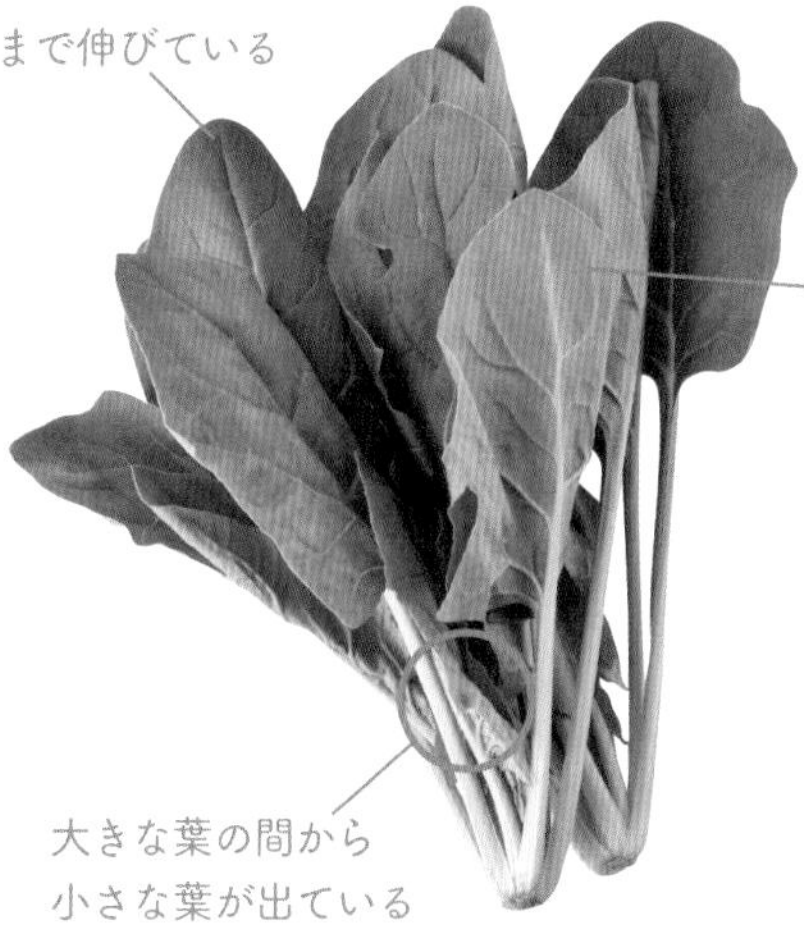
葉先まで伸びている
葉の表も裏も緑色が濃い
大きな葉の間から
小さな葉が出ている

葉に張りがあって葉先までピンとしているもの、葉肉が厚く、緑色が濃いもの、葉の中央を走る葉脈を軸として左右対称であるものが良質。根元に近い部分から葉が密集して生えているものを選ぶ。

根元のピンク色の部分の赤みが強いほど新鮮

茎が適度に太く弾力性があるものを選ぶ。根元のピンク色の部分は、骨の形成などに関与するミネラル類のマンガンの色。赤みが強いほど甘味があり、新鮮。捨てずに使いたい。

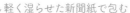

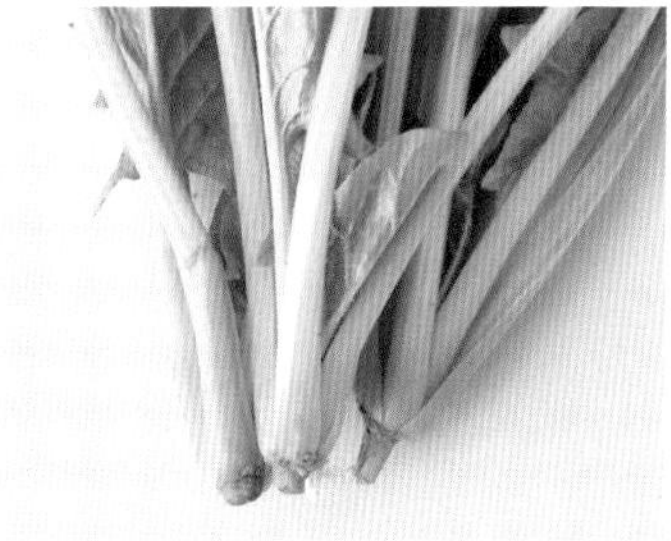

保存方法

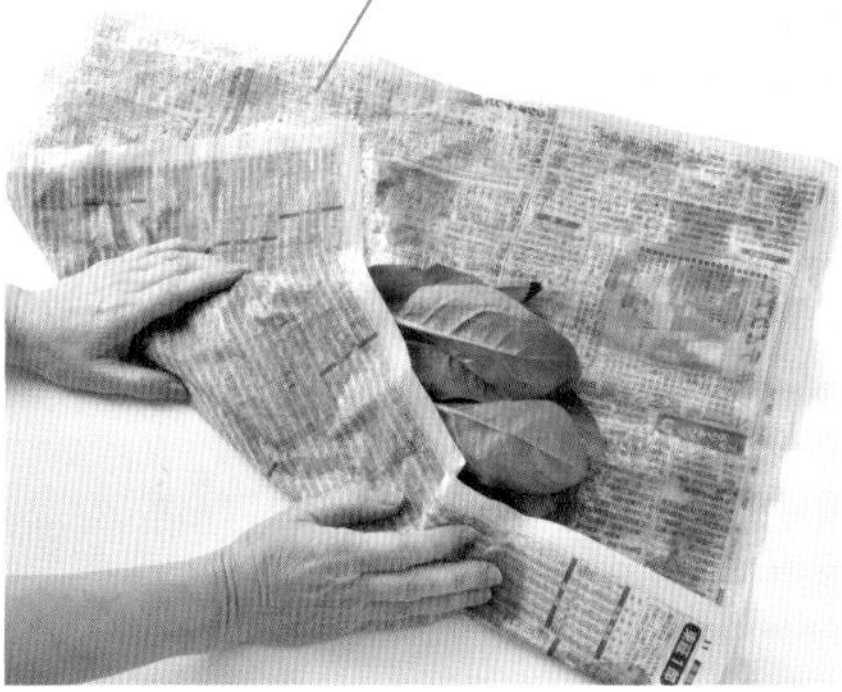
軽く湿らせた新聞紙で包む

野菜室に立てるかいちばん上に保存

水で湿らせた新聞紙に包み、ポリ袋に入れてから冷蔵庫の野菜室に立てて保存。立てられないときは、野菜室のいちばん上に置く。こまつなより傷みやすいので注意。

洗い方

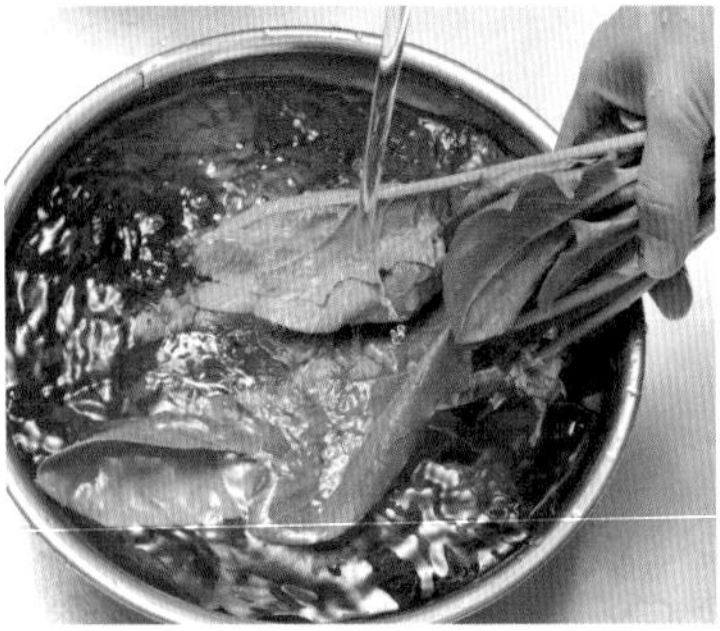

束になっている部分は、ほぐれるように
ふり洗い

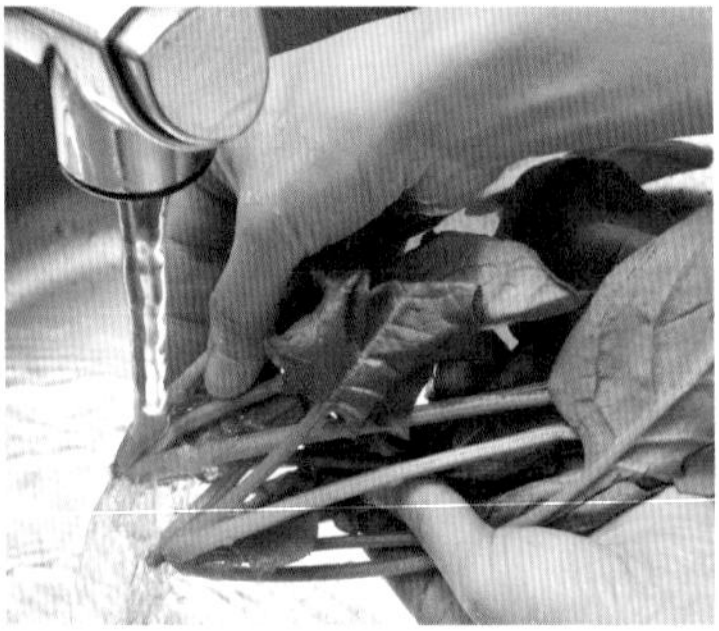

根元は土や汚れが残りやすいので重点的
に洗う

下処理・ゆで方

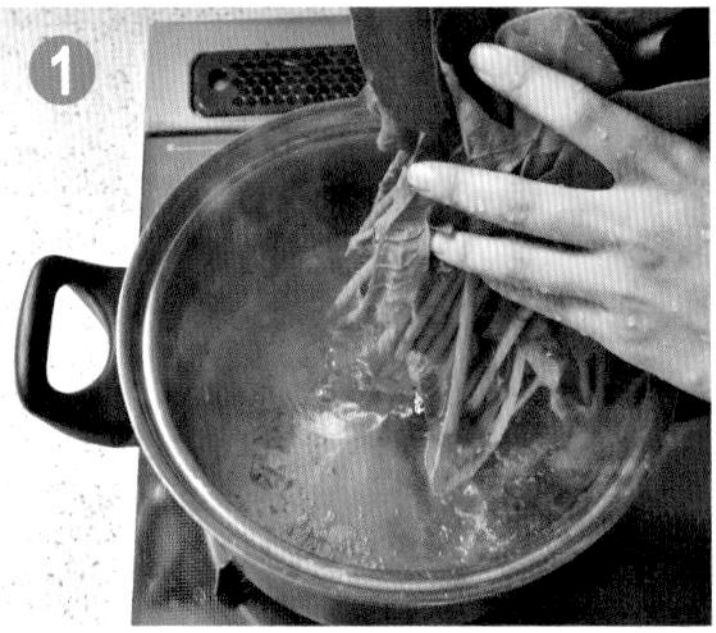

塩少々を加えて沸騰させた湯に、根元か
ら入れ、葉を持って10秒ほどゆでる。

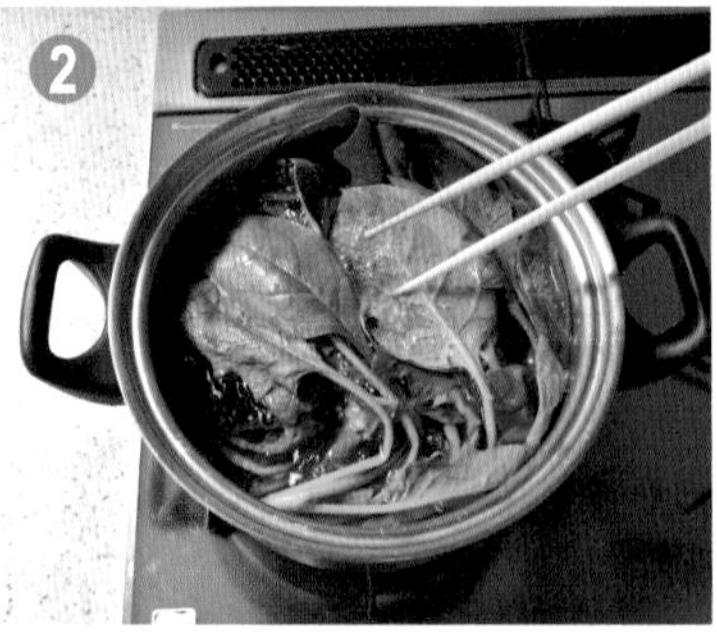

茎がくったりしたら、葉を入れて全体を
ひっくり返す。

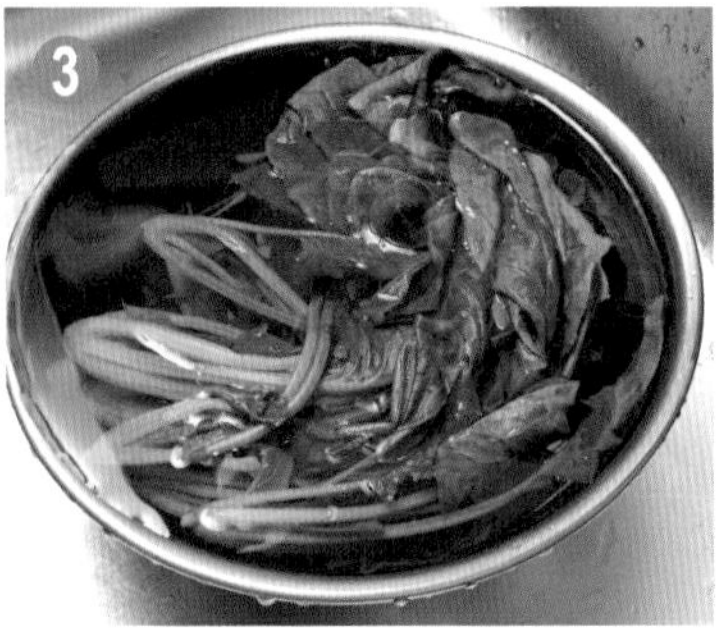

色が変わったら取り出し、すぐに冷水に
さらして引き上げる。

茎から先に火を通し、均一にゆであげる

葉と茎ではかたさが違うので、根元の茎から熱湯に入れ、茎がしんなりしたら葉もゆでると、均一な食感になる。ゆであがったら、水にさらしてアクを抜く。

おすすめの組み合わせ

※1つの料理でなくても、1回の食事でとれたらOK。

たんぱく質を含む食材と組み合わせると貧血予防に有効

鉄や鉄の吸収を促すビタミンC、造血ビタミンといわれる葉酸を含んでいるので、高たんぱくの食材と組み合わせると、貧血予防に効果を発揮する。卵、牛ヒレ肉、まぐろの赤身、かきなどがおすすめ。

●ごま、かぼちゃ

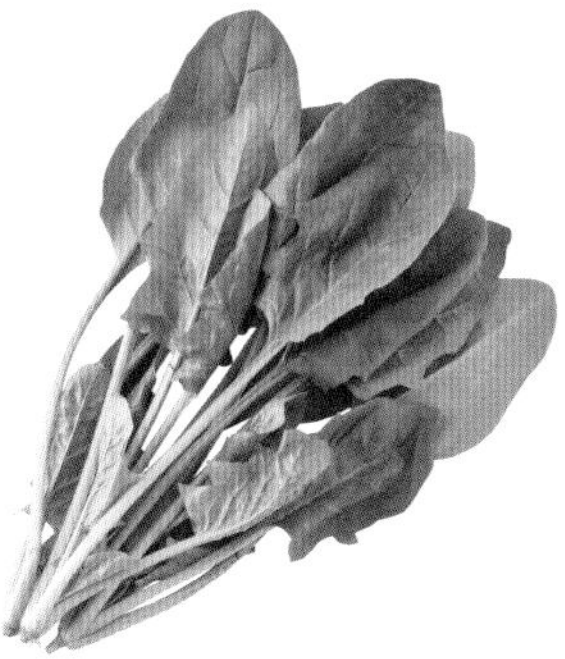

＋

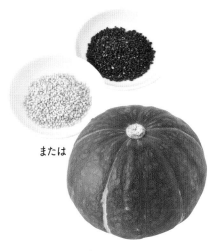

ビタミンEの豊富なごまであえたり、かぼちゃと一緒にシチューやグラタンなどに。動脈硬化や血栓を予防するほか、抗がん作用が高まる。

●グレープフルーツ、レモン

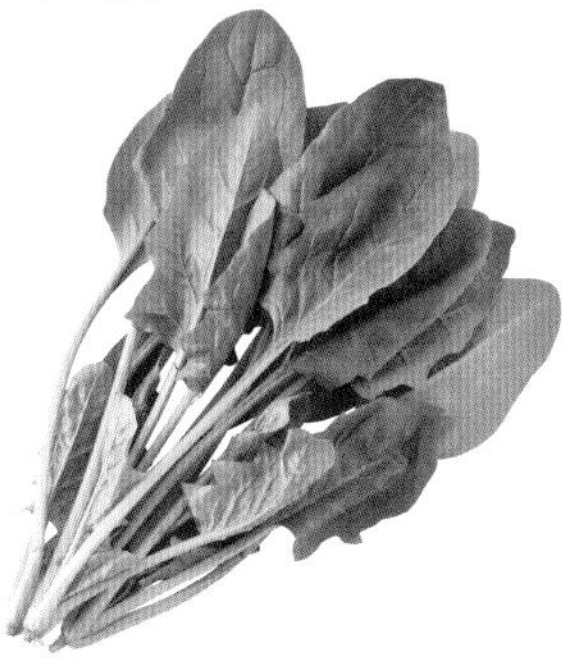

＋

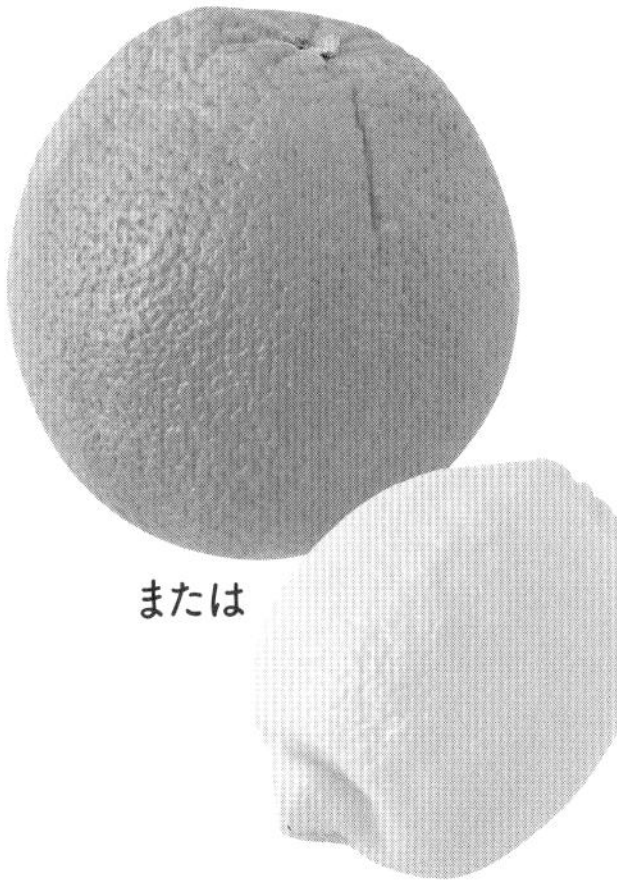

色素成分クロロフィルのアルコールを中和する働きと、柑橘類のもつクエン酸の肝機能を高める効果で二日酔いを解消。スムージーに。

マッシュルーム

春

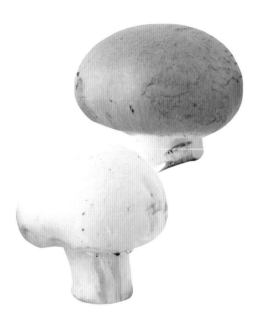

主な効用

善玉コレステロールを増やしたり、ストレスに対抗して代謝を促進したりする、パントテン酸を多く含む。

- 抵ストレス作用
- 免疫力の増強
- 高血圧の予防・改善
- 皮膚・粘膜の保護

主な栄養素

パントテン酸、カリウム、銅などを含み、旨味成分のグルタミン酸も比較的多い。

＊可食部100g当たりの栄養素の量。カッコ内は成人女性の1日の推奨量または目安量で各年齢層別の最大値

パントテン酸	●●●	1.54mg（5mg）
カリウム	●●	350mg（2,000mg）
銅	●●●●	0.32mg(0.8mg)
食物繊維	●	2g（18g）
糖質		0.1g

皮膚や粘膜を守る成分が豊富

ヨーロッパ原産のきのこで、明治時代に日本に入ってきたといわれています。カサの色の違いによってホワイト種とブラウン種があり、ブラウン種はホワイト種に比べ、香りやうまみが濃厚です。

きのこ類はビタミンの一種であるパントテン酸を多く含みますが、マッシュルームはとくにその含有量が多いのが特徴です。

パントテン酸は、エネルギー代謝に必要な酵素を助ける働きがあるほか、皮膚や粘膜の健康維持や抗ストレス作用、善玉コレステロールの増加促進などの作用があります。また、副腎皮質ホルモンなど、ホルモンの合成にも欠かせない栄養素です。

選び方

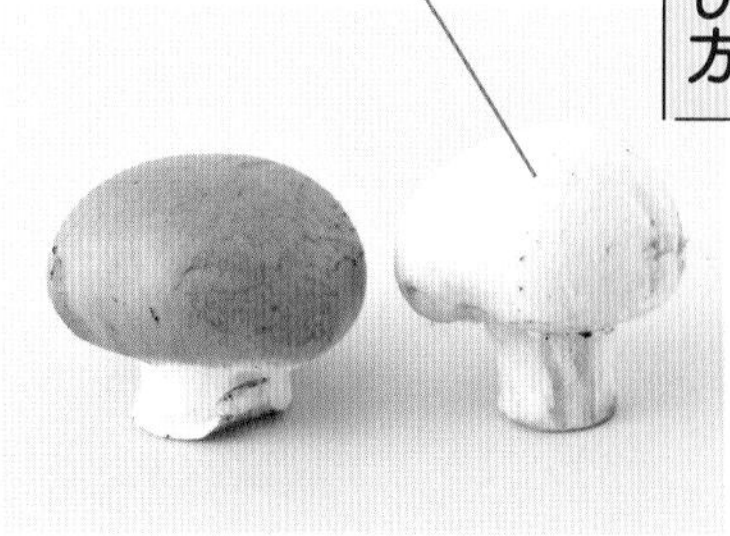
かさにつやがある

かさが閉まっていて全体に張りがあり、軸が太くて短いものを選ぶ。

下処理

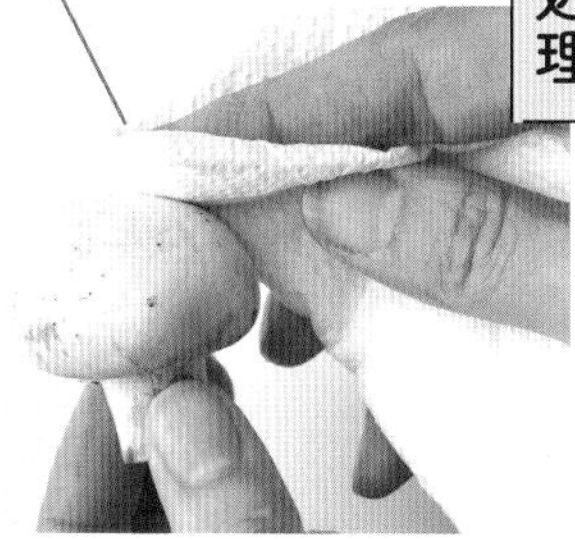
洗わずに軽く汚れを拭き取る

水で洗うと香りがとびやすいので、土や汚れは乾いた布でぬぐっておく。

保存方法

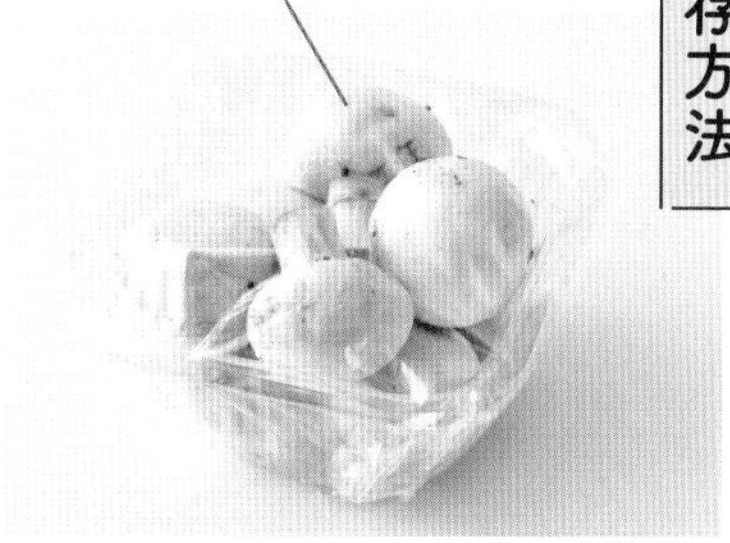
傷みやすいので早めに使って

洗わずにラップに包んで冷蔵庫に入れておくと4～5日もつ。

下処理

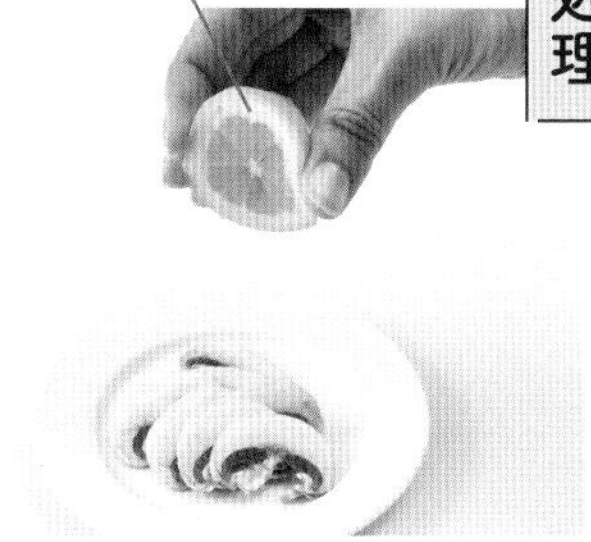
レモン汁をかけると変色しない

石づきを切り落とし、薄切りにしたらレモン汁をかけて酸化を防ぐ。

おすすめの組み合わせ

※1つの料理でなくても、1回の食事でとれたらOK。

●ブロッコリー

- 美肌効果
- サラダ、ソテーに

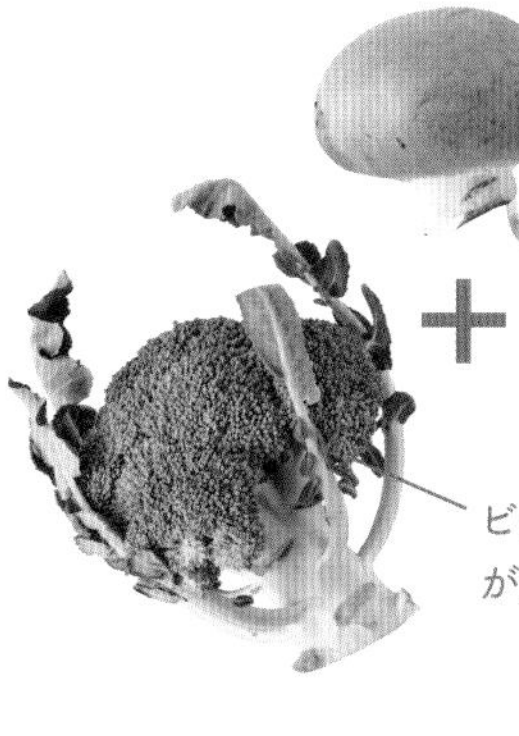
ビタミンC
が豊富

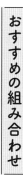

●さやいんげん

- コレステロールの上昇抑制

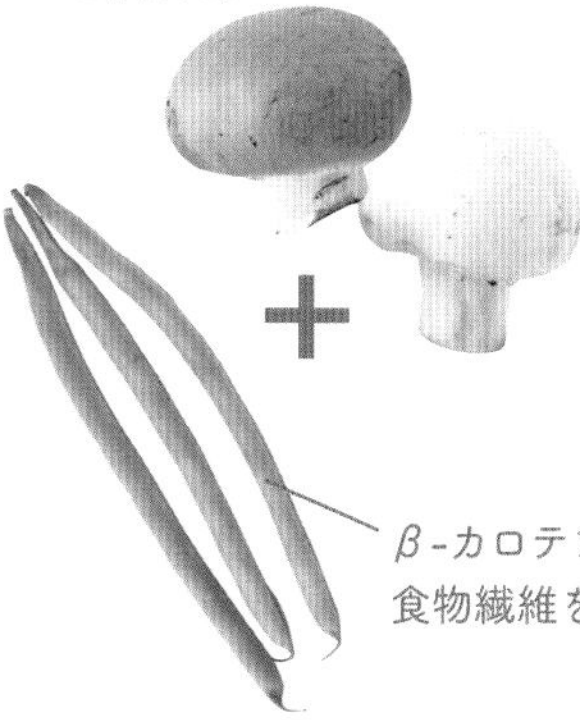
β-カロテンや
食物繊維をもつ

もやし

周年

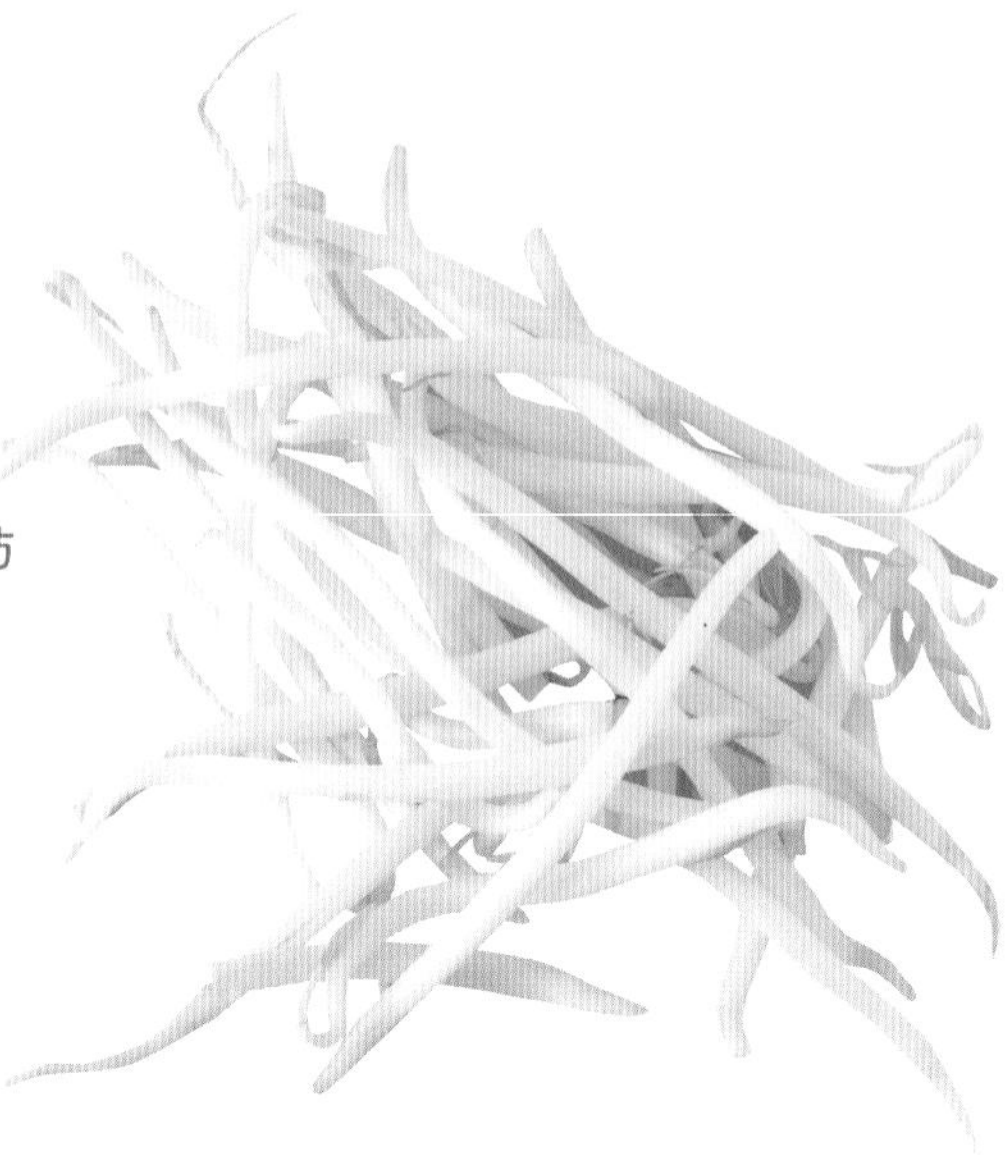

主な効用

ビタミンCが細胞の老化を防ぎ、肌トラブルを解消する。胃腸の機能を整える消化酵素ジアスターゼも含有。

- 風邪や感染症の予防
- 貧血の予防改善
- 美肌効果
- 老化抑制

主な栄養素

緑豆もやしの数値。ビタミンC、食物繊維のほか、疲労回復効果のあるアスパラギン酸も。

*可食部100g当たりの栄養素の量。カッコ内は成人女性の1日の推奨量または目安量で各年齢層別の最大値

ビタミンC	● 8mg（100mg）
ビタミンE	0.1mg（6.0mg）
葉酸	●● 41μg（240μg）
食物繊維	● 1.3g（18g）
糖質	1.3g

高栄養でヘルシー、疲労回復効果も

安価でボリュームたっぷりの食材。緑豆や大豆が原料のもの、さらに「ブラックマッペ」という黒い豆が原料のもやしも出回っています。

もやしは豆の発芽によって、豆本体にはほとんどなかったビタミンCが増えるのが特徴。加熱するとかさが減ってたくさん食べられるので、日常の食卓でのよいビタミンCの供給源となります。炒め物、あえ物、汁物などに利用しましょう。

また、アミノ酸のひとつであるアスパラギン酸を含み、疲労回復やスタミナ維持などの効果が期待できます。

さらに、食物繊維が排便をスムーズにして、好ましい腸内環境に整えます。糖尿病予防にも有効です。

洗い方

洗うともやしの青臭さがとれる

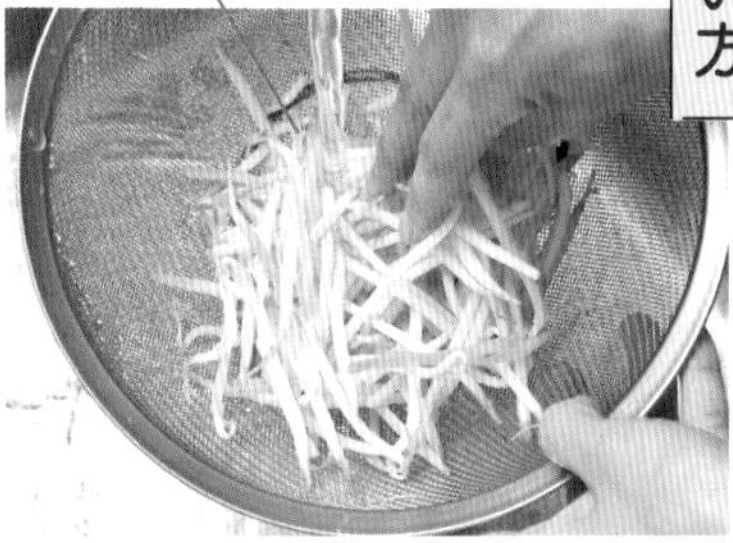

水にさらしすぎると食感が悪くなり栄養価も落ちるので、流水でさっと洗う。

選び方

丈が短めのほうが、味がよく栄養価も高い

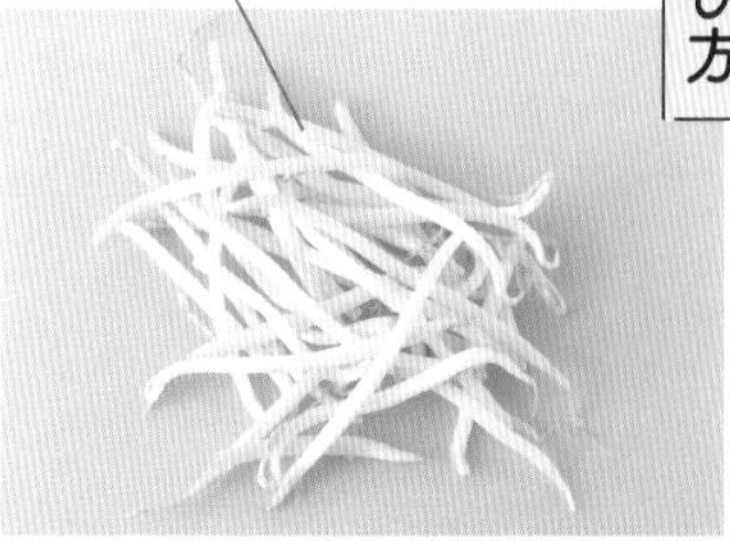

茎が太く、透明感のあるものを選ぶ。ひげ根が茶色いものは鮮度が落ちている。

下処理

食感をよくしたいときはひげ根を取る

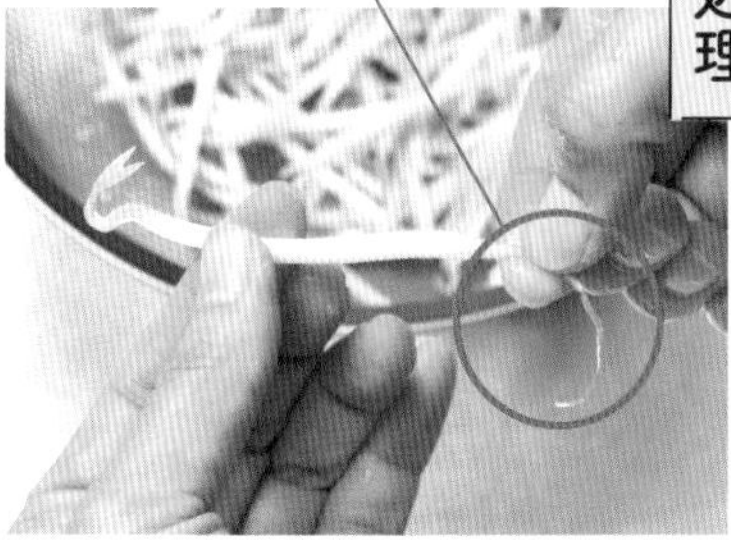

ひげ根があると食物繊維がとれるが、取ると見た目や口あたりがよくなる。

保存方法

保存は野菜室ではなく冷蔵庫室に

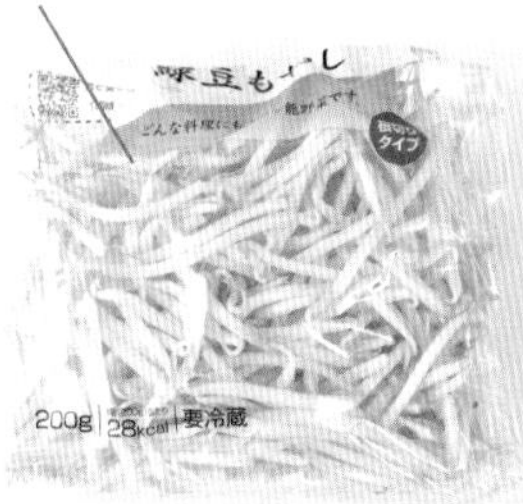

鮮度が落ちやすくビタミンCの目減りが早いので、使う日に買って食べきりたい。

おすすめの組み合わせ

※1つの料理でなくても、1回の食事でとれたらOK。

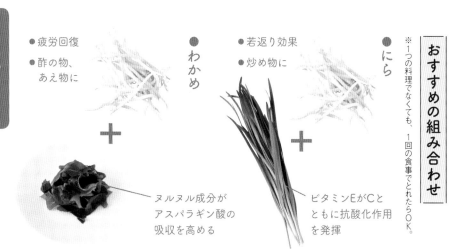

● わかめ

● 疲労回復

● 酢の物、あえ物に

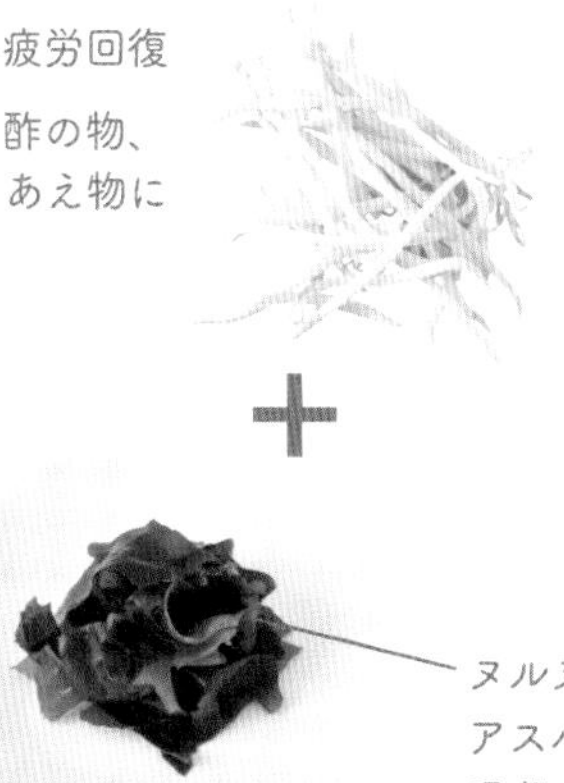

ヌルヌル成分がアスパラギン酸の吸収を高める

● にら

● 若返り効果

● 炒め物に

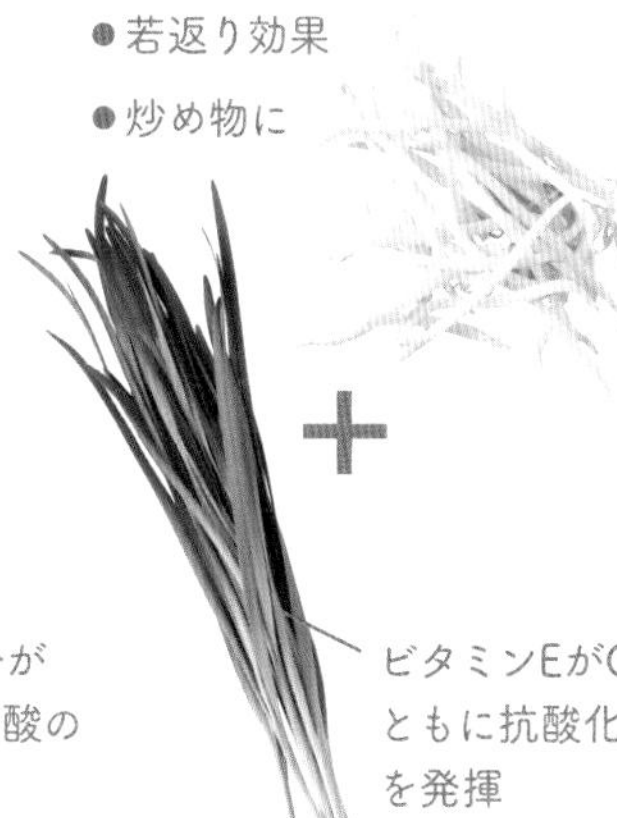

ビタミンEがCとともに抗酸化作用を発揮

モロヘイヤ

夏

主な効用

にんじんを上回るβ-カロテンが、がんや老化を抑制し、カルシウムやビタミンKが骨の強化をサポート。

- がん予防
- 老化の抑制
- 骨粗しょう症の予防
- 便秘の予防・改善

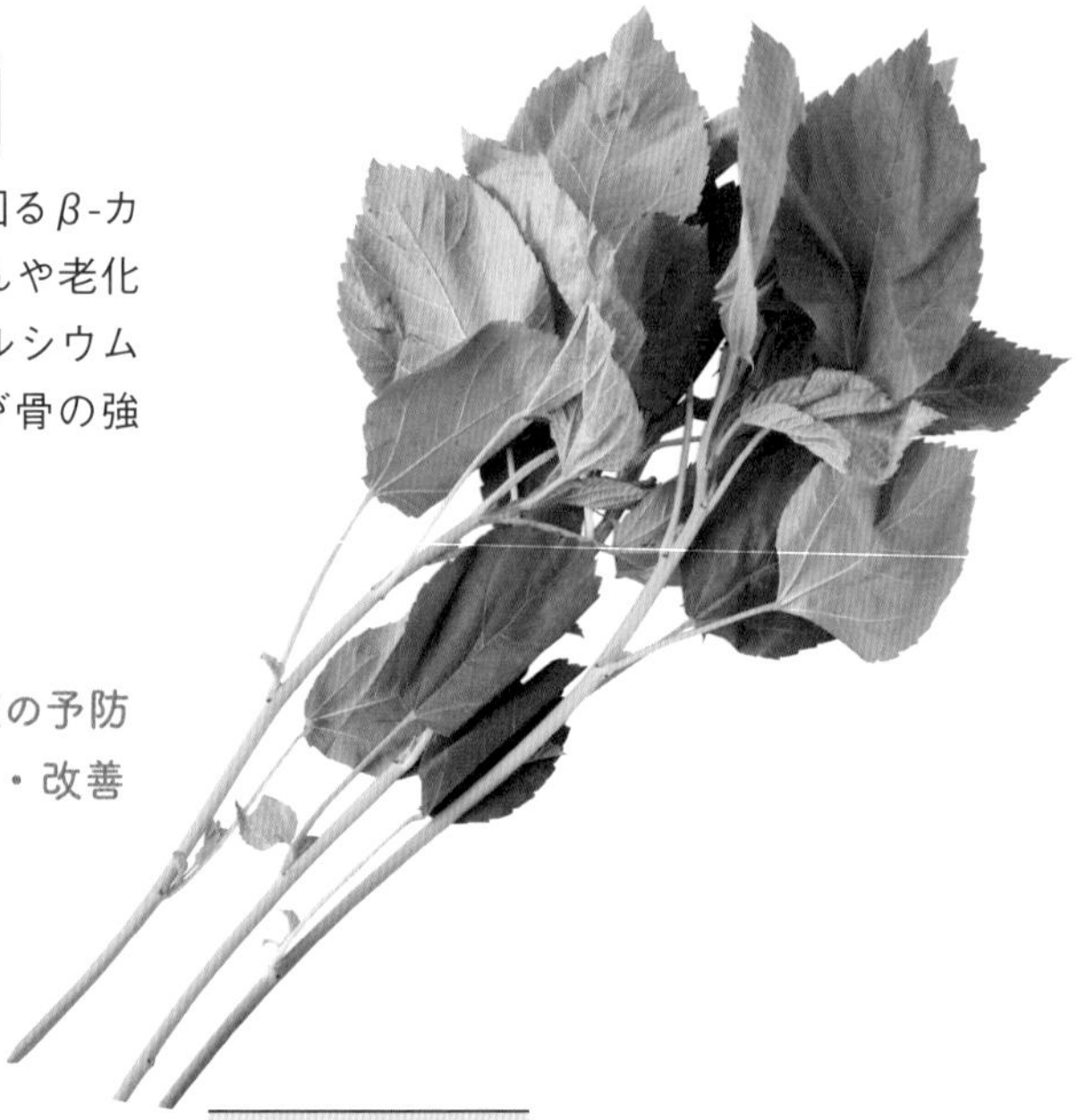

主な栄養素

ビタミンA、B_1、B_2、C、E,、K、カリウム、カルシウムの含有量は野菜のなかで最も多い。

ビタミンA	●●●●●●●●●●●	840μg（700μg）
ビタミンC	●●●●●●●	65mg（100mg）
ビタミンE	●●●●●●●●●●●	6.5mg（6.0mg）
カリウム	●●●	530mg（2,000mg）
カルシウム	●●●●	260mg（650mg）
糖質		0.4g

*可食部100g当たりの栄養素の量。カッコ内は成人女性の1日の推奨量または目安量で各年齢層別の最大値

高い栄養成分を誇るスーパーフード

エジプト原産の夏野菜。モロヘイヤはアラビア語で「王様だけのもの」という意味で、王様の病気の特効薬として珍重されたといわれています。

細胞の老化のもとになる活性酸素の働きを抑えるβ-カロテン、ビタミンC、ビタミンEなどの抗酸化ビタミンを含み、その含有量もすべてケタ違いのレベル。さらに骨粗しょう症予防、高血圧予防、ストレスの軽減に役立つカルシウムも、緑黄色野菜のなかで最も多く含んでいます。

刻むと出てくるネバネバの正体は、ムチンやマンナンなどの多糖類。血糖値やコレステロール値の上昇を抑える働きがあり、糖尿病や動脈硬化の予防効果が期待できます。

選び方

葉先が変色していない、
茎がやわらかい

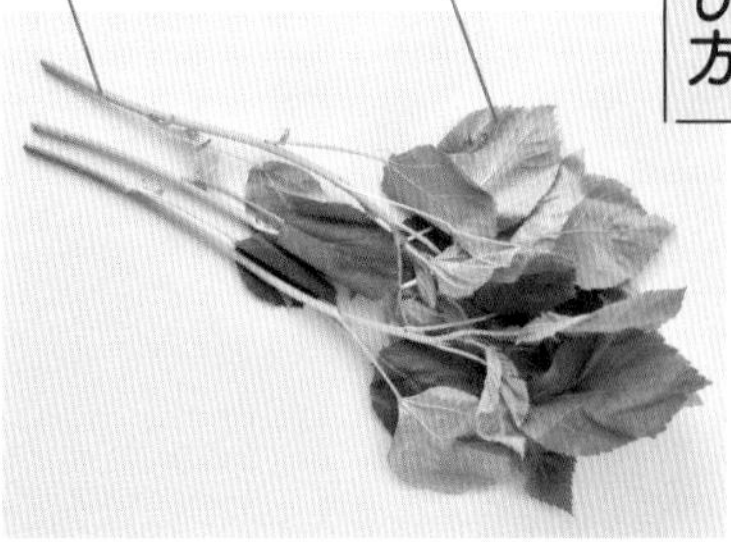

葉に張りがあり鮮やかな緑色のもの、根元の切り口が変色していないものを選ぶ。

保存方法

鮮度が落ちると葉がかたくなるので、早めに食べきる

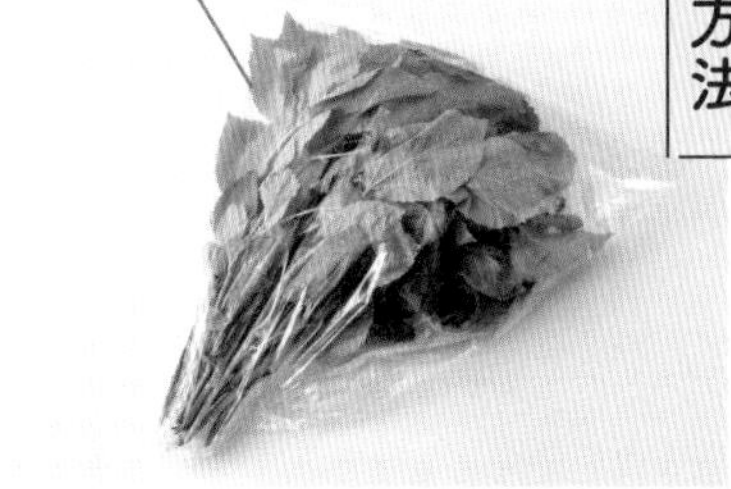

ポリ袋に入れて冷蔵庫の野菜室へ。ゆでて水切りし、ラップに包んで冷凍保存も。

下処理・ゆで方

❶ 茎についた葉をちぎり、
穂先の葉はつけ根からちぎる

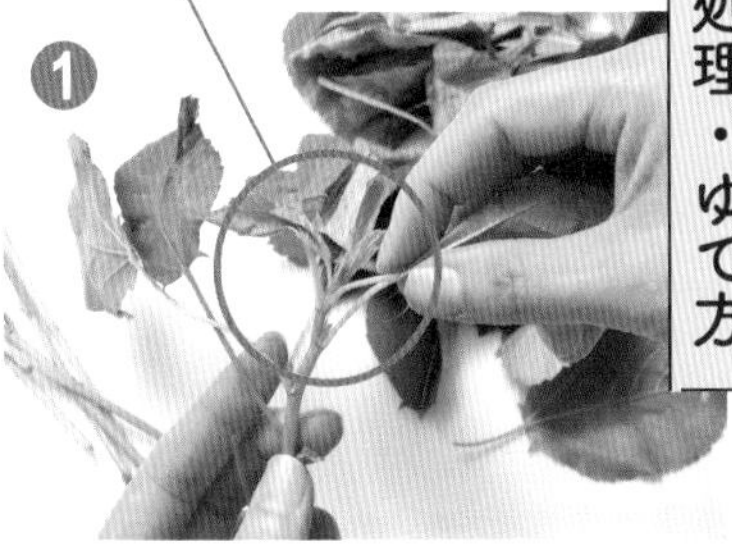

通常、かたい茎は除き、葉の部分のみを調理する。

↓

❷ 20～30秒ほどゆでたらザルに
取り出し、水にさらす

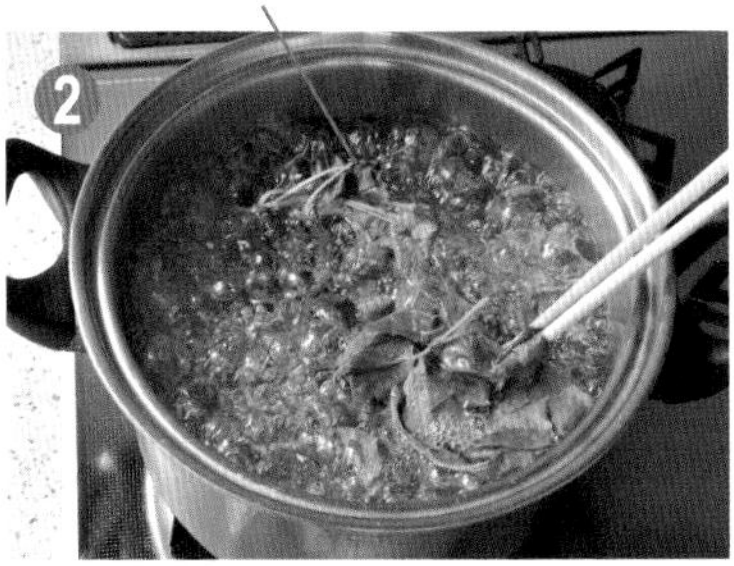

塩少々を加えたたっぷりの熱湯に入れ、色が鮮やかになったら取り出す。

おすすめの組み合わせ

※1つの料理でなくても、1回の食事でとれたらOK。

● しめじ

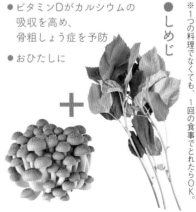

● ビタミンDがカルシウムの
吸収を高め、
骨粗しょう症を予防

● おひたしに

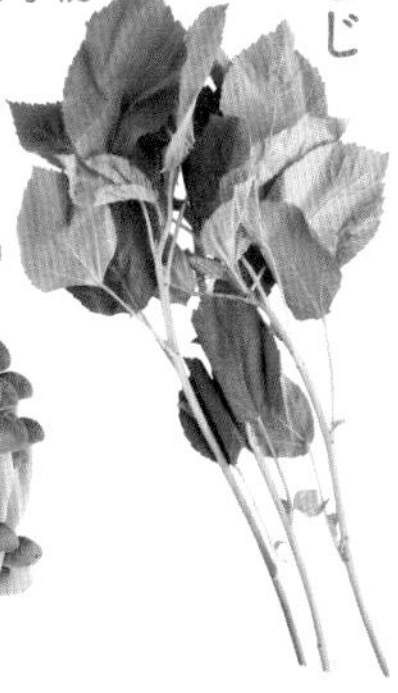

＋

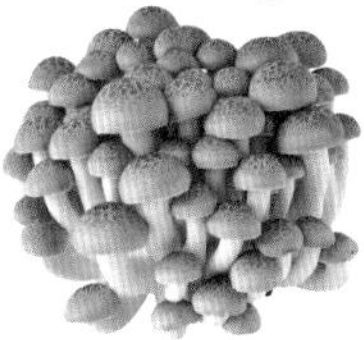

● 納豆

● 動脈硬化予防

● 納豆あえに

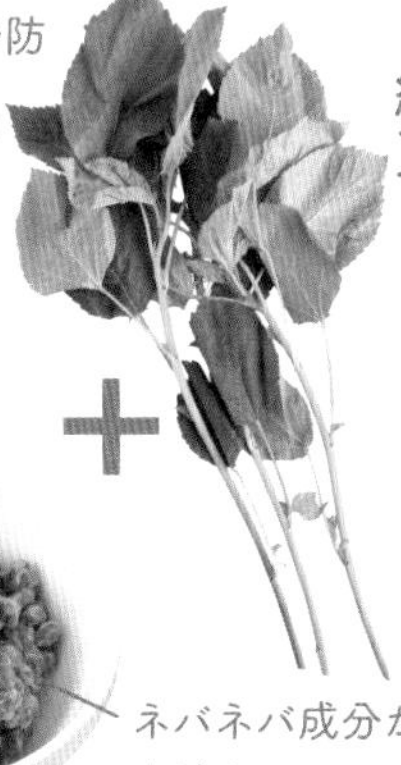

＋

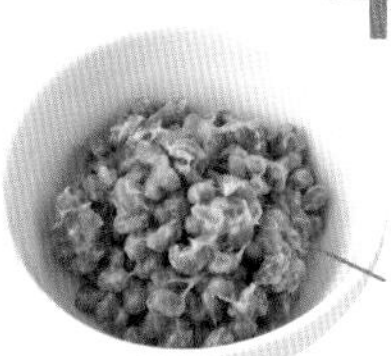

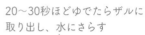

ネバネバ成分が
血液をサラサラに

レタス

夏

主な効用

ビタミンEが老化抑制や肌のトラブルの改善に働く。コレステロールの上昇抑制、がんや動脈硬化の予防効果も。

- 高血圧の予防・改善
- 骨粗しょう症の予防
- 貧血の改善
- 不眠症の改善

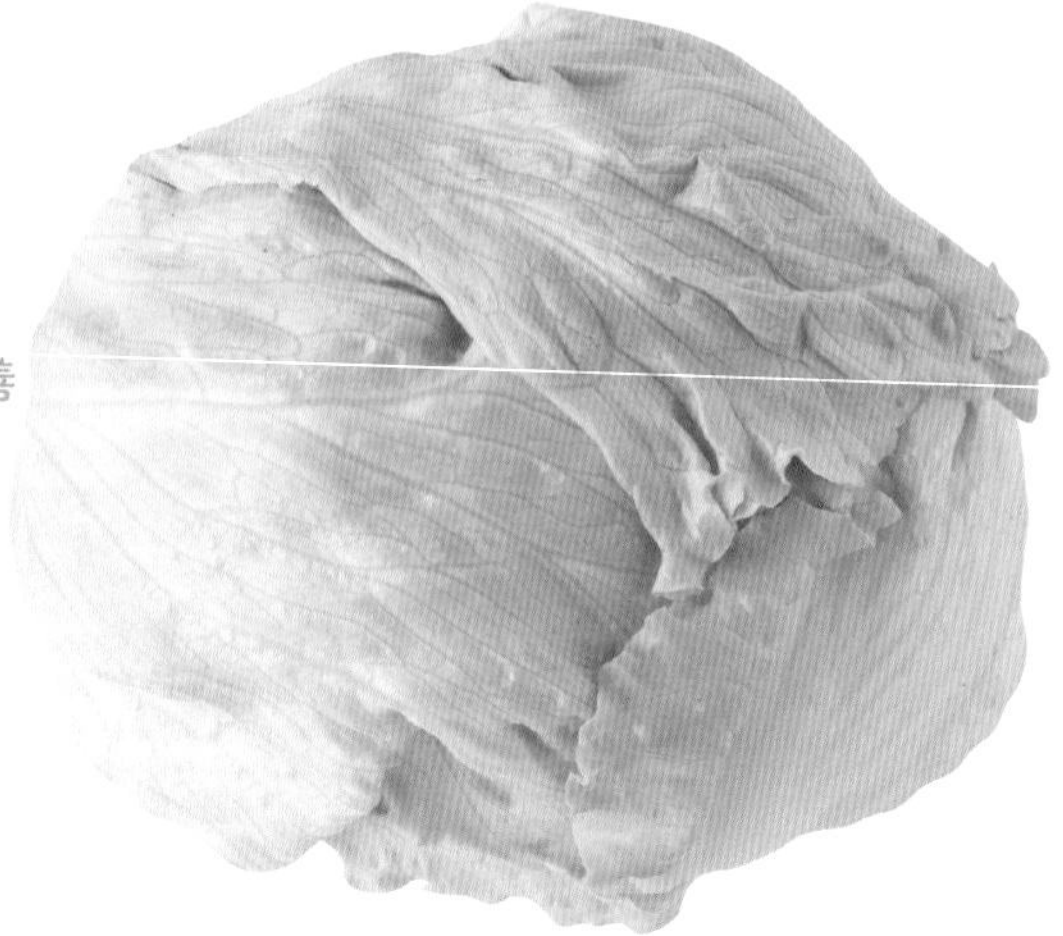

主な栄養素

表示は上耕栽培の数値。栄養素の量は多くないが、ビタミン、ミネラルをほどよく含む。

ビタミンA	20μg（700μg）
ビタミンE	● 0.3mg（6.0mg）
ビタミンK	●● 29 μg（150μg）
葉酸	●●● 73μg（240μg）
カリウム	● 200mg（2,000mg）
糖質	1.7g

＊可食部100g当たりの栄養素の量。カッコ内は成人女性の1日の推奨量または目安量で各年齢層別の最大値

炒め物やスープにしてたっぷりと

シャキシャキした食感が楽しい野菜。一般にレタスと呼ばれるのは、クリスプヘッド型と呼ばれる、結球する玉レタスです。

野菜としては、ビタミンEを比較的多く含んでいます。ビタミンEは、「老化抑制ビタミン」とも呼ばれ、抗酸化作用によって過酸化脂質の発生を抑制し、がんや動脈硬化、脳の老化などの予防に効果があります。

さらに、β-カロテン、ビタミンCのほか、カリウム、カルシウム、鉄などのミネラルも、ほどよく含んでいます。サラダにして生で食べることが多いのですが、炒め物やスープにすると、かさが減るので食べやすく、食物繊維も多く摂取できます。

洗い方

しおれているときは、しばらく冷水に浸す

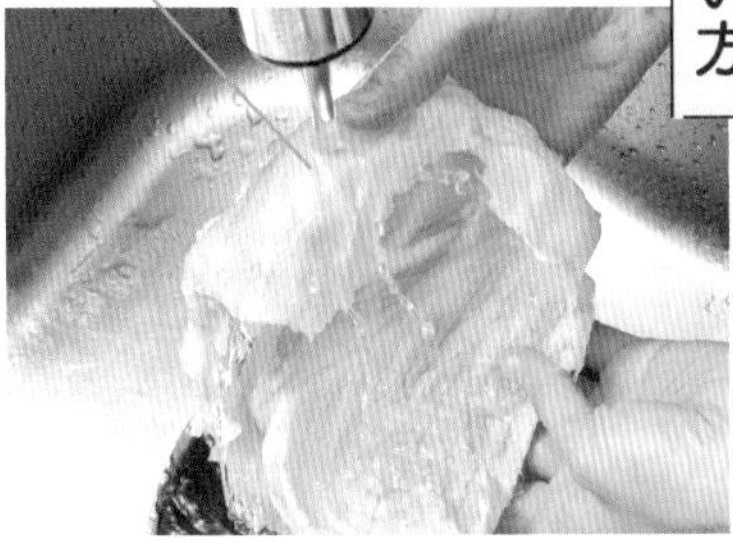

芯をねじるようにはずし、葉を使う分だけ1枚ずつ流水で洗う。

選び方

淡い緑色で、葉脈がはっきりしている

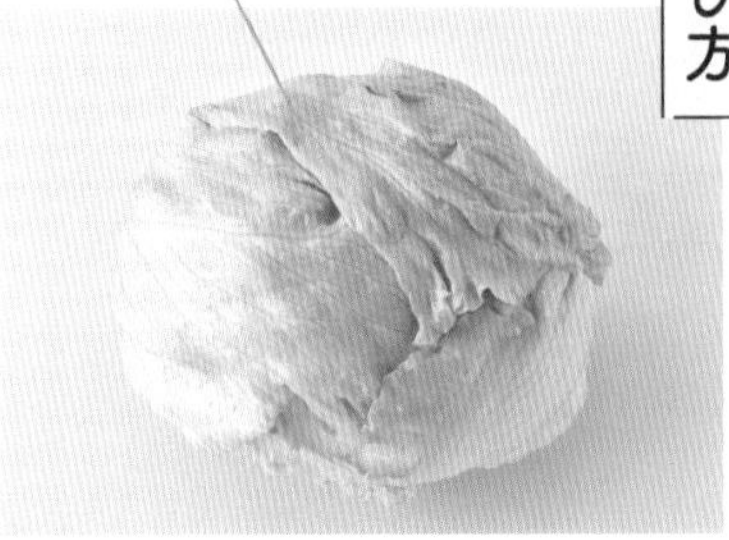

全体的にふんわりとして、手に少し軽く感じられるものを選ぶ。

切り方

包丁で切ると変色が早まるので、手でちぎる

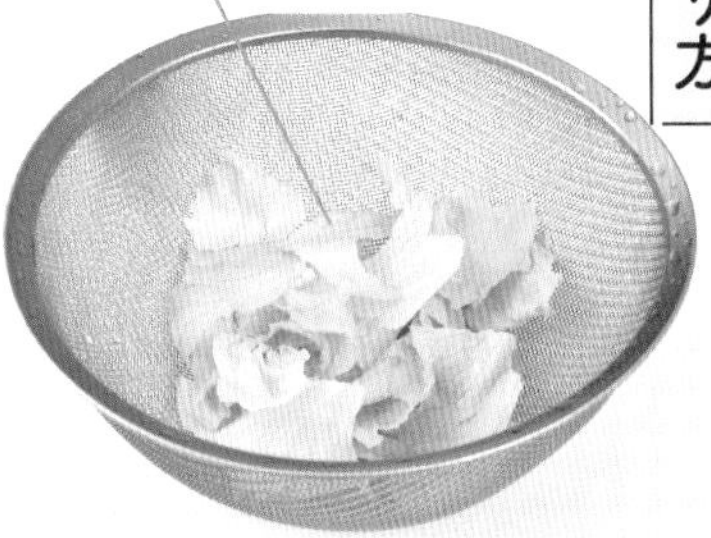

洗ったレタスはザルに上げて水けをきり、食べやすい大きさにちぎる。

保存方法

切り口側が下になるように入れる

❶

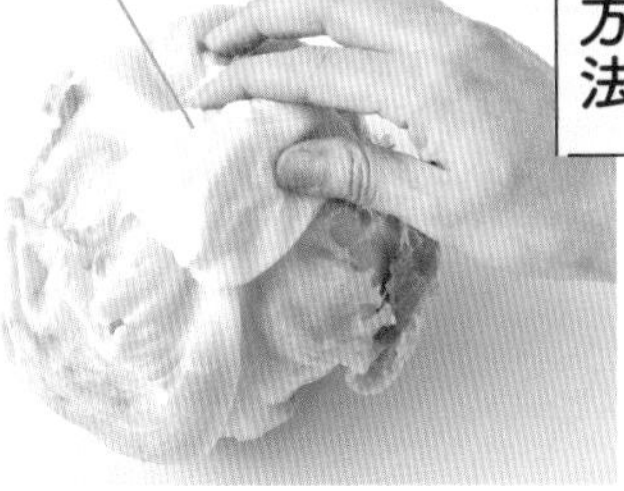

芯の部分に水で湿らせたキッチンペーパーを当て、ポリ袋に入れて冷蔵庫へ。

外葉で包むと水分が逃げにくく鮮度が保てる

❷

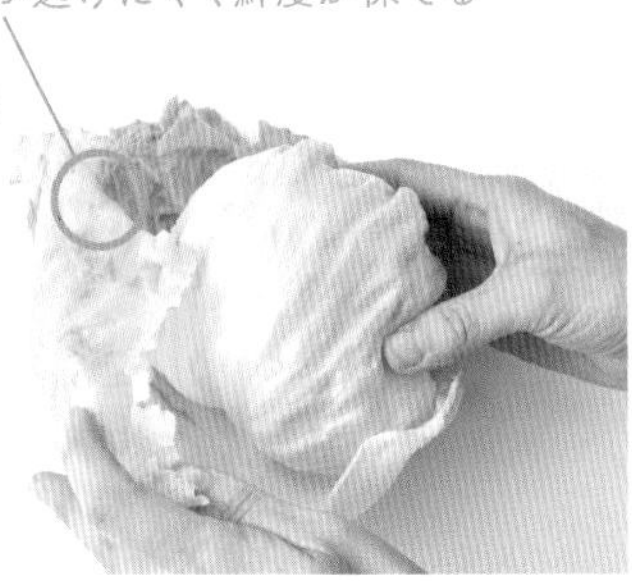

使いかけの場合は、本来捨てるはずの外葉で包み、ポリ袋に入れて冷蔵庫で保存。

おすすめの組み合わせ

●きゅうり、たまねぎ

カリウムがたっぷりとれるので、余分な塩分を排出し、高血圧予防に有効。

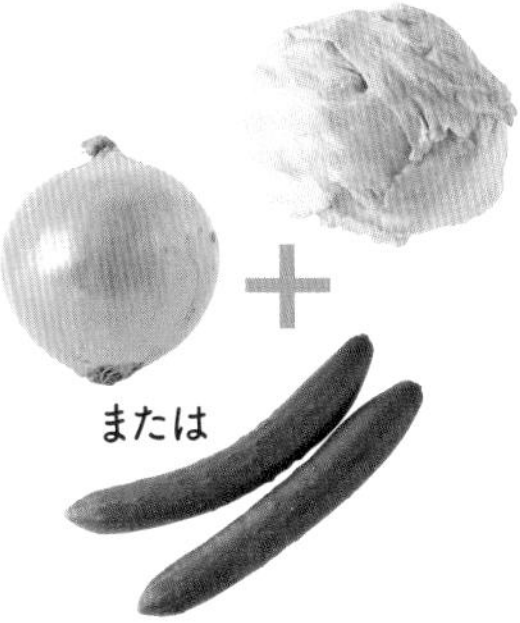

れんこん

蓮根

冬

主な効用

ビタミンCの抗酸化作用やポリフェノールの効用によるがん予防効果、食物繊維による整腸作用など。

- がん予防
- コレステロールの上昇抑制
- 動脈硬化の予防
- 高血圧の予防、改善

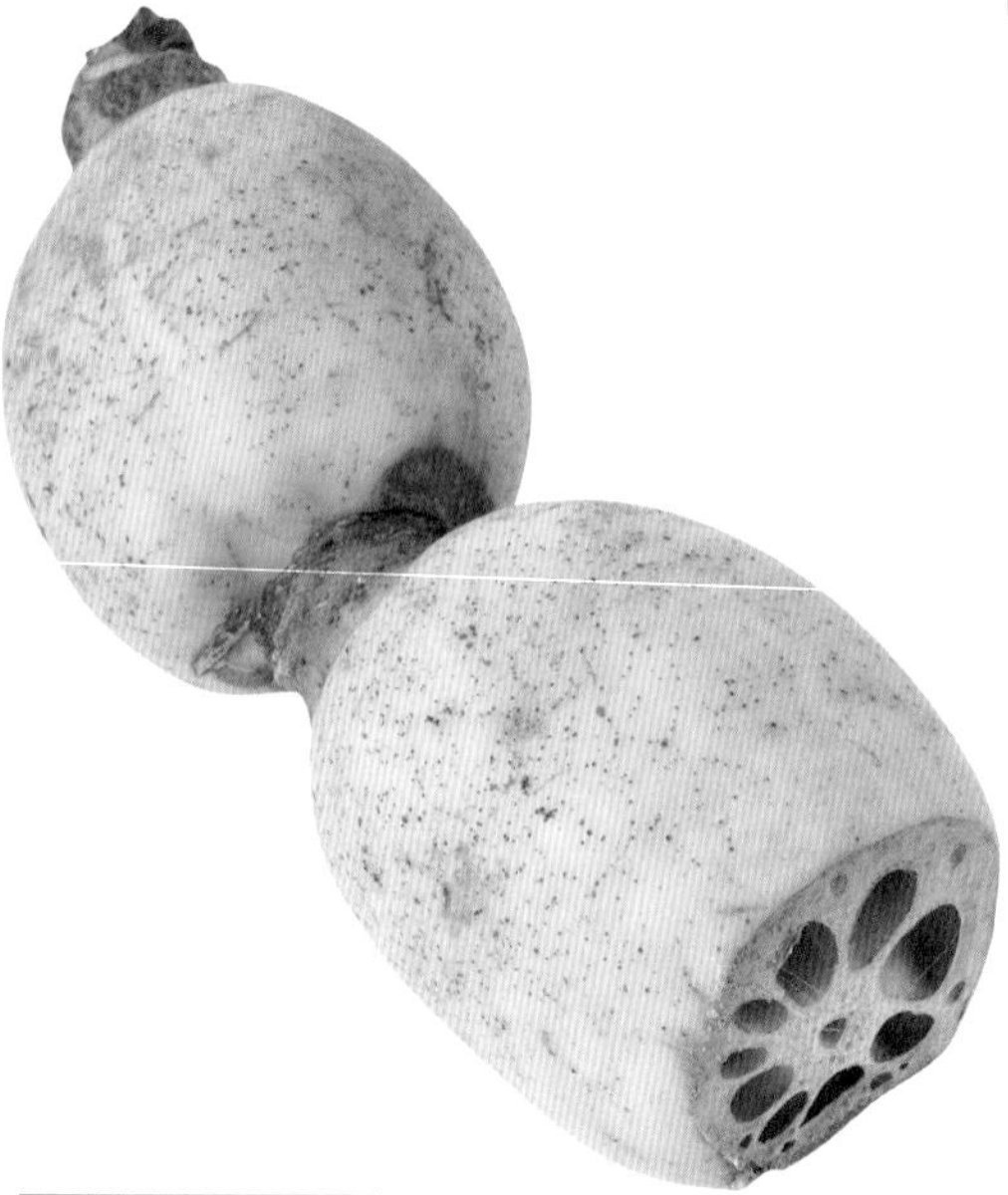

主な栄養素

ビタミンC、カリウム、食物繊維が豊富。粘り成分のムチンは、胃の粘膜を強化する。

ビタミンB_1	● 0.1mg（1.1mg）
ビタミンC	●●●●● 48mg（100mg）
パントテン酸	●● 0.89mg（5mg）
カリウム	●● 440mg（2,000mg）
食物繊維	● 2g（18g）
糖質	13.5g

*可食部100g当たりの栄養素の量。カッコ内は成人女性の1日の推奨量または目安量で各年齢層別の最大値

皮膚や血管の強化、胃腸のトラブルに効く

ビタミンCを多く含み、野菜には少ないB_1、B_2も含んでいます。カリウムやカルシウム、鉄などのミネラルも幅広く含み、食物繊維も豊富。れんこんのビタミンCは、でんぷんに守られているので、加熱しても損なわれにくいというメリットも。

れんこんを切ったときに糸を引くのは、粘り成分のムチンによるもの。胃の粘膜を強化して胃炎や胃潰瘍を予防し、風邪予防やスタミナの強化にも役立つとされています。

皮や節に多く含まれているタンニンは、強い抗酸化作用をもつポリフェノールの一種。活性酸素を除去する働きのほか、ムチンと同様、胃腸のトラブルを緩和します。

洗い方

節に汚れが残りやすいので、手でこすりながら落とす

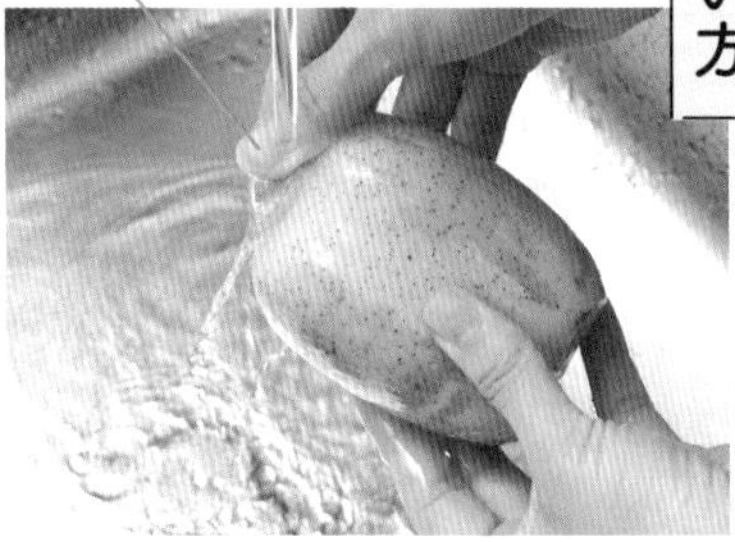

流水で汚れを落とす。泥が乾いて落ちにくい場合は、ぬるま湯を使うとよい。

選び方

皮に色ムラや傷がなく、張りがあるもの

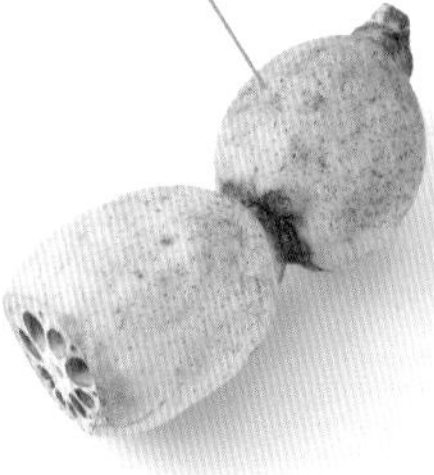

ふっくらして太く、重量感のあるものを。穴の内側が黒くなっているものは避ける。

切り方

煮物や炒め物をするときに

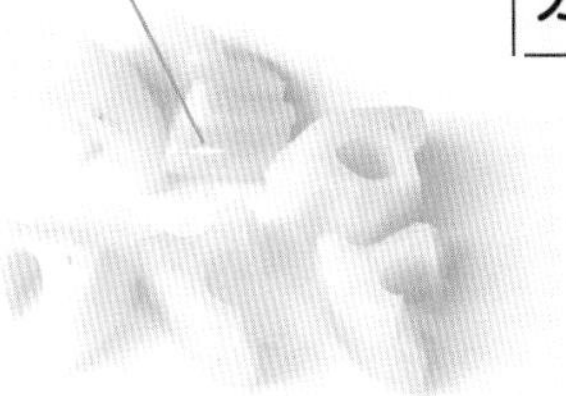

乱切りは、れんこんを回しながら斜めに切る。断面が大きいので味がしみやすい。

保存方法

2～3日で食べるのなら、酢水に浸して保存しても

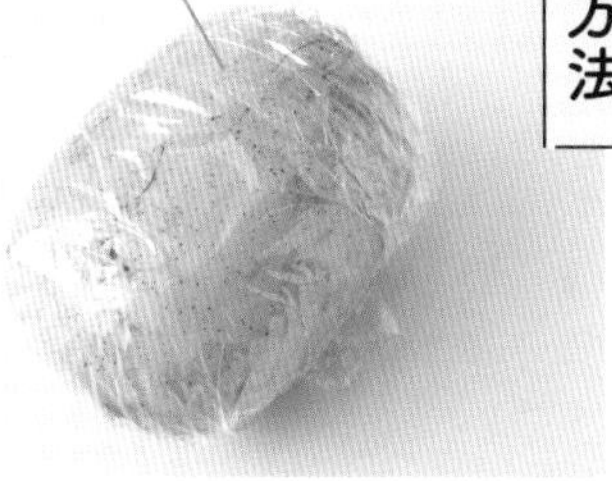

カットされたものはラップできっちり包んで冷蔵庫へ。丸ごとは新聞紙に包む。

おすすめの組み合わせ

※1つの料理でなくても、1回の食事でとれたらOK。

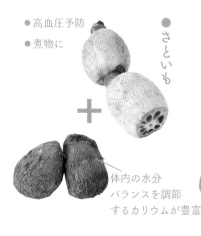

にんじん、かぼちゃ

- β-カロテンやビタミンEと合わせてアンチエンジング効果がアップ
- 煮物、野菜チップスに

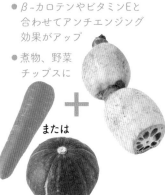

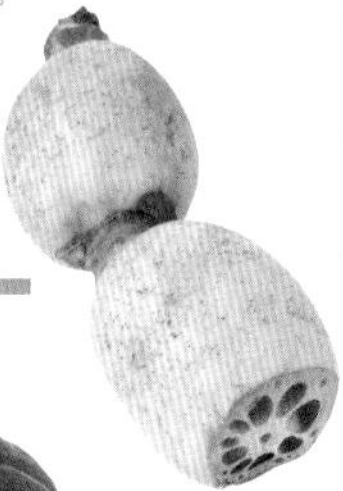

＋

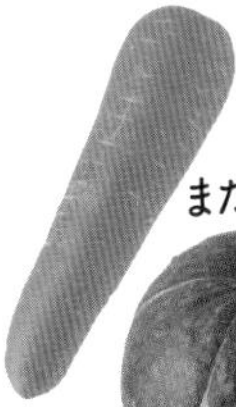

または

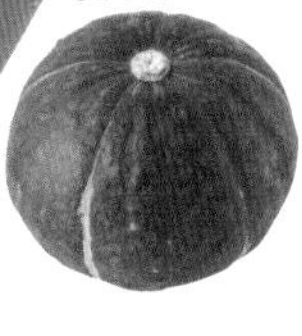

さといも

- 高血圧予防
- 煮物に

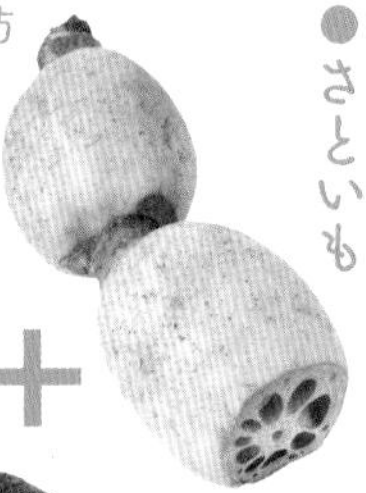

＋

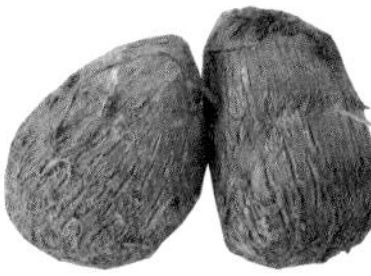

体内の水分バランスを調節するカリウムが豊富

注目される野菜の機能性成分

野菜の「三次機能」を知っておこう

食品には大きく分けて、３つの機能があります。

まず、私たちが生きていくために必要な栄養素とエネルギーを供給する「一次機能」、味わいや香りなどの嗜好性を満たす「二次機能」、そして免疫力の増強や老化抑制、病気や肥満の予防といった体の調節作用に着目した「三次機能」です。このうちの三次機能を満たす食品の成分を、機能性成分と呼びます。

機能性成分は、五大栄養素のように代謝のしくみや摂取基準が明確にされているわけではありません。食品に含まれる化学物質の抗酸化作用や発がん予防、殺菌・抗菌作用、ストレスの抑制といった間接的効果を引き出すものと考えられています。

では、野菜のもつ機能性成分にはどのようなものがあるでしょうか。

食物繊維、ビタミン様作用物質、ポリフェノール、カロテノイド、硫化アリルなどです。ポリフェノールやカロテノイドは、植物が紫外線や虫などから自分を守るために作り出す「色」、「香り」、「苦味（アク）」、ネバネバなどの成分で、ファイトケミカルと呼ばれています。これらを日常的に摂取して、美容や健康の維持に役立てていきましょう。

野菜のもつ主な機能性成分の種類と働きを紹介します。

◆食物繊維

食物繊維は、分解・吸収されないためエネルギーにはならず、体を構成する成分でもないため、かつては軽視される傾向がありました。しかし近年、すぐれた機能や生理作用が明らかにな

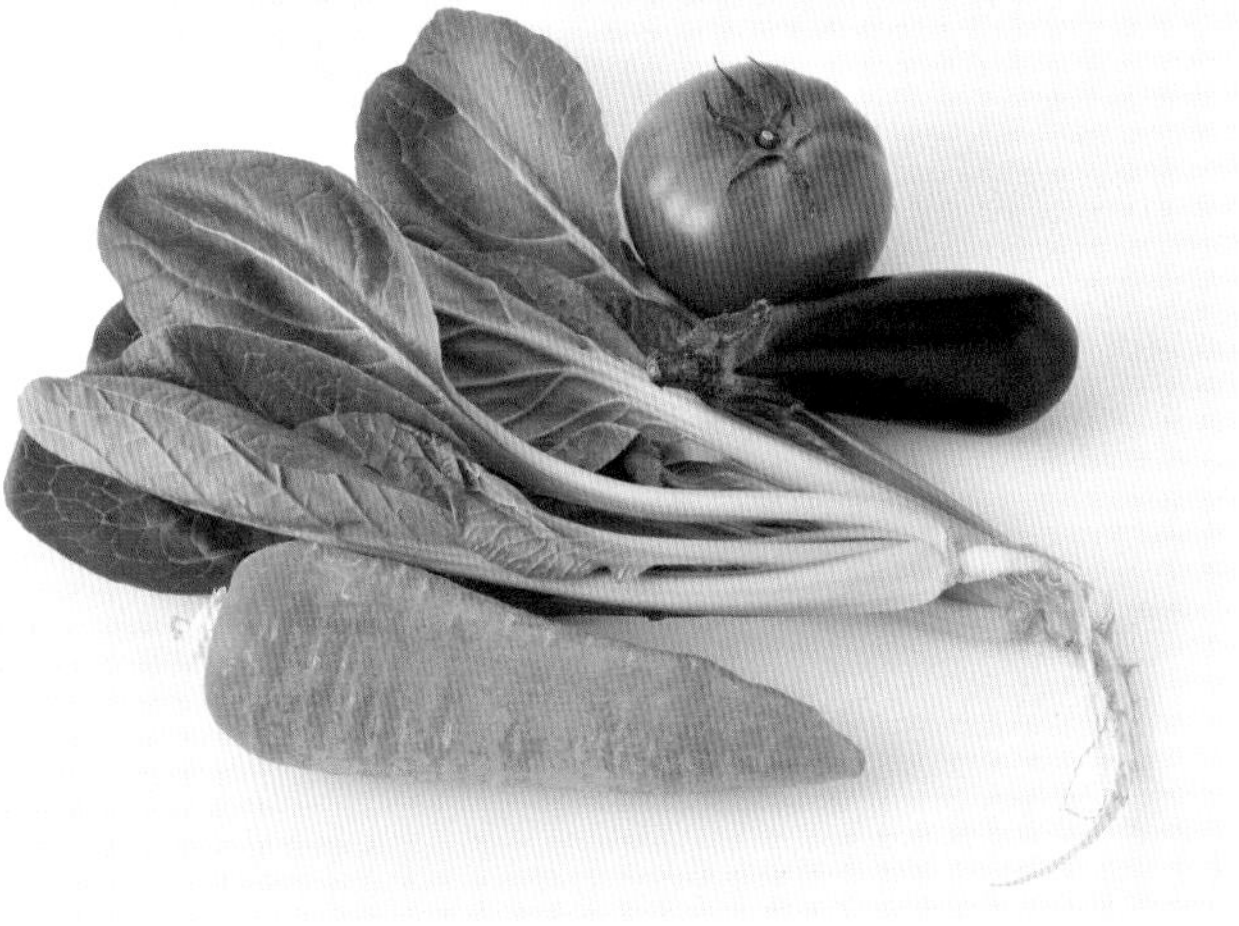

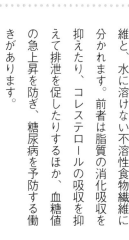

り、その重要性が見直されるようになりました。

食物繊維は水に溶ける水溶性食物繊維と、水に溶けない不溶性食物繊維に分かれます。前者は脂質の消化吸収を抑えたり、コレステロールの吸収を抑えて排泄を促したりするほか、血糖値の急上昇を防ぎ、糖尿病を予防する働きがあります。

一方、後者は腸内で水を吸って膨らみ、腸の動きを活発にしたり、便のかさを増やして腸壁を刺激したりして排便を促します。便秘の解消に効果を発揮するほか、大腸がんの予防効果も期待されています。

水溶性食物繊維と不溶性食物繊維を食事でバランスよくとるのが理想的です。

◆ビタミン様作用物質

ビタミンに近い働きをしたり、ビタミンの働きを助けたりする成分です。細胞の構成成分でもあり、体内で合成できるという特徴があります。代表的なビタミン様作用物質には、次のようなものがあります。

- ビタミンP……ルチン、ヘスペリジン、ケルセチンなどのフラボノイドの総称。ルチンはそば、ほうれんそう、アスパラガス、ヘスペリジンはオレンジやレモン、ケルセチンはたまねぎやりんごなどに含まれ、ビタミンCの作用を助け、毛細血管を強くする働きがある。高血圧や動脈硬化を改善する。
- ビタミンU……キャベツやセロリーなどに含まれ、胃潰瘍の予防、胃腸の粘膜の修復に効果がある。
- イノシトール……キャベツ、グリンピース、じゃがいも、すいかなどに含まれ、脂質やコレステロールの代謝の改善や脂肪肝の予防に役立つ。

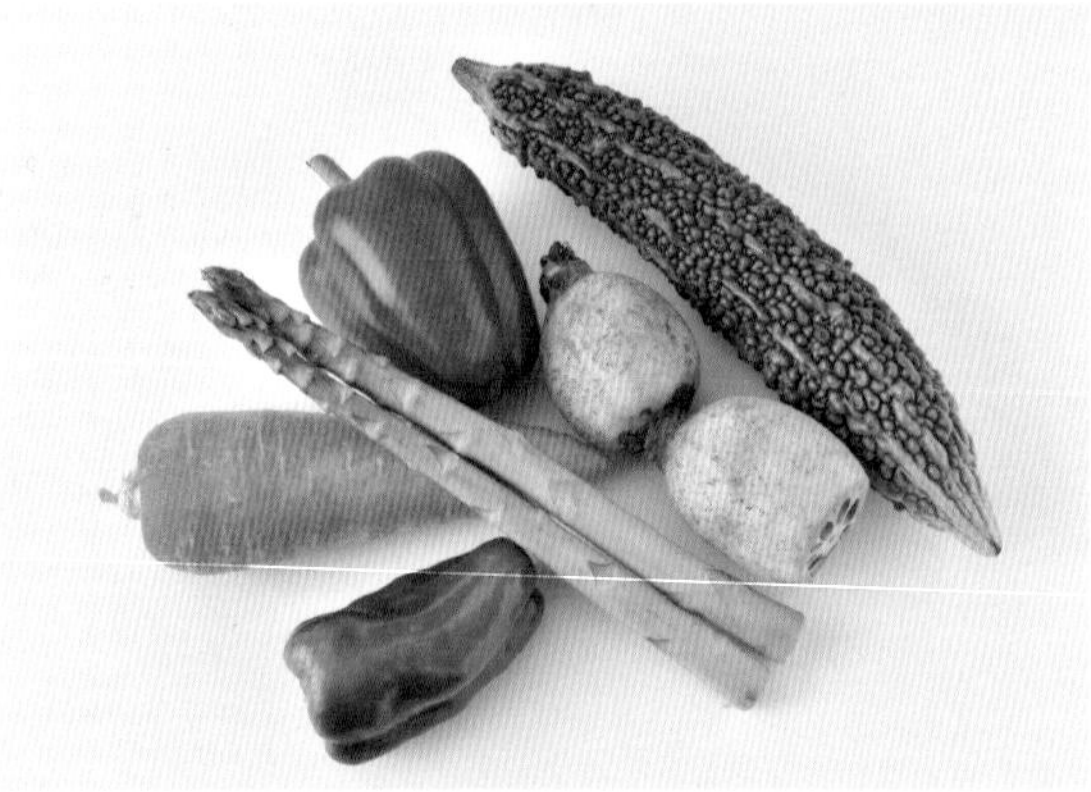

◆ポリフェノール類

植物がもつ色素成分やアク成分。どちらも強い抗酸化作用があります。野菜なら色の濃い葉や茎、果物の場合は果肉よりも皮や種の近くにより多くの成分が含まれます。

代表的なポリフェノール成分には、次のようなものがあります。

・アントシアニン……なす、赤じそ、紫キャベツなどに含まれ、強い抗酸化作用でがんや動脈硬化などの予防効果があるほか、眼精疲労や視力の回復、肝機能改善などの働きもある。

・イソフラボン……そらまめや枝豆などの豆類に含まれている。更年期症状を緩和したり、骨粗しょう症や冷え症を予防したりする働きがあり、女性ホルモンの欠乏を補う効果が期待されている。

・ショウガオール……しょうがの辛味成分。強い鎮静作用をもち、炎症や痛みを素早く鎮める。抗菌・殺菌作用、発汗・解熱作用、血栓を予防する作用や、胃液の分泌を促して消化吸収を助ける作用もある。

・アイピン……セロリーやパセリなどに含まれ、神経系統に働いてイライラを抑える。また、さわやかな香りで胃腸の分泌を促して食欲を高める。

・クロロゲン酸……ごぼう、なすなどに含まれ、抗酸化作用によりがん予防や老化防止に効果的なほか、日焼けによるメラニンの生成を阻害する。

◆カロテノイド

黄色、オレンジ色、赤色などの色素成分。緑黄色野菜のほか動物性食品にも含まれ、その数は７５０種類以上あるとされています。

カロテノイドは、炭素と水素のみでできているカロテン類、それ以外の元素を含むキサントフィル類に大別されます。

〈カロテン類〉

・β-カロテン……にんじん、かぼちゃなどに含まれ、植物性カロテノイドの代表的存在。体内に吸収されるとビタミンAに変わる。

　呼吸器や鼻の粘膜を保護し、抗酸化作用によって細胞の老化を防ぎ、がんの発生を抑制。

・α-カロテン……にんじん、かぼちゃなどに含まれ、β-カロテンと同様に、抗酸化作用がある。ビタミンAとしての働きは、β-カロテンの½である。

・リコピン……トマトやすいかに含まれ、体内でビタミンAに変換されないが、β-カロテンよりも強い抗酸化作用があるとされている。大腸がんや胃がんなどの消化器系のがんを予防する。

〈キサントフィル類〉

・ルテイン……ほうれんそう、かぼちゃ、モロヘイヤ、にんじんなどに含まれ、視力の低下を防いだり、目の老化を予防したりする。

・β-クリプトキサンチン……とうもろこし、パプリカ、みかん、かきなどに含まれ、強い抗がん作用があり、大腸がんや皮膚がんなどの抑制のほか、骨粗しょう症の予防や改善、粘膜の強化に効果があるとされる。

・カプサイシン……赤ピーマンやとうがらしに含まれる赤い色素で、辛味成分。殺菌・健胃効果がある。

　中枢神経を刺激してアドレナリンを放出させ、脂肪分解酵素のリパーゼを活性化させる。それによりエネルギー代謝が盛んになり、脂肪が燃えやすくなる。

◆硫化アリル

たまねぎ、ねぎ、にら、にんにく、らっきょうなどのユリ科の野菜に多く含まれます。これらは切ったときに鼻にツンとくる刺激臭がありますが、そのにおいのもとになっているのが硫化アリルです。

　血液をサラサラにして、動脈硬化や心筋梗塞、脳梗塞などを予防します。また、強い殺菌作用により、ウイルスや細菌から体を守ったり、免疫力を高めて、がんを予防したりする働きもあります。

　硫化アリルの一種であるアリシンは、にんにくの強い刺激臭のもとになる成分。ビタミンB_1の吸収を高める作用があるため、疲労の回復を助け、スタミナを強化します。

監修者略歴

吉田企世子（よしだ・きよこ）

日本女子大学大学院修了。農学博士（東京大学）。2005年、女子栄養大学定年退職。同大学名誉教授。専門は食品学、食品加工学、主な研究分野は、野菜・果実の品質に関するもの、野菜の栄養成分や、収穫後の品質変化など。主な著書・監修書は『春夏秋冬おいしいクスリ旬の野菜の栄養事典』（エクスナレッジ）、『おいしく健康をつくる　あたらしい栄養学』（松田早苗共著・高橋書店）、『野菜の成分とその変動―土壌環境からのアプローチ』（学文社）などがある。

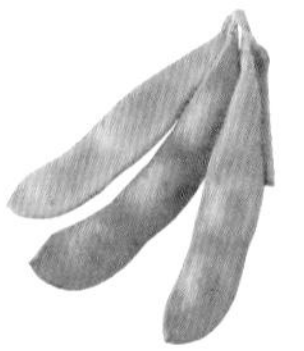

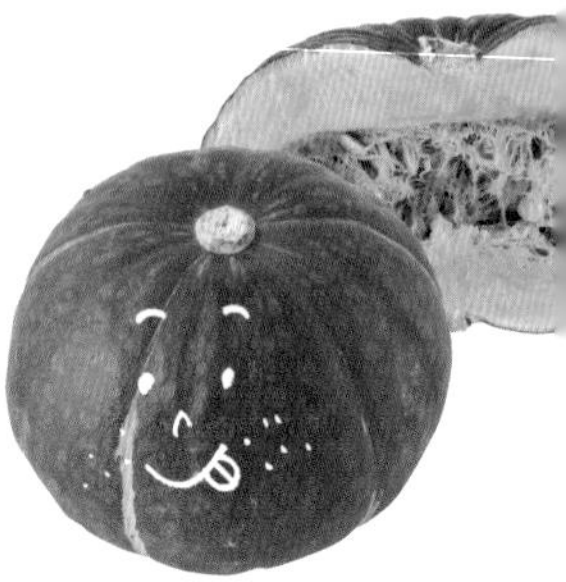

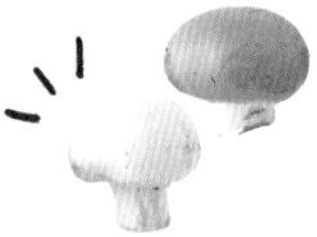

野菜の栄養素まるごと便利帳

2020年7月10日　初版第1刷発行

監修　吉田企世子

発行者　澤井聖一

発行所　株式会社エクスナレッジ
〒106-0032　東京都港区六本木7-2-26
http://www.xknowledge.co.jp/
問合先　編集　TEL.03-3403-6796
FAX.03-3403-0582
info@xknowledge.co.jp
販売　TEL.03-3403-1321
FAX.03-3403-1829